피, 생명의 지문

피, 생명의 지문

BLUT : Der Fluss des Lebens

생명, 존재의 시원, 그리고 역사에 감춰진 피 이야기

라인하르트 프리들 · 셜리 미하엘라 소일 지음

배명자 옮김

흐름출판

피가 흥건한 수술실에서 생명의 갈림길에 놓인 수천 명의 심장을 수술해 온 심장외과 의사 라인하르트 프리들은 사실상 '혈액외과 의사'다. 피가 우리 몸에서 안정적으로 흐르도록 그는 심장판막증 환자의 판막을 수리하고, 심장병 환자에게 인공심장을 이식하며, 미숙아의 심장을 수술하고, 칼에 찔린 심장의 상처를 꿰매는 데 지난 30년을 바쳤다. 그에게 인간은 과연 어떻게 보일까? 그의 눈엔 세상이 어떻게 보일까?

급박하고 극적인 수술 경험들이 드라마처럼 생생하게 담겨 있는 이 의학 에세이는 '모든 생명은 피에서 시작되며, 생명을 유지하기 위해 심장이 한시라도 고장 나지 않고 온몸에 피를 공급하도록 만드는' 외과 의사의 삶과 세계관을 보여준다. 이 책의 매력은 피 한 방울에서 출발해 우리 몸과 마음을 넘어 헌혈과 혈액은행, 심지어 전쟁에 이르기까지, 인간사회를 관통하는 '피에 얽힌 모든 것들'을 심장외과 의사의 관점에서, 그리고 더없이 문학적인 작가의 눈으로 서술하고 있다는 데 있다. 무엇보다도, 영혼은 혈액을 따라 흐른다고 했던가? 인류의 많은 문화권에서 사랑, 동정, 기쁨, 힘, 용기, 지혜의 원천으로 여겨져 온 심장이 실제로 의식과 마음에 어떤 영향을 미치는지 탐구해 온 '정신 심장의학'을 서술하는 대목은 독자들의 무릎을 치게 만든다. 생명의 박동, 심장과 피 이야기가 얼마나 흥미진진할 수 있는지, 이 책에서 그 매력에 깊이 빠져보시길 권한다.

● **정재승** KAIST 뇌인지과학과 교수

우리 몸에서 가장 중요한 것, 즉 삶과 죽음을 가르는 요소는 무엇일까? 그것은 바로 피다. 독일의 심장 전문의 라인하르트 프리들 박사는 《피: 생명의 지문》을 통해 피에 대한 깊은 과학적 통찰을 제시한다. 이 책은 단순한 생물학 또는 의학 교양서가 아니다. 과학과 인간의 경험을 정서적으로 공감할 수 있는 방식으로 결합하여 깊이 있는 정보와 개인적인 관점을 제공한다.

　　1부 '피'는 외상에 반응하는 혈액의 복잡한 메커니즘을 설명하는데, 응고, 면역 반응 및 치유의 생물학적 과정을 명확하고 이해하기 쉬운 언어로 훌륭하게 설명한다. 독자들은 실제 임상 경험에 근거한 우리 몸의 복잡한 방어 메커니즘을 이해하게 될 것이다. 생명을 유지하는 데 혈액이 얼마나 중요한 역할을 담당하는지 설명하는 2부 '생명'에서 과학 독자들에게 새로운 경험을 제공할 것이다. 프리들 박사는 산소 운반, 영양 분배, 항상성 유지 같은 혈액의 기능을 설명하면서 스트레스 그리고 공감 같은 인간의 감정과 혈액 사이에 일어나는 심오한 연관성을 고찰한다.

《피: 생명의 지문》은 심도 있는 과학책이다. 작가는 과학을 그 이면에 있는 인간성을 강조하는 매력적인 이야기로 바꾸는 데 성공했다. 나는 이 책을 읽고서 왜 우리나라 KAIST에도 명상과학연구소가 있는지 이해하게 되었다. 인체의 경이로움에 대해 궁금한 사람이라면 꼭 읽어봐야 할 책이다.

● **이정모** 전 국립과천과학관장

《피: 생명의 지문》은 우리 몸 속을 흐르는 신비하고도 조금은 섬찟한 붉은 액체의 진실을 다룬다. 의사이자 심리학자인 라인하르트 프리들과 작가 셜리 미하엘라 소일이 함께 쓴 이 책은 과학적 정확성과 문학적 감수성의 균형을 통해 읽는 이들로 하여금 피의 본질을 이해할 수 있도록 돕는다.

이 책은 피의 과학적 비밀을 파헤칠 뿐만 아니라, 인류 문명 전체를 관통하는 피의 상징성을 탁월하게 조명한다는 의미에서 단순한 의학 서적이 아니라 인류 역사와 문화를 관통하는 피의 서사시라고도 할 수 있다. 피의 생물학적 기능부터 시작해서 역사, 문화, 종교, 심리학에 이르기까지 피와 관련된 다양한 측면을 탐구하면서, 저자들은 피가 단순한 생리학적 물질을 넘어 인류 문명의 발전 과정에서 어떻게 중요한 상징으로 자리 잡았는지를 설득력 있게 보여준다.

고대 문명에서의 피의 신성함, 중세의 미신적 믿음, 현대 의학의 발전까지, 피에 대한 인식의 변화가 인류 역사의 흐름을 반영하고 있음을 드러내고, 한편으로는 현대 의학에서 피의 중요성, 수혈의 역사, 혈액 관련 질병 등 실용적인 정보도 제공한다. 고대 제사의 신성한 제물에서 현대 의학의 구원자로, 피의 변천사는 그 자체로 인류 문명의 축소판이다.

이 책은 우리가 피에 대해 얼마나 무지했는지를 일깨우고, 그 과정에서 피에 대한 고정관념도 깨버린다. 그런 의미에서 《피: 생명의 지문》은 단순히 읽는 책이 아니라 몸으로 경험하는 책이다. 이 책을 읽고 나면 독자들은 자신의 심장 박동을 새로운 경외감과 함께 느끼게 될 것이다.

● **원종우** 과학과사람들 대표, 유튜브 및 팟캐스트 채널 〈과학하고 앉아있네〉 운영자

《피: 생명의 지문》은 심장외과 의사의 풍부한 경험에서 비롯된 깊은 통찰력으로, 피와 심장에 얽힌 과학, 역사, 문화가 어우러진 흥미진진한 이야기를 선사합니다. 실제 수술 경험을 바탕으로 생생한 서사를 따라가다 보면, 피에 담긴 생물학적, 의학적 사실에 먼저 놀라게 되고 이후 자연스럽게 물 흐르듯, 아니 피 흐르듯 피를 통해 인류의 역사, 경제와 사회적 맥락까지 확장되는 글을 따라가다 보면 심박 수가 오르다 못해 이내 심장을 움켜쥐게 만듭니다. 이 책은 의학의 발전 과정을 통해 과학적 패러다임의 변화를 보여주면서 인간 생명에 대한 경외심을 잃지 않습니다. 의학의 한계를 인정하면서도 끊임없이 도전하는 의사들의 모습에 요즘의 대한민국이 마주하는 의료 현실이 스쳐 지나면서 작은 위안을 제공하기도 합니다.

수많은 뇌질환 치료 연구를 해가며 뇌의 역할에 집중했고 뇌가 인체에서 가장 중요한 장기라고 여겼던 뇌신경과학자인 저에게 《피: 생명의 지문》은 새로운 관점을 보여주었습니다. 일례로 뇌과학 용어 중 뇌를 보호하는 장벽인 '혈뇌장벽'이라고 있습니다. 이 단어는 뇌라는 단어 앞에 혈血이 위치하듯이 피가 뇌만큼 중요하다는 의미를 담기도 합니다. 하지만 단순히 단어뿐만 아니라 책을 읽다 뇌와 관련된 이야기들을 접하면서 피 없이는 뇌도, 생명도 존재할 수 없다는 사실들이 강력하게 다가옵니다.

　연구자이지만 동시에 대중과 소통하고 과학으로 이야기를 나누는 과학커뮤니케이터로서 이 책은 많은 부분에서 귀감이 됩니다. 복잡한 생물학적 지식과 의학적 정보를 누구나 이해할 수 있도록 이야기로 풀어낸 저자의 능력에 감탄했습니다. 피와 생명에 대해 더욱 깊이 생각할 수 있는 계기를 제공해주고, 생명과학에 관심이 많은 중학생부터 누구나 인체와 생명의 변화를 깨우치게 해주며, 무엇보다 마치 소설처럼 재미있고 어렵지 않습니다. 이 책은 기억해두었다가 누군가에게 전달하고 싶을 정도로 매력적이고 흥미로운 이야기로 가득합니다.

　"피는 생명이지만, 몸에서 흘러나가 돌아오지 않는 피는 죽음이다"라는 문구는 책을 읽는 내내 저를 사로잡았습니다. 《피: 생명의 지문》은 단순히 의학적 서술을 넘어서, 인류의 생명에 대한 경이와 그 가치를 피로서 재조명하는 귀중한 과학책이자 작품이라고 말하고 싶습니다.

● **백정엽** 뇌신경과학자, 과학커뮤니케이터 과즐러

차례
CONTENTS

1부

피

피에 지배되는 지혜,
나는 뼛속 깊이 이 지혜를 증오하오.

— 프리드리히 실러 Friedrich Schiller

1장. 피바다

아무리 강심장인 심장외과 의사라도 순간적으로 피가 얼어붙는 그런 광경이 있다. 환자의 왼쪽 젖꼭지 바로 아래에 생선칼이 꽂혔는데, 자개 장식이 반짝이는 칼자루만 불쑥 튀어나와 있었다. 자루 길이는 대략 7센티미터쯤 되었다. 칼날은 환자의 심장에 깊숙이 꽂혀 보이지 않았다. 칼에 찔린 광경치고 여기까지는 그래도 견딜 만했다. 그새 검게 물들어 응고된 피에 뻣뻣해진 하늘색 스웨터 역시 그다지 충격적이지 않았다. 내게 굳은 피는 하루에도 몇 번씩 보는 일상적 장면이다. 등골에서 다리까지 나를 오싹하게 만든 것은 틱-틱-틱-틱 규칙적으로 움직이며 몸 안의 심장박동을 외부에 보여주는 칼자루였다. 진동이나 떨림이 아니라, 미세하지만 명확한 박자를 따르는 움직임이었다. 평소 몸 안에서 보이지 않게 움직이던 생명의 시계추가 갑자기 눈에 보이게 된 것과 같았다. 칼자루의 움직임에서 추정할 때 심박수는 대략 120이었다. 맥박을 재지 않고도, 심전도 없이도, 가슴을 열지 않고도 심박수를 가늠할 수 있다는 사실에 소름이 돋았다. 심하게 다친 심장이 마치 모스 부호를 보내는 것 같았다. 시간이 얼마 남지 않았다고, 생명의 피가 빠져나가고 있다고.

전반전이 끝나고 잠깐 쉬는 시간에 전화가 왔다. 화면에 뜬 번호를 보니 병원에서 온 전화다. '제발, 안 돼! 오늘만은!' 나도 모르게 속으로 외쳤다. 심장외과 의사인 나는 어젯밤에 수술이 있었고 주말에는 당직이 잡혀 있었다. 오늘만큼은 쉴 수 있기를 바랐다.

나는 전반전 내내 초가을 흐린 오후에 노란 축구복을 입고 축구장을 뛰어다니는 어린 아들의 휘날리는 금발을 한순간도 놓치지 않았다. 여전히 조금 긴 반바지가 무릎 아래까지 덮었다. 공을 몰고 대담하게 달려갈 때 상대팀 수비수보다 오히려 긴 반바지가 더 방해되는 것 같았다. 아들의 열성팬인 나는 아들에게서 절대 눈을 뗄 수 없었다. 그러나 병원에서 긴급 전화가 온 지금, 나는 아들에게서 눈을 뗄 수밖에 없었다.

"안녕하세요, 프리들 박사님. 소생실입니다."

소생실. 듣는 즉시 아드레날린이 폭발하는 단어다. 메스를 들었느냐 그 아래에 누웠느냐에 따라, 다른 사람의 생명 또는 자신의 생명을 위해 싸우는 장소. 생명이 말 그대로 칼날 위에 놓인 곳이다. 그리고 지금도 그런 순간이었다. 동료 의사가 상황을 설명했다.

"칼에 찔린 부상자가 병원으로 오는 중이에요. 구급대원 말로는, 칼이 아직 가슴에 꽂혀 있대요. 팜퍼Pampa 어딘가에서 구급차를 타고 오고 있어요. 안개가 심해서 헬기를 띄울 수가 없다네요. 환자는 심각한 출혈성[1] 쇼크 상태이고, 우리에게 도착할 때까지 살아 있기만을 바라는 중입니다!"

"지금 출발할게요."

나는 즉시 대답했다.

"환자가 살아서 도착하면 곧바로 심장 수술실로 올려주세요."

이런 환자는 응급실에서 CT를 찍어 포괄적 진단을 내릴 시간이 없다. 그에게 필요한 것은 검사가 아니라 치료다. 서두르지 않으면 과다 출혈로 사망하게 된다. 생명을 위협하는 출혈을 멈추려면 외과 의사가 필요하다. 바로 나와 내 팀.

"체외순환사*에게도 연락해주세요."

나는 만약을 대비해 덧붙였다.

---

* 수술이 진행되는 동안 인공심폐기를 운용하고, 환자의 혈류 정보들을 점검하여 이상이 있을 경우 의사의 지시에 따라 정상 상태로 교정해주는 역할을 한다.

16

"인공심폐기를 사용할 수도 있으니까요."

갑자기 세상이 바뀌었다. 모든 계획이 취소되었다. 나는 아들을 향해 짧게 손을 흔들었지만, 아들은 노는 데 정신이 팔려 나를 보지 못했다. 옆에 앉은 다른 아빠에게 아들을 나중에 집에 데려다 달라고 부탁하고, 병원으로 차를 몰았다. 가는 길에 나는 칼에 찔린 부상자들을 되짚어보았다. 남아프리카공화국이나 뉴욕과 달리, 독일에서는 그런 부상이 흔하지 않다. 하지만 나는 생명을 위협하는 그런 부상을 수술로 치료한 경험이 몇 번 있다. 그런 부상은 상태와 복잡성이 매번 다르고, 예측 불가이며, 치료가 매우 어려울 수 있다.

아드레날린

환자와 얼추 비슷한 시간에 나는 병원에 들어섰다. 검은 머리의 젊은 남자는 아직 의식이 있었다. 수술대로 옮겨지는 내내 그는 쉴 새 없이 "미안합니다, 미안합니다, 미안합니다"를 계속 반복했다. 왜 그랬을까? 무엇이 그렇게 미안했을까? 피해자가 더 있었던 걸까? 어디에? 그 피해자는 죽었을까? 질문은 많고, 대답은 없다. 그는 뭔가 매우 중대한 일이 벌어진 것처럼 말했다. 그리고 실제로 그랬다. 그의 목숨이 달린 일이었다. 피 한 방울 한 방울과 함께 그의 생명이 빠져나가고 있었다. 아니, 세차게 흘러나가고 있었다. 얼마나 많은 양이 흘러나갔는지 그 순간에는 아직 알 수 없었다.

안색이 시체처럼 창백했고, 입술이 파랗고, 몸은 석고상처럼 하얗게 굳어갔다. 20대 중반으로 보이는 이 남자는 온몸이 땀범벅이었다. 계속해서 추위에 온몸을 떨었고 딱딱 딱딱 끔찍하게 치아가 부딪혔다. 피는 산소를 운반할 뿐 아니라, 생명의 온기도 배달한다. 생명의 온기가 피와 함께 몸에서 빠져나갔고, 그것은 죽음을 향한 하향 곡선의 첫 단계였다. 체온이 너무 떨어지면, 근육은 온기를 생성하기 위해 통제할 수 없는 경련을 일으킨다. 그래서 자살을 시도할 때 자살 방법에 대해 조사를 많이 한 사람은 따뜻한 욕조에 몸을 담근 후, 손목을 긋는다. 자기 가슴을 칼로 찌르는 자살은 매우 예외적인 일이고, 아무리 절박해도 그런 방식의 자살은 단행하기 어렵다.

이 환자가 살아서 병원에 도착한 것은 의심의 여지가 없는 큰 행운이었다. 하지만 그 행운이 언제까지 유지될까? 혈관에는 피가 얼마나 남아 있을까? 성인의 몸에는 보통 4~6리터의 피가 있다. 그중 절반을 잃으면, 체질과 상황에 따라 죽음에 이르고, 절반 이하를 잃더라도 이미 죽음에 가까워지는 경우가 많다.

이 환자의 생명은 얕은 실개천처럼 겨우 흐르고 있었다. 심장은 '아직' 빠르게 뛰고 있었고, 호흡은 '여전히' 얕고 가빴다. 그리고 그는 죽음과 협상이라도 하는 듯, 쉴 새 없이 뭔가를 말했다. 미국 유학 시절에 잠시 있었던 병원에서는 이 환자처럼 중상을 입은 사람을 "Talk and Die", 즉 죽을 때까지 말하는 사람이라고 불렀다. 의사는 이것에 속으면 안 된다. 이것은 결코 좋은 징조가 아니다. '말을 할 수 있는 걸 보니, 그렇게 심각하진 않군'이라고 생각해선 안 된다. 외상 전문가와 응급 의사들은 이 징조를 신체 시스템이 곧 붕괴될 것이라는 경고 신호로 해석한다. 대부분 심각한 사고나 폭력 범죄의 피해자인 과다 출혈 환자들은 쇼크 단계에서 생명이 빠져나가는 것을 느낀다. 그 순간에도 아직 어딘가에 남아 있는 쇼크호르몬인 아드레날린이 한 방울씩 분비된다. 이때 아드레날린의 임무는, 남아 있는 피를 사용하여 마지막 순간까지 심장과 뇌에 최소한의 응급 순환을 보장하는 것이다. 이를 위해 다른 모든 기관의 혈액순환이 희생된다. 아드레날린은 혈관을 수축하여 혈액 공급을 최소화한다. 심하면 혈액 공급이 완전히 끊겨 기능이 점차 멎는다. 우리 인체의 가장 큰 기관인 피부가 가장 먼저 영향을 받는다. 피부는 차갑게 식어 눈처럼 하얗게 변하고, 땀이 얼음물로 바뀐다. 뇌로 들어가는 비상 회로 덕분에 우리는 마지막 순간까지 생각을 할 수 있다. 의식이 있는 한, 우리에게는 자율성이 남아 있고, 뭔가를 할 수 있다고 믿는다. 과다 출혈 환자들은 자발적으로 계속 말을 한다. 말을 하는 한, 아직 끝난 게 아니기 때문이다. 그들은 속삭이듯 단어를 뱉고, 그 소리를 들으면서 자신이 죽지 않았다는 확신을 얻는다. '아직' 죽지 않았다는 확신이 더 맞는 표현일 것이다.

갑자기 환자가 눈을 크게 뜨고 나를 빤히 보았다.

"이제 죽는 건가요?"

그가 물었다.

"우리는 최선을 다할 겁니다."

"저는 하미트입니다."

"저는 프리들입니다."

내가 말했다. 하미트는 겨우 고개를 끄덕이고 내 손을 찾았다. 나는 얼음처럼 차갑고 땀에 젖은 그의 손을 잠시 잡고 있다가 가볍게 움켜쥐며 말했다.

"해낼 수 있습니다."

이것은 진심이었다. 가망이 없고 너무 늦었다고 생각한다면, 수술할 필요조차 없을 것이기 때문이다. 심한 부상으로 생명의 강이 말라갈 때는, 정직이 최선이다. 맹목적인 행동주의로 소중한 마지막 순간을 놓치는 대신, 환자의 손을 잡아주고 마지막까지 곁에 있어 주는 게 더 나을 수도 있다.

마취과 의사가 마취제를 주입하고 창백한 얼굴의 산소마스크를 호흡기로 교체했다. 내 옆에는 지금까지 환자를 '어르고 달래준'(외과 의사들끼리는 이렇게 표현한다), 경험이 풍부한 응급팀이 서 있다. 응급팀은 환자의 장기 기능과 바이탈을 어느 정도 안정적으로 잘 유지했다. 환자 머리맡의 마취과 의사 주변에는 튜브와 디스플레이가 연결된 인공호흡기, 케이블, 모니터 등이 복잡하게 늘어서 있다. 수술대 옆 작은 선반에는 자잘한 주사기 부대가 집합해 있다. 각각의 주사기를 통해 이따금 이런저런 약물이 0.5밀리리터씩 조심스럽게 투여되었다. 마취과 의사는 마법사처럼 환자를 잠들게 하고, 통증을 없애고, 심장박동을 조금 더 빠르게 또는 느리게 하고, 혈압을 조금 높이거나 낮추고, 소변도 조금 더 많이 배출되게 조절할 수 있다. 그러나 지금 이 환자에게 가장 필요한 것은 피, 엄청나게 많은 피였다. 지금 그는 우리 눈앞에서 피를 흘리며 죽어가고 있었기 때문이다.

보디 체크

일반적으로 피를 생명과 동일시한다. 그러나 반드시 그런 것은 아니다. 몸에서 흘러나가 돌아오지 않는 피는 곧 죽음이다. 그것을 막기 위해 우리는 붉은 수혈팩을 여러 개 달아놓고 전기펌프로 하미트의 몸에 피를 공급했다. 혈액형을 몰랐던 탓에 우선 비축해두었던 Rh- O형 피를 혈액 냉장고에서 꺼내왔다. Rh- O형은 누구에게나 수혈할 수 있으므로 응급 상황에서 언제든 사용할 수 있다. 그러나 흔치 않은 혈액형이고 그만큼 귀하다. 전 세계 인구의 7퍼센트만이 이 혈액형을 가졌다. 그러므로 모든 환자는 우선 자신의 실제 혈액형으로 수혈을 받는다.

"교차적합시험용 튜브가 오고 있는 중입니다."

마취과 의사가 전했다. 매우 긴급한 상황이었으므로 혈액

센터에 미리 통보해둔 상태였다.

"다른 한 사람은 어디에 있습니까?"

만약을 대비해 인공심폐기를 준비하던 체외순환사가 물었다. 아무도 답하지 않았다.

"방어할 틈도 없이 그냥 당하기만 한 걸까요?"

수술실 간호사가 물었다. 대부분의 다른 사람들처럼 그녀 역시 하미트가 피해자라고 생각했던 것 같다. 하지만 사실은 환자가 가해자였을지 모를 일이다.

"몸에 다른 부상은 없습니다."

마취과 의사가 보고했다. 외상 환자의 경우, 눈에 보이는 부상뿐 아니라 눈에 잘 띄지 않는 부상에도 관심을 둬야 한다. 다리가 부러졌을 수도 있고, 둔기에 맞았을 때 생기는 복부 혈종이 있을 수도 있다. 하미트의 경우, 손의 방어 부상이나 몸의 타박상 등 싸움을 암시하는 다른 동반 부상이 없었다. 가슴에 칼이 꽂힌 환자에게는 흔치 않은 일이었다. 이는 누군가 뒤에서 기습적으로 등을 찔렀을 때 나타나는 전형적인 모습이었다. 하지만 하미트는 누가 보더라도 정면에서 찔렸고, 이런 경우 피해자들은 대개 방어를 한다. 무슨 일이 있었던 걸까?

나는 칼끝이 정확히 어디에 꽂혀 있을지, 가슴을 열었을 때 어떤 부상을 보게 될지 상상해보았다. 모든 부상에는 부분적으로나마 이야기가 담겨 있다. 책을 읽듯이 몸을 읽을 수 있다. 여자들은 대개 새끼손가락이 칼등 쪽으로 가게 칼자루를 쥐고 위에서 아래로 찌르고, 남자들은 엄지손가락이 칼등 쪽을 향하게 쥐고 아래에서 위로 찌른다. 정면에서 찌르는 경우, 칼끝은 대개 우심실에 닿는다. 우심실은 해부학적으로 가슴뼈 뒤에 있고, 좌심실보다 혈압이 낮다. 그래서 우심실이 찔린 환자는 출혈 속도가 더 느리고 더 오래 생존해 있을 수 있다. 반면에 공격을 받아 좌심실에 칼이 꽂히면, 피해자는 즉사한다. 우리의 환자는 칼이 비스듬히 가로로 꽂혀 있어서, 모든 가능성이 열려 있는 상태였다. 나는 하미트의 내부 구조를 상상하며 칼날을 따라 심장으로 향했다. 최선의 경우는 무엇일까? 그리고 최악의 경우는? 환자가 수술실에서 내 손 아래, 내 눈앞에서 피를 흘리며 죽는 것이리라. 그것은 악몽이다!

2장. 피의 흔적

모든 생명은 피에서 시작된다. 피가 흐르지 않으면 우리는 태어나지 못하고, 여성은 임신하지 못한다. 다양한 조직으로 구성되어 고유한 전문 기능을 담당하는 신체 부위를 우리는 기관이라고 부른다. 기관은 파이프오르간의 파이프와 같다. 파이프로 공기가 흘러야 소리가 난다. 모든 파이프가 합쳐져 음악을 만들 듯이, 모든 기관이 합쳐져 생명을 만든다. 피는 독특한 특성을 가진 액체 기관이다. 피는 다른 모든 기관을 관통하여 흐르며 그것들을 연결해준다. 몸에 피가 흐르지 않으면, 순환도 혈압도 맥박도 없다. 당연히 혈액 수치도 없다.

거의 모든 병원 진료는 피검사로 시작된다. 의사의 진료 시간은 평균 7분에 불과하고, 나머지는 피가 말해준다. 모든 진단의 60퍼센트가 혈액 수치를 기반으로 이루어진다. 현대 의학은 혈액 수치를 철저히 점검한다. 아직 눈도 제대로 뜨지 못하는 갓난아기 때부터 신생아 선별검사를 위해 피를 뽑는다. 이런 채혈은 살면서 여러 번 반복된다. 거의 모든 질병이 피검사에서 밝혀진다. 모든 기관과 작은 세포들마저도 피를 통해 자신의 안부를 전한다. 감염되었는지, 희귀 유전 질환이나 심장마비 또는 신장 질환이 있는지, 건강 상태가 양호한지, 세포들이 스트레스를 받고 있는지 등등, 당신이 자각하기 훨씬 전부터 당신의 피는 모든 것을 알고 있다. 의사들은 피의 도움을 받아, 병을 예측하고 확인하고, 예측 범위를 좁히거나 폐기하고, 치료의 성공 여부를 점검한다.

피에 정보가 들어 있다는 사실은 피부에서도 확인할 수 있다. 피부는 혈액순환이 가장 잘되는 기관이다. 피부는 쉽게 혈색을 드러내 우리의 건강 상태뿐 아니라 기분까지도 알려준다. 피부에 드러나는 혈색에는 미묘한 차이가 있다. 예를 들어, 아이의 발그스름한 볼은 생기 있어 보이고 대개는 실제로도 건강하다. 멍과 혈종은 어딘가에 부딪혔거나 심지어 학대를 받았는지 드러낸다. 시뻘개진 얼굴은 혈압 상승을 알리고, 시체처럼 창백한 얼굴은 그 반대일 수 있다. 반면에 살짝 붉어진 얼굴은 매혹적으로 보일 수 있고, 갑자기 빨갛게 달아오른 얼굴은 흥분, 분노, 기쁨, 창피함 등을 모두에게 폭로한다. 어쩌면 거짓말을 했다는 뜻일지도 모른다. 이 모든 이유로 인해 옛날부터 사람들은 피에 진실이 들어 있고 피는 거짓말을 하지 않는다고 믿어왔다.

피는 면역 체계의 액체 고속도로이고, 우리가 다치면 피는 즉시 응고하여 상처 부위를 봉쇄하려 한다. 피에 들어 있는 적혈구는 산소를 운반한다. 산소가 없으면 심장은 뛰지 못하고 뇌는 생각하지 못한다. 혈액응고단백질과 혈소판 덕분에 우리는 출혈이 있더라도 즉시 사망하지는 않는다. 피에 들어 있는 백혈구는 치명적인 병원체로부터 우리를 보호한다. 그리고 큰 부상으로 아주 많은 피를 흘리면, 대개는 영혼도 같이 피를 흘린다. 이런 상처는 잘 아물지 않고 흉터가 깊게 남는다.

오늘날 심리적 트라우마라 불리는 것은 이미 고대 그리스 시대부터 널리 알려져 있었다. 심리를 뜻하는 그리스어 '프시케 Psyche'는 영혼을 뜻하기도 한다. 수학 천재 피타고라스도 고대 그리스 사람이다. 그는 자기 이름을 딴 $a^2+b^2=c^2$ 공식으로 이등변삼각형의 기하학적 비밀을 밝혀냈다. 오늘날에도 복잡한 기계와 구조물을 설계하려면 피타고라스 정리를 알아야 한다. 피타고라스는 숫자의 조화에 매료되었을 뿐만 아니라, 자연을 매우 정확하게 관찰했고, 폭넓은 교육을 받았으며, 철학과 수학, 천문학, 의학을 통합하여 사고했다. 그런 피타고라스 역시 피가 영혼에 양분을 공급한다고 믿었다.[1]

우리의 언어에는 피, 의식, 영혼의 삼각관계를[2] 이용한 관용어구가 많이 있다. 예를 들어, 마음 아픈 일이 발생하면, 영혼 또는 심장이 피를 흘린다고 표현한다. 뭔가에 강한 욕구가 생길 때, 피 맛을 봤다고 말한다. 좋아하는 프로젝트에 심혈을 기울인다고 말하고, 지쳤을 때는 온몸에서 피가 다 빠져나간 기분이 든다. 요리, 춤, 기계 수리 등에 특별한 재능이 있는가? 그렇다면 당신의 몸에는 그와 관련된 특별한 피가 흐를 것이다. 살다 보면 때때로 실패도 하여 출혈을 맛보기도 한다.

얼굴뿐 아니라 마음도 창백한 사람을 피도 눈물도 없는 사람이라고 말하고, 지루하고 빈약한 글을 핏기 없는 글이라고도 부르며, 에너지가 넘치는 사람에게는 뜨거운 피를 가졌다고 말하고, 피가 끓어오르지 않게 '피를 식히라고' 조언한다. 피는 물보다 진해서, 화가 머리끝까지 나면 피가 부글부글 끓거나 굳어 버릴 수 있다. 그러나 어떤 상황이든 한 가지는 확실하다. 피는 심장에서 솟아오른다. 물이 샘에서 솟아오르는 것과 똑같다. 진화 측면에서 볼 때, 피와 심장은 한 기관이고, 기능 면에서 분리할 수 없는 동일체다. 그러므로 피는 언제나 심장의 피, 심혈이다. 심장의 피는 우리가 어떤 활동에 쏟아붓는 사랑과 헌신이자 힘들더라도 포기하지 않는 추진력이다. 그 누구도 피의 마법에 냉담할 수 없다. 심장외과 의사인 나 역시 피가 없으면 심장을 관찰할 수 없다. 인공심폐기를 사용하는 수술 때처럼 심장과 피의 연결을 끊을 수 없다. 심장은 피의 샘이고, 샘이 없으면 강도 없다.

모든 것은 흐른다: 판타 레이

건강하게 살려면, 몸의 흐름이 멈춰서는 안 된다. 피뿐만이 아니다. 장내 미생물, 소변, 침, 땀, 눈물, 정액과 정자, 호흡, 유전자, 전기자극 및 신경자극, 동작, 감정, 꿈, 생각 역시 흘러야 한다.

흐름이 원활하지 못하면 병이 생긴다. 이는 심장마비와 뇌졸중부터 우울증, 면역 질환, 악성종양, 장폐색, 피로, 불임에 이르기까지 모든 기관에 적용된다. 건조한 눈, 건조한 입, 건조한 점막만으로도 건강을 크게 해칠 수 있다. 순환장애는 최악의 통증을 유발한다. 가동성 역시 우수한 '윤활'에 달려 있다. 그래서 동작이 자유로울 때 윤활유가 잘 발라졌다고 표현하는 것이다. 등, 추간판, 연골, 뼈에도 유연성과 액체가 필요하다. 그것이 없으면 끔찍하게 아프다.

놀랍게도 우리는 이렇게 중요한 몸의 '액체'를 거의 생각하지 않고, 심지어 그것을 대면했을 때 종종 당혹스러워한다. 그러나 살아 있으려면, 피만 흘러서는 안 된다. 우리의 감정도 액체다. 기쁠 땐 눈물 나게 웃고, 슬플 땐 눈물 콧물을 흘린다. 운동이나 일할 땐 땀이 흐른다. 피, 땀, 눈물은 고난의 산물이지만, 꼭 그런 것만은 아니다. 장이 예민해지면 설사를 하고, 맛있는 음식을 보면 군침이 돈다. 침이 없으면 키스는 무미건조해질 것이다. 생식에도 액체가 필요하다. 섹스는 촉촉해야 좋다. 섹스를 할 때는 이성의 흐름이 멎기를 바라지만, 뇌 역시 액체 속에서 헤엄친다. 우리는 시간의 흐름 속에 산다. 시간은 때때로 빠르게 흐르고 때로는 멈춰 있기도 한다. 우리를 구성하는 전자, 원자, 분자는 화학책의 그림처럼 고체가 아니라 끊임없이 변화하는 액체다. 현대 천체 과학은 은하계와 우주를 끊임없는 흐름으로 본다. 판타 레이Panta rhei. 모든 것은 흐른다. 이는 그리스 철학자 헤라클레이토스의 오래된 통찰이다. 생각과 행동이 하나가 될 때, 순간의 마법에 완전히 빠져들 때, 우리의 생각이 흐를 수 있다. 이 모든 흐름에는 전제 조건이 있다. 즉, 우리 몸에 피가 흘러야 한다. 피는 우리 몸의 원초적 흐름이다. 몸에 피가 흐르지 않으면, 다른 샘들도 말라버린다. 우리를 구성하는 방대한 액체 네트워크가 말라버린다. 그리고 모든 것이 흐르려면 물이 필요하다.

피는 특별한 액체다

물은 지구의 피이고, 피는 바다처럼 짜다. 몸은 70퍼센트가 물이고, 지구 역시 70퍼센트가 물로 덮여 있다. 우리도 지구처럼 많은 물로 이루어졌고, 생명체들의 거대한 흐름과 연결되어 있다. 개개인의 삶은 먹이사슬, 물의 순환, 유전자풀, 행성궤도, 계절, 기후대, 통신 등의 거대한 순환 속에서 흘러간다. 우리의 몸은 수많은 큰 생태계 안에 들어 있는 작은 생태계다. 지구가 뜨거워지고 극지방의 눈이 녹아내리면, 우리도 머지않아 발이 뜨거워지고 물이 목까지 찰 것이다. 인간은 온전한 환경에서만 진정으로 건강하고 진정으로 흐름을 유지할 수 있다. 우리의 피는 정보를 영양분, 호르몬, 전달물질 등의 형태로 이곳에서 저곳으로 전달하고 모든 것을 연결하는 우수한 커뮤니케이터다.

생명의 큰 흐름이 피에서 교차한다. 피는 병을 옮기기도 하고 고치기도 한다. 피는 생명을 탄생시키기도 하고 앗아가기도 한다. 피에는 선과 악이 공존한다. 피는 삶만큼이나 다양하다. 피는 양식이고 삶이고 죽음이다. 사고, 폭력, 희생, 복수가 있는 곳에 피가 흐른다. 피의 이름으로 전쟁을 일으키고 정의를 외치고 우정을 다짐한다. 전쟁을 준비하는 전사들은 얼굴에 피를 바른다. 피의 색깔은 사랑의 색깔이다. 피 한 방울이면 유전자 분석을 통해 한 사람의 정체성을 완전히 밝혀낼 수 있다. 중세시대에는 이 사실을 미처 몰랐음에도 중요한 서명을 피로 했다. 파우스트가 세상의 모든 지식을 얻기 위해 메피스토펠레스에게 영혼을 팔았을 때, 이 악마는 파우스트의 피로 서명된 계약서를 손에 쥐고 영원히 잊히지 않을 의미심장한 문장을 말했다.

"피는 특별한 액체다."[3]

이것으로 모든 것이 끝났다.

이처럼 피에 관한 얘기가 아주 많다. 피는 여러 방향으로 흐르고, 의학과 신비주의의 경계선은 우리가 생각하는 것보다 훨씬 더 흐리다.[4] 나는 전작 《생명의 박자*Der Takt des Lebens*》[5]에서 감성과 이성의 비밀스러운 연결을 과학적으로 밝히기 위해, 감성의 공명기관인 심장의 의식을 탐험했었다. 이제 이 책을 위해 나는 생명의 강을 따라가며 피의 비밀과 그 흐름의 수수께끼를 탐험했다. 피의 흐름을 따라갈수록, 감탄이 점점 더 커졌다. 심장외과 의사로 일하면서 겪은 '일화'와 연구해보고 싶었던 현상들이 점점 더 많이 떠올랐다. 몇 년 전 나는 수술이 주요 업무였던 대형 병원을 그만두고, 몸과 마음을 모두 진료하는 개인 병원을 개업했다. 여기에는 메스보다 더 깊이 들어가는 칼이 있다. 심리적 트라우마는 매우 고통스럽고 피와 관련이 아주 많지만, 마음의 상처에서는 피가 나지 않는다. 외과의 가장 오래된 최초 임무는 상처를 치료하고 관리하는 것이다. 그러려면 상처가 눈에 보여야 한다. 심리적 트라우마, 즉 영혼의 상처도 마찬가지다. 매번 놀라는 일인데, 영혼의 상처를 발견하고 진심으로 귀담아 듣는 것이 때때로 심장 수술을 불필요하게 만들기도 한다. 심리적이든 신체적이든 심장을 다치면, 피의 흐름이 방해를 받는다. 먼저 혈액순환장애가 생기고 언젠가는 결국 삶 전체에 문제가 생긴다. 모든 것이 예전과 달라진다. 그리고 아무것도 제대로 작동하지 않고, 절망과 두려움에 빠지게 되면, 건강이 치명적으로 나빠질 수 있다.

현재 나는 병원 진료가 없을 때면, 선박 의사이자 응급 의사로 여행을 다니며 조사하고 글을 쓰는 데 심혈을 기울인다. 우리는 아직 생명의 모든 비밀을 알지 못하고, 특히 모든 것을 하나로 연결하고 묶어주는 매력적인 기관인 피에 대해 알지 못한다. 피에는 백혈구와 적혈구 그 이상이 들어 있다.

혈액공포증

표면적으로 보면, 피는 그저 체액에 지나지 않는다. 다른 여러 체액과 마찬가지로 피의 이미지 역시 그다지 아름답지 못하다. 월경을 제외하면, 피가 보인다는 것은 일반적으로 뭔가 잘못되었음을 의미한다. 피의 색깔, 즉 빨간색은 위험을 알리는 색이다. 피가 몸 밖으로 흘러나오는 것은, 뭔가 잘못되었다는 뜻이다. 피는 몸 안에 있어야 한다. 우리는 피 터지게 싸우고, 심지어 피의 복수를 한다. 이처럼 피를 얼어붙게 하는 잔혹하고 공격적인 말 뒤에는 피가 있다. 아늑한 저녁에 시청하는 범죄 수사극에서 피바다가 펼쳐지더라도 우리는 아무렇지 않게 넘겨버릴 수 있다. 게다가 피 한 방울이면 범인이 밝혀진다. 그러나 피를 보면 눈을 감아버리는 사람도 적지 않다. 그들은 피를 두려워한다. 반면에 뱀파이어 문학 팬들은 피가 많이 나오는 책을 더 좋아한다.

인간은 생물학적으로 동물이고, 순전히 쾌락을 위해 살인을 저지를 수 있는 유일한 동물이다. 연쇄살인마 백작부인 엘리자베트 바토리Elizabeth Báthory는 흡혈귀라는 악명을 얻었다. 그녀는 피라냐만큼 피에 굶주려 있었고, 전설에 따르면 수많은 어린 소녀들을 고문하여 죽였다.[6] 그리고 젊음을 유지하기 위해, 죽은 소녀들의 피를 마시고 피로 목욕을 했다. 이런 피의 욕구는 어디에서 오는 걸까? 포식자인 인간의 피의 욕구는 충족될 수 있을까?

거머리는 흡혈귀가 아니지만, 피를 가장 좋아한다. 미세 장기이식 후 피가 고여 울혈이 생겼을 때, 거머리가 도움이 된다. 심한 타박상과 하지정맥류 치료에서도 거머리는 숙련된 의료진에게 없어서는 안 될 조력자이기도 하다. 거머리 요법은 류머티즘, 테니스 엘보, 허리 통증 같은 염증성 관절통에 특히 효과적이다.[7] 거머리 침에는 혈액과 림프의 흐름을 개선하고 항염증 및 통증 완화 효과를 내는 물질이 들어 있다. 거머리들은 매우 친절하게 치료하고, 물기 전에 심지어 통증 완화 물질로 국소마취까지 한다. 의료용 거머리는 위가 10개, 뇌가 32개, 이빨이 수백 개인 기적의 치료 동물이다.[8] 의료용 거머리는 오늘날 의약품으로 인정되어, 번식과 유통을 국가가 감독한다. 이런 치료 기술자들은 인간의 무지와 선입견 때문에 거의 멸종되어, 현재 '멸종위기에 처한 야생동식물의 국제거래에 관한 워싱턴 협약'의 보호를 받는다. 의료용 거머리들은 최대 한 시간 이내에 피를 50~100밀리리터나 빨아들인다.[9]

피와 관련된 것은 어쩐지 불길한 느낌이 든다. 심장이 시키는 대로 따르라고 흔히들 말하지만, 정작 그 심장에서 나오는 피를 어떻게 대하는지 생각해보라. 수십 년간 의사로 일한 경험으로 볼 때, 피는 신체 기관의 검은 양이다. 그것은 나쁜 소식의 전령이다. 이른바 **액상 생검**liquid biopsy이라 불리는 피검사로 암을 발견하는 사례가 점점 늘어나고 있다. 의사나 간호사가 채혈을 하려 할 때, 기꺼운 마음으로 소매를 올리는 사람은 아마 없을 것이다. 주삿바늘이 꽂히기 전부터 벌써 무섭다. 정맥은 몸 전체에 있으니, 이론적으로는 다리에서도 피를 뽑을 수 있다. 그러나 팔꿈치 안쪽 정맥이 피부에서 가장 가깝다. 또한, 이곳의 정맥은 상대적으로 굵고 눈에 잘 보이고 잘 만져진다. 또 다른 이유가 하나 더 있는데, 그곳은 신경말단이 촘촘하지 않다. 그래서 찌를 때 덜 아프다.

나는 환자들이 두려움에 떨며 피검사 결과를 듣는 것을 자주 보았다. 거룩한 성인이 아니더라도, 극도의 두려움과 스트레스 상황에서는 정말로 피땀을 흘릴 수 있다. 이는 매우 드문 증상으로 혈한증이라고 하는데, 멀쩡한 피부에서 피가 땀처럼 흐른다. 그 원인은 제대로 밝혀지지 않았다.[10] 추측하건대, 극도의 긴장으로 모세혈관이 터졌을 수 있다. 혈한증 환자는 혈액공포증 환자와 결혼하지 않는 것이 좋겠다. 혈액공포증 환자는 피를 보면 패닉 상태가 되기 때문이다. 나는 루트비히라는 학생을 잊을 수가 없다. 그는 처음 수술실에 들어왔을 때 집도의가 메스로 가슴을 절개하는 모습을 보고는 겁을 먹고 뒤로 넘어졌다. 초보 의사에게도 첫 수술은 종종 최악의 순간이다. 칼을 대는 순간 깨끗했던 피부에서 굵은 핏방울이 흘러나온다. 뿐만 아니라, 수술대 위에 강력한 '환풍기'가 있음에도 살이 타는 악취가 난다. 전기소작술을 쓰면, 절단된 작은 혈관들이 즉시 지져진다. 즉, 탄다. 루트비히가 넘어졌을 때, 우리는 아직 심장에 도달하지도 못했다. 그가 너무 심하게 넘어져 머리를 다치는 바람에, 우리는 평소 수술실에서 볼 수 있었던 것보다 더 많은 피를 잠시 동안 보게 되었다. 그리고 그것은 정말로 대사건이었다. 물론 수술실에서 놀라 넘어지는 학생은 많다. 하지만 넘어지면서 다친 머리를 꿰매야 했을 정도이니, 어떻게 그의 이름을 잊겠는가!

왜 루트비히는 머리가 깨질 정도로 심하게 넘어졌을까? 어쩌면 그것은 생명을 구하려는 반응이었을 것이다. 선사시대부터 물려받은 반사 반응. 일부 전문가들은 혈액공포증이 당사자의 생존에 이롭다고 여긴다.[11] 빙하시대에 검치호랑이의 공격을 받고 피를 보자마자 기절했다면, 이 맹수는 아마도 사냥감에 흥미를 잃었을 것이다. 나는 우리 집 고양이 카를로가 죽은 쥐 또는 죽은 척하는 쥐에 쉽게 싫증을 내는 모습을 본 적이 있다. 쥐에게 혈액공포증이 있는지는, 내가 아는 한, 아직 과학적으로 연구되지 않았다. 그러나 인간과 쥐는 위험한 상황에서 싸울지, 도망칠지, 죽은 척할지 선택할 수 있다. 영어로 말하면, **Fight,**

Flight, Freeze 중에서 선택할 수 있다. 모두가 다소 완화된 형태로 이것을 경험했을 것이다. 충격을 받으면, 우리는 화를 내고 폭언을 뱉고 어쩌면 심지어 접시를 벽에 던지기도 한다. 이것이 싸움, Fight다.

싸우는 전술이 유망해 보이지 않으면, 모든 것을 버리고 도망친다. Flight다. 또는 얼어붙은 채로 서 있고, 뇌도 멈춰버려 무엇을 해야 할지 모른다. 그것이 Freeze다. 그러므로 싸울 수도 없고 도망칠 수도 없다면 세 번째 선택으로 죽은 척하면 된다. 움직이지 않고 가만히 있으면, 맹수나 고양이 카를로가 못 보고 지나치거나 최소한 흥미를 잃게 되기를 기대할 수 있다. 이렇게 반격도 하지 않고 도망치지도 않은 채 가슴에 칼을 맞은 환자 앞에 나는 섰다.

3장. 피는 흘러야 한다

심장외과 의사는 엄밀히 말해 혈액외과 의사다. 물론 피를 수술할 수는 없다. 그들의 역할은 심장에서 분출된 피가 심방과 심실, 판막과 혈관을 통해 원활히 흐르게 하는 것이다. 피는 적절한 속도와 압력으로 흘러야 한다. 그리고 당연히 올바른 방향으로 흐르는 것도 매우 중요하다. 특히 심장병으로 피가 잘못된 방향으로 흐르는 일이 종종 있다. 그러면 심장외과 의사는 밸브 역할을 할 새 심장판막을 이식하여 역류를 막거나, 심장 중간벽에 생긴 구멍을 막거나, 우회로를 내거나 인공 혈관을 삽입한다. 심장외과 의사는 심장보다 오히려 피와 더 관련이 있는 것이 아닐까 하는 생각이 가끔 든다.

동맥

심장이 뛸 때마다 산소가 풍부한 선홍색 피가 맥파脈波를 타고 강력한 좌심실을 빠져나온다. 손목이나 목 등의 동맥에서 이런 맥파를 감지할 수 있다. 좌심실에서 나온 피는 큰 동맥, 즉 대동맥을 통과하여 점점 가늘어지는 동맥과 세동맥을 지나 마침내 머리카락만큼 가느다란 가장 미세한 모세혈관에 이른다. 모세혈관은 0.5~1밀리미터 길이이고 적혈구보다도 가늘다. 모세혈관의 지름은 2~5마이크로미터이고, 적혈구의 지름은 7~8마이크로미터다. 그래서 적혈구는 모세혈관을 통과할 때, 좁은 도시 관문을 통과하는 대상의 낙타들처럼 머리를 숙인 채 일렬로 하나씩 행진해야 한다. 피는 심장에서 빠른 속도(초속 1.5미터, 즉 시속 5킬로미터 이상)로 분출되지만, 모세혈관에서는 다섯 배 느리게(초속 0.3미터) 흐른다. 이곳에서 생명이 실현된다. 생명의 실현에는 시간이 걸린다. 모세혈관에서 피와 각각의 체세포가 직접 접촉한다. 이때 '거래'와 소통이 이루어지고, 영양분과 대사산물이 교환되고, 열이 발산되고, 호르몬과 신경전달물질을 통해 메시지가 전달되며, 무엇보다 적혈구가 호흡에 반드시 필요한 산소를 세포에 공급한다.

모든 세포와 분자들의 노력으로 간은 해독하고, 장은 소화하고, 심장은 뛰고, 뇌는 생각한다. 그러나 이 모든 과정의 전제조건은 혈액순환이다. 피는 동맥을 통해 배송된다. 동맥은 운하,

고속도로, 철도 같은 운송로다. 이 운송로를 이용해 멀리 있는 소비자에게 상품과 소식을 보낸다. 이런 운송을 거대 순환이라고 한다. 상품은 거대 순환을 거쳐 모세혈관으로 보내진다. 모세혈관은 마트 진열대 사이의 비좁은 통로, 재래시장의 꼬불꼬불한 길과 같다. 이곳에는 세포들이 있고, 피는 이 세포들의 지속적인 산소 요구를 채워준다. 그 외에 무엇이 더 필요한지 살피고, 정보를 제공한다. 이때 세포들은 그 보답으로 신체에서 매우 중요한 통화通貨인 이산화탄소나 에너지 등을 제공한다. 이런 교환을 미세 순환이라고 한다. 예상할 수 있듯이, 원활한 미세 순환은 거주지, 거리, 침실의 미세 기후*와 마찬가지로 건강에 막대한 영향을 미친다.[1] 이런 미세 순환의 중요성은 수십 년 동안 주목받지 못했다. 대다수 의사와 순환계 연구자들은 기존의 영상 기술로 확인할 수 있는 커다란 동맥에만 초점을 맞췄다. 그러나 이제 미세 순환은 심장과 순환계 연구의 주요 주제다.[2]

정맥

상품 배송이 끝나면, 피에 산소가 얼마 남지 않아 색깔이

---

* 가까운 주변 환경의 기후 또는 지표면에서 약 1.5미터 사이의 기후를 가리킨다.

선홍색에서 검붉은 색으로 바뀐다. 피는 이제부터 맥파가 없는 정맥을 통해 흐른다. 가느다란 정맥에서 점점 굵어지는 큰 정맥으로 천천히 흘러 오른쪽 심장으로 돌아가고 이어서 폐로 가서 이산화탄소를 배출한다. 피는 모세혈관에서 세포로부터 메시지를 받아 기관에 전달하고, 세포가 버리는 물질대사 쓰레기를 수거하여 '재활용'할 것은 간으로 가져가고, 더는 쓸모가 없는 폐기물은 배설 기관인 대장과 신장으로 보낸다.

살갗에 비치는 가늘고 푸른 혈관을 보라. 그 안에서 뭔가가 소리 없이 흐르고 있다. 이는 대단한 흐름이다! 30조 개에 달하는 적혈구, 그러니까 산소와 이산화탄소를 배달하는 택배원들이 매일 2만 킬로미터씩 우리 몸 구석구석을 돌아다닌다. 2만 킬로미터면 독일 북부에서 도쿄까지 왕복할 수 있는 거리다. 최신 여객기라도 하루에 그렇게 먼 거리를 비행하지 못한다. 피는 동맥, 정맥, 모세혈관으로 구성된 10만 킬로미터에 달하는 운송망을 흐른다. 지구 둘레를 두 바퀴 반이나 돌 만큼 먼 거리다! 우리 몸은 스펀지처럼 피를 잔뜩 머금고 있고, 우리 몸속에서 피가 흐르지 않는 곳은 1마이크로미터도 없다.

순환

피가 몸을 한 바퀴 돈 다음에 다시 출발점으로, 그러니까 심장으로 돌아온다는 사실을 처음 발견한 사람은 영국 의사 윌리엄 하비William Harvey다. 그는 17세기 초에 수많은 동물 실험과 수학적 고찰을 통해 이것을 알아냈다. 그러나 단 한 가지가 빠진 탓에, 그의 발견은 완벽하게 증명되지 못했다. 바로 동맥혈과 정맥혈의 연결이 빠져 있었다! 동맥혈에서 정맥혈로 넘어가는 짧은 구간인 모세혈관이 빠져 있었다. 그것은 너무 작아서 육안으로 볼 수 없었을 테고, 그에게는 현미경이 없었다. 윌리엄 하비는 생명이 실현되는 미세 순환의 세계를 발견하지 못했다. 모세혈관은 하비가 죽고 4년이 지나서야 개구리 내장에서 발견되었다.

모든 연구와 탐험의 본질은 아무도 가지 않은 새로운 길을 가고, 새로운 연결을 찾는 것이다. 아직 아무도 증명하지 못했더라도 정맥혈과 동맥혈이 연결되어 있다는 것은 모두가 알고 있는 틀림없는 사실이었다. 하비 역시 우수한 과학자이자 경험적이고 체계적인 방법론을 따르는 현대 생물의학 연구의 창시자로서 그렇게 확신했다.[3]

하비는 피가 자체적으로 활발하게 움직인다고 믿었다. 피의 움직임이 심장 수축을 자극하고, 심장이 수축할 때마다 피의 움직임이 리드미컬하게 바뀌고, 새로운 활력이 생기며, 부패가 방지된다고 여겼다. 실제로 신선한 산소가 가득한 피가 폐에 많이 있으면 활력이 생긴다. 외부의 산소가 폐에 있는 작은 공기 주머니인 허파꽈리에서 미세한 경계를 넘어 우리 내부로 들어와 검붉은 정맥혈을 다시 밝은 선홍색으로 바꾼다. 하비는 자연과학자이면서 위대한 철학자였고 아리스토텔레스의 추종자였다. 그래서 그는 의학을 영원히 바꿔놓은 자신의 놀라운 발견을, 고립적이고 환원주의적인 방식이 아니라 더 큰 맥락에서 보았다. 그는 피의 순환도 물의 순환과 마찬가지로 하늘에 있는 행성들의 원운동을 모방한다고 생각했다. 심장은 인간이라는 소우주의 태양이고, 태양은 우주의 심장이다.[4]

그러나 그의 발견에 동조하는 사람은 거의 없었다. 대다수 의사가 그의 발견에 회의적이었다. 천 년 넘게 존재했고 그때까지 누구도 감히 의심하지 않았던 유명한 고대 의사 갈렌이 세운 순환 패러다임과 모순되었기 때문이다. 갈렌의 순환 패러다임에서는, 심장에서 불꽃이 타오르고 그 연료는 영양분과 피 형태로 공급되며 이때 발생하는 연기는 폐를 통해 배출된다. 그것은 원운동이 아니라 바다의 밀물과 썰물처럼 앞뒤로 움직인다. 이것이 당시의 공식 의학이었고, 지금과 마찬가지로 당시에도 공식 의학은 절대성을 띠었다. 갈렌의 가르침이 종말을 맞을까 봐 두려워하는 학자가 많았다. 그들은 자신들이 믿었던 의학과 치료법의 토대가 모래성처럼 무너져내리는 것을 보았다. 그래서 하비와 그의 추종자들을 순환추종자, **서큘레이터**라고 조롱했다. 이는 악의적인 언어유희였는데, 당시 여기저기 떠돌며 장사하는 장사꾼들을 **서큘레이터**라고 부르기도 했기 때문이다.[5] 그러나 관계 당국은 하비에 반대하지 않았고, 비록 조심할 필요는 있었지만 아무튼 하비는 자신의 주장을 굽히지 않았다. 조금만 삐끗해도 금세 위험에 처할 수 있던 시대였다. 오늘날 누군가는 하비를 '다르게 생각할 줄 아는 사람'으로 높이 평가할 수도 있겠지만, 집단적으로 두려움이 퍼지면 자연현상에 대한 한 가지 견해만 허용되고 그 견해와 다른 주장을 펼치는 사람은 폄하되거나 침묵을 강요받거나 무시당한다. 우리는 코로나19 팬데믹 기간에 그것을 목격했다.

경직된 지식

하비와 동시대를 산 프랑스 수학자이자 철학자이자 연구자인 데카르트는 여론을 좌지우지하는 '오피니언 리더'였다. 그는 하비의 새 이론을 처음으로 받아들인 사람으로서 하비의 저명한 옹호자가 되었다. 여기에는 한 가지 이유가 있었다. 그는 증기기관, 제분기, 시계, 톱니바퀴, 구동벨트와 함께 본격적인 산업혁명이 시작되기 전 그 태동에 매료되었다. 그의 자연철학은 기계 법칙을 엄격하게 따랐다. 그는 인간을 태엽시계처럼 작동하는 생물학적 기계로 이해했다. 심장만이 아니었다. 그는 폐를 풀무로, 신장을 필터기로 보았다. 코페르니쿠스, 갈릴레오, 케플러, 뉴턴이 자연법칙을 발견하면서, 그 시대 학자들에게는 측정할 수 있고 무게를 잴 수 있는 것만이 중요했다. 데카르트는 정신과 신체를 분리하고, 둘은 서로 독립적으로 존재하며 상호작용한다고 주장했다. 이는 '데카르트의 이원론'으로 알려졌고, 그에 따른 인간-기계 패러다임은 오늘날까지 여전히 수많은 의사와 과학자 사이에 퍼져 있다.

하비가 발견한 순환은 인간을 기계로 보는 데카르트의 견해에 힘을 더했다. 데카르트가 보기에 모든 것이 명확했다. 피가 순환하려면 펌프가 있어야 하는데, 심장 말고 무엇이 펌프겠는가? 하비의 발견은 오래된 미신과 온갖 수리수리마수리를 데이터와 사실로 대체하는 세계관을 확고히 다지는 데 도움이 되었다. 근대 자연과학의 시작이었다. 심장에서 태양을 연상하고, 피가 자체적으로 활발하게 움직인다는 하비의 생기론적 해석은 물론 근대 자연과학에 적합하지 않았다. 그래서 데카르트와 그의 후계자들이 내세운 새로운 이론에서는 우주적 연관성이 재빨리 제거되었고, 피가 자체적으로 활발하게 움직인다는 견해는 보류되었으며, 심장은 압력으로 피를 퍼 올리는 펌프기로 축소되었다. 말하자면 데카르트는 자신의 견해에 맞게 하비의 발견을 적절히 수정했다. 하비는 이것을 좋아하지 않았지만, 결국 데카르트의 견해가 관철되었다. 독일 생리학자 알프레트 빌헬름 폴크만Alfred Wilhelm Volkmann은 1850년에 자신의 혈역학 교재에 다음과 같이 기록했다.

"심장은 펌프기이고 대량의 피를 온몸의 혈관에 보낼 만큼 강력하다."[6]

이런 '확고한 견해'[7]는 오늘날까지 유지되었다. 그리고 이와 유사한 이런저런 내용이 오늘날에도 여전히 여러 교재에 적혀 있다. 피와 피의 움직임을 기준으로 세계는 둘로 나뉘었다. 한쪽에는 하비와 아리스토텔레스 같은 생기론자가 있다. 그들은 자체적으로 조직되는 생명 시스템의 복합적 미학을 전 지구적이고 영적인 철학 맥락에 둔다. 다른 한쪽에는 데카르트주의자가 있다. 그들은 물질과 정신을 분리하고 생명현상, 특히 심장과 순환까지도 생화학자와 기계공학자의 눈으로 결정론적으로 본다.

그러나 아무도 진실을 독점할 수 없고, 지식은 상수가 아니라 늘 진동한다. 과학은 진실을 관리하거나 보존하는 것이 아니라, 그것을 찾는 것이다. 현재 심혈관순환계 연구의 진자는 다시 다른 방향으로 움직인다. 미묘하고 기발하게 조절되고 자체적으로 조직되는 혈류, 심장, 순환에 관한 새로운 연구 결과가 홍수처럼 쏟아지면서, 최근 의사와 과학자들이 심장의 펌프 패러다임에 의문을 제기한다.[8]

심장이 정말로 펌프기에 불과한지 아니면 그것이 심장과 혈류의 인과관계를 너무 단순하고 피상적으로만 설명하는 것은 아닌지를 두고 홍미진진한 과학적 논쟁이 벌어진다. 현재 우리가 알고 있듯이, 심장만으로 매일 6~10톤에 달하는 피를 혈관을 통해 운반하는 것은 순전히 물리적, 생리학적 이유로 불가능하다.

어쩌면 정확히 반대가 아닐까? 피가 심장을 뛰게 하는 것은 아닐까? 물론, 심장에 피가 남아 있어야 그것도 가능하다.

4장. 살과 피

목부터 가슴뼈 끝까지 피부를 절개하자, 하얀 결합조직과 노란 지방이 보였다. 여느 환자라면 피가 흘렀겠지만, 하미트는 출혈에 필요한 혈압이 없었다. 쇼크가 심하면 피부와 피하조직에 피가 공급되지 않고, 모세혈관이 너무 좁아져 혈구 하나조차 통과할 수 없게 된다. 이는 자연의 비상 전략이다. 혈액순환이 점점 줄어 결국 심장과 뇌에만 피가 공급되었다. 마취과 의사가 녹색 천 너머를 내다보고 고개를 저었다.

"시체는 피를 흘리지 않죠."

마취과 의사는 사후 단계로 넘어가는 것을 막기 위해 수혈팩을 하나씩 추가하며 상황을 보고했다. 나는 손에 쥔 메스가 가슴뼈에 닿을 때까지 깊이 넣어 단단한 근육을 단번에 절개했다. 그리고 전기톱으로 가슴뼈를 세로로 길게 완전히 갈랐다. 절단면에서 골수가 보였다. 뼈는 겉은 단단하지만 속은 스펀지처럼 부드럽다. 골수 안에 있는 줄기세포는 분명 적혈구와 응고인자, 그리고 면역 방어를 위한 백혈구를 생산하기 위해 필사적으로 노력했을 터다. 나는 갈라진 가슴뼈 틈새에 금속 리트렉터를 넣고 손잡이를 돌렸다. 환자의 가슴이 연극 무대의 막처럼 활짝 열렸다.

수술실의 밝은 조명 아래 주인공들의 모습이 서서히 보이기 시작했다. 무대 안쪽 깊숙한 곳에서 심낭 안에 든 심장의 박동이 벌써 느껴졌다. 여느 심장 수술 때와 마찬가지로, 심장의 일부가 가슴샘으로 덮여 있다. 이곳에서 면역 체계의 특정 세포들, 이른바 T-림프구라는 특수 백혈구들이 외부 세포의 표면 특징(항원)을 인식하고 공격하는 방법을 배운다. 이들은 비록 칼의 공격에 맞서 아무것도 할 수 없지만, 적어도 칼날에 있던 박테리아와 바이러스에는 맞설 수 있다. 가슴샘은 어린 시절에 면역 체계 발달에 매우 중요하지만, 성인에게는 중요하지 않고 대부분이 지방 덩어리에 불과하다. 심장에 접근하기 위해 우리는 전기칼로 빠르게 가슴샘을 제거해야 했다. 심낭은 검은 피로 가득 차서 잔뜩 부풀어 있었다.

"준비됐죠?"

나는 주위를 보며 물었다. 모두가 끄덕였다.

"응고인자를 해동해두었어요. 나중을 대비해."

마취과 의사가 말했다. 응고인자가 심장에서 빠져나온다면, 응고인자를 쏟아부어도 아무 소용이 없다. 하지만 모든 것이 극복된다면 우리는 그것이 필요할 것이다. 이 젊은 환자는 과연 그렇게 오래 버틸 수 있을까?

무대라고 말하는 게 더 맞을지 모르나, 여하튼 수술실 구석에 서 있는 누군가를 언뜻 본 것도 같다. 그 역시 준비되었다는 듯 끄덕였다. 심장외과 의사라면 모두가 그를 알지만, 의학 교재에는 거의 언급되지 않는다. 그는 아주 오래되었고 시간을 초월한다. 모든 응급 수술에서 빠지지 않는 일원으로서, 그는 2005년 《탑 나이프: 외상 수술의 예술과 기술Top Knife: The Art and Craft of Trauma Surgery》이라는 제목의 외상 수술 교재에서 처음 명시적으로 언급되었다.[1] 이 교재의 저자들은 미 해군의 엘리트 전투기 조종학교 **탑건**에 빗대어 **탑 나이프**라는 제목을 달았고, 외상 외과의사 훈련을 미 해군의 전투기 조종사 훈련과 비교했다. 《탑 나이프》는 이렇게 시작된다.

"조만간 당신은 피를 많이 흘리고 빠르게 죽어가는 환자와 함께 수술실에 있게 될 것이다. (…) 그리고 스치듯이 아주 잠깐, 거식증 환자를 닮은 형체를 보게 될 것이다. 그는 검은 코트에 챙 넓은 모자를 쓰고 커다란 낫을 들고 구석에 서 있다. 그는 당신이 실수할 때까지 참을성 있게 기다린다. 그는 모든 응급 수술에서 빠지지 않는 필수 일원이다."

그렇다, 나는 저승사자를 얼핏 보았다. 그는 환자의 목숨이 걸린 게임에서 첫수를 두었다. 이제 내 차례다. 양측 모두 이미 수많은 게임을 해봤고, 그래서 나는 그가 강한 상대라는 걸 알고 있지만, 그렇다고 무적은 아니었다. 내게 필요한 것은 오직 침착과 냉정이었다.

살해와 치사

인류 역사는 때리고 찌르는 살해와 치사의 역사다. 처음에는 주먹과 몽둥이로 때렸고, 그다음엔 나무 화살과 창, 그리고 청동기가 시작되면서 금속 칼로 찔렀다. 이런 무기들은 동물뿐 아니라 인간을 죽이는 데도 사용되었다. 희생자의 물결은 마르지 않았다. 자상은 역사가 가장 깊은 상처에 속하고, 오랫동안 마땅한 치료법이 없었다. 의사들은 처음부터 자상 치료로 바빴다. 고대의 가장 유명한 의사 갈렌도 오락으로 서로를 죽였던 검투사들을 치료하는 것으로 시작했다. 어쩌면 갈렌은 깨진 머리에서 흘러나오는 뇌액, 두려움과 고통에 쏟는 땀, 쏟아져 나온 장기, 찢어진 창자, 경기장 모래에 스며드는 마지막 침과 눈물을 보면서 인간이 여러 액체로 구성되었다는 사실을 깨달았을지도 모른다. 혹시 그것이 체액설의 기초가 되었을까? 갈렌의 체액설은, 여러 면에서 잘못되었다고 판명되기 전까지는 1,500년 동안이나 최고의 의학으로 여겨졌다.

갈렌은 심장의 자상에 관해서도 과학적으로 상세하게 설명했다.

"상처가 심실을 관통하면 즉시 사망하고 출혈이 심하다. 특히 좌심실을 찔리면 그렇다. 반면에 칼이 심실에 닿지 않고 근육에 박혀 있으면, 더러는 살아남을 수 있다."[2]

심장 부상에 관한 한, 갈렌의 말이 옳았다. 심장에 칼이 꽂혔다고 해서 모두가 즉사하는 것은 아니다. 언제나 부상의 심각도와 위치에 따라 다르다.

수 세기 후, 프랑스 왕 앙리 4세의 외과 의사 바르텔레미 카브롤Barthélémy Cabrol은 이것을 눈으로 확인했다. 그는 시체를 해부하는 과정에서 심장의 자상 흉터를 발견했다. 그가 직접 두 눈으로 봐서 알고 있듯이, 사인은 칼이 아니라 교수형이었다. 죄목은 절도와 위조지폐 제작이었다.[3]

영국 범선 'HMS 푸드로얀트HMS Foudroyant'의 선원 헨리 토머스Henry Thomas는 1778년에 명예롭지만 조금은 불운하게 사망했다. 그는 미끄러져 넘어지면서 총검의 강철 칼날에 찔렸다. 그는 용감하게 직접 칼을 빼고 경비대에 보고했다. 그리고 아홉 시간 뒤에 사망했다. 당시에는 심장을 다쳤을 때 할 수 있는 일이 거의 없었다. 수 세기 동안 심장을 만지거나 더 나아가 수술하는 것은 생각조차 할 수 없는 일이었다. 심장과 그 안에 가득 찬 피는 영혼의 신성한 장소였다. 피는 끊임없이 흐르며 모든 기관과 소통하는, 생명의 알파요 오메가였다. 사람들은 수천 년 동안 피를 아주 강하다고 여겼던 반면(사혈은 오랫동안 온갖 질병의 최우선 치료법이었고, 헌혈은 인기 있는 지불 방법이었다), 심장은 극도로 예민하다고 믿었다. 19세기 말까지 심장은 건드리면 안 되는 금기였다. 당시에 이미 골격과 근육, 눈, 귀, 신장, 생식기관, 창자의 수술 교재들이 있었고, 심지어 뇌종양도 수술로 제거되었음에도 심장은 예외였다.[4]

왜 그랬을까? 아주 현실적인 이유도 있었다. 심장에 접근하지 못하게 자연이 가로막고 있었다. 복부의 장기나 팔다리 근육과 달리 심장은 단단한 뼈, 즉 갈비뼈와 가슴뼈로 구성된 흉곽 안에 숨겨져 있다. 간단한 도구로는 가슴뼈를 세로로 쪼개는 것이 거의 불가능하므로, 갈비뼈 사이나 옆구리를 통해 접근할 수밖에 없다. 이런 식으로 심장에 도달하려면, 폐를 지나야 하는데, 그게 쉽지 않다. 폐는 폐막이 열리는 즉시, 발효에 실패한 반죽처럼 푹 꺼지고 말기 때문이다. 흉곽 안의 폐막 내부는 대기보다 압력이 낮다. 그렇지 않으면 숨을 들이쉴 때 공기가 안으로 들어갈 수 없을 것이다. 한쪽 폐가 열리면, 이쪽으로는 더는 숨을 쉴 수 없어 숨이 가빠지고, 다른 한쪽 폐로 버텨야만 한다. 그러면 피의 산소 함량이 감소하여 색이 파랗게 변한다.

오늘날 마취 상태로 수술할 때 환자는 인공호흡을 해야 하는데, 이때 대기보다 높은 압력으로 산소를 폐에 공급해야 한다. 지금은 루틴처럼 당연해져서 아무도 깊이 생각하지 않지만, 옛날에는 마취 방법이 딱히 없어 입에 가죽 조각을 물리거나 술을 먹였다. 인공호흡은 20세기 초에 처음 등장했다. 그러나 인공호흡이 가능하더라도 문제가 남아 있었다. 피를 펴 올리고 피로 가득 차 있는 기관을 어떻게 수술할 수 있단 말인가? 한순간도 가만히 있지 않고 계속 움직이는 기관을 어떻게? 수술의 대가들도 수술 도구가 스치기만 해도 심장이 즉시 정지할 것이라 확신했다. 영국의 정형외과 개척자인 스티븐 패짓Stephen Paget은 1894년에 다음과 같이 썼다.

"내부 장기 중에서 특히 심장은 자연이 설정한 수술 한계선이다. 아무리 새로운 기술이나 방법이라도 심장 부상 치료의 기술적 장애를 극복하지 못할 것이다."[5]

당시에는 혈액제제도 인공심폐기도 항생제도 없었다는 사실을 잊어선 안 된다. 많은 환자가 감염으로 사망했다. 오늘날 우리는 생리학자, 생화학자, 공학자, 혈액전문가 등등 다양한 분야가 합쳐진 심장팀을 보유하고 있다. 오늘날에도 여전히 사용되는 수술 기법을 개발한 독일의 저명한 외과 의사 테오도르 빌로트Theodor Billroth는 1882년에 이렇게 썼다.

"심장 상처를 봉합하려 시도하는 외과 의사는 그 즉시 동료들의 존중을 영원히 잃게 될 것이다."[6]

수천 년 동안 이어져 온 심장에 대한 경외심이 느껴지는 문장이다. 실제로 확인해본 사람이 아무도 없었지만, 수술용 바늘로 조금만 건드려도 심장이 즉시 박동을 멈추고 마비될 수 있다는 것이 당시의 일반적 통념이었다.

프랑크푸르트 외과 의사 루트비히 렌Ludwig Rehn은 이런 통념에 이의를 제기하지 않았다. 그냥 과감하게 단행했다! 정원 일꾼이 항구 술집에서 칼에 찔렸다. 네 번째와 다섯 번째 갈비뼈 사이에 깊은 상처를 입었고, 시립 병원이 줄 수 있는 도움은 통증 완화를 위해 모르핀을 주사하고 출혈을 막기 위해 상처에 얼음팩을 올리는 것뿐이었다.

"살아나지 못할 겁니다."

환자는 빠른 맥박과 가쁜 호흡에 괴로워하며 이 말을 들었고, 하얀 베개 위에서 점점 잿빛으로 변해갔다. 22세의 젊은 환자는 다음 날 아침에도 아직 살아 있었고, 이것에 놀란 야간 당식 의사는 차트에 다음과 같이 기록했다.

"루트비히 렌 박사에게 문의할 것!"

렌 박사는 시립 병원 외과 과장이었고, 1896년 9월 9일에 이 환자의 우심실에 난 1.5센티미터 자상을 직접 봉합하는 데 성공했다. 그리고 다음과 같이 기록했다.

"우심실 자상이라는 절박한 상황에서 계속되는 출혈 때문에, 수술을 단행할 수밖에 없었다. 환자를 살리기 위해 최선을 다하고 싶었고, 수술 과정에서 심장을 봉합할 수밖에 없다고 판단했다. 환자가 눈앞에서 피를 흘리며 죽어가고 있었으므로, 다른 선택의 여지가 없었고, 그것은 매우 어려운 선택이었다. (…) 시간이 있었더라도, 더 심사숙고할 것이 과연 있었을까! (…) 나는 서둘러 심장 상처를 봉합하기로 결정했다."[7]

분명 피를 볼 수밖에 없는 피비린내 나는 일이었지만, 그는 결국 해냈다. 그는 신도 악마도 대가들의 견해도 두렵지 않았다. 신성한 것은 오직 생명뿐이었다. 어쩌면 그는 유명한 동료 의사 루돌프 피르호Rudolf Virchow의 기발한 발언에서도 영감을 받았을지 모른다. 피르호는 "권위와 시스템이 의학 발전의 두 가지 걸림돌"이라고 지적했었다.[8] 루트비히 렌이 그렇게 개방적이고 대담할 수 있었던 것은, 유명한 스승 밑에서 배운 적이 없었기에 스승의 신념을 고수할 필요도 없었기 때문인 것 같다. 대학 졸업 후 개업한 병원이 잘되지 않고 환자들도 찾아오지 않자, 그는 독학으로 수술 지식을 쌓았다. 여러 역경이 있었지만 그는 피나는 노력으로 수석 의사 및 교수 자리에 올랐다. 1897년 4월 베를린 연례 외과 학회에서 자신의 환자와 최초의 심장 수술 성공 사례를 발표했을 뿐 아니라, 환자를 무대에 올려 심장 봉합 수술이 가능하다는 것을 세상에 보여주었다. 심장 수술을 받은 정원 일꾼은 땅속에 묻혀 식물 뿌리를 보는 대신 최고의 건강을 누렸다. 그것은 대단한 사건이었고 당연히 전 세계로 전보가 보내졌다.[9] 렌이 과감하게 심장에 칼을 댄 그날은 현대 심장 수술의 탄생일로 통한다. 미국의 유명한 외과 의사이자 심장 수술의 선구자인 셔먼H. M. Sherman은 "가슴뼈에서 심장까지 거리는 2~3센티미터에 불과하지만, 외과 의사가 그 길을 가는 데 거의 2,400년이 걸렸다"라고 요약했다.[10]

목숨을 살린 범행 도구

그리고 우리 팀도 바로 그 길을 따라 하미트의 심장에 도달했다. 하미트를 살릴 수 있는 단 한 가지는 피였다. 아주 많은 피. 먼저 심낭을 열었다. 심장은 흉곽 안의 시퍼런 피 웅덩이에 빠진 펑크 난 타이어처럼 납작하게 누워 있었다. 그러나 피 웅덩이에는 피가 그리 많지 않았다. 다 어디로 갔을까? 밖으로 빠져나갔거나 몸 안의 다른 곳에 고여 있을까? 하미트의 심장이 다급하게 뛰었다. 수축할 때마다 찌그러졌고, 마취과 의사가 환자를 살리기 위해 계속해서 쏟아붓는 아드레날린 채찍질에 고삐 풀린 말처럼 질주했다.

"피를 줘야 해요. 아드레날린은 도움이 안 됩니다!"

내가 외쳤고, 신성한 수술실에서 목소리가 유난히 거칠게 울렸다.

"피, 피, 피가 필요하다고!"

생명, 생명, 생명이 필요하다고, 외칠 수도 있었으리라. 하지만 생명이 정확히 무엇이란 말인가? 아무튼, 비닐팩에 담겨 있지는 않을 것이다.

"할 수 있는 한 최선을 다하고 있어요!"

마취팀이 차분히 대답했다. 당연히 맞는 말이었다. 나는 출혈 지점을 찾아 막아야 했다. 흉곽 안쪽으로 조심스럽게 오른손을 넣어 심장 밑을 받쳐 내 쪽으로 살짝 돌렸다. 심장은 아직 힘을 잃지 않았으나, 근육 조직은 꺼져가는 불꽃의 색이었다. 예상했던 대로 칼은 좌심실 측벽에 꽂혀 있었고, 심장이 뛸 때마다 칼날에서 작은 분수가 뿜어져 나왔다. 상처는 물탱크에 생긴 좁은 균열과 같았다. 시간이 지남에 따라 천천히 그러나 확실히 내용물이 모두 빠져나올 것이다. 피는 심낭에 고이지 않고, 절개된 부위를 통해 왼쪽 폐로 사라졌다. 심장을 들어 올릴수록 피분수는 더 세게 뿜어져 나왔다. 칼은 심장근육에 플러그처럼 꽂혀 있었고, 움직일 때마다 조금씩 느슨해졌다. 그것은 범행 도구이면서 동시에 구원자였다. 칼은 좌심실을 관통하지 않았고, 구멍을 내지도 않았다. 그랬더라면 하미트는 살아서 우리한테 오지 못했을 터다.

"아슬아슬하게 비껴갔네요. 운이 좋았어요."

녹색 천을 넘겨다보며 마취과 의사가 말했다. 그리고 불안한 얼굴로 모니터를 보았다. 심장을 건드릴 때마다 심전도가 풀쩍 뛰어오르고, 혈압계의 빨간색 숫자가 주가 폭락 때처럼 빠르게 하락했다.

"혈압이 떨어지고 있어요! 얼른 내려놓으세요."

마취과 의사가 내게 경고했다. 심장을 내려놓자, 상황이 조금 안정되었다. 숨을 쉴 때마다 왼쪽 폐가 심장 앞쪽으로 밀렸다. 폐 역시 칼에 찔렸고 상처에서 피거품이 일어 시야를 가렸다. 조금 더 명료한 시야를 확보할 필요가 있었다. 그래서 왼쪽 폐를 완전히 열어 얇은 흉막을 떼어냈다. 이곳 횡격막 위쪽 깊은 곳에 피 3리터가 고여 있었다. 이제 그것이 솟아올라 내 크록스 위로 방울방울 떨어졌다. 아까운 피를 이렇게 낭비해야 하다니! 심장외과 전공의 시절에 만났던 한 교수님이 생각났다. 그는 종종 우리 같은 심장외과 전공의들을 윙크와 함께 핏덩이 초보자라고 불렀고, 언제나 환자의 피에 주의를 기울이라고 강조하며 성경 구절을 암송했다.

"육체의 심장은 피에 있음이라, 레위기 17장 11절."

우리의 과격한 손놀림으로 수술 부위에서 피가 너무 많이 나면, 이렇게 경고했다. 나는 그의 말을 단 한 번도 잊은 적이 없다. 그것은 생물학적 사실이기 때문이다. 수술은 환자에 대한 큰 사랑과 피와 조직에 대한 존중으로 수행해야 하는 기술이다.

"피를 통제하는 자만이 생명도 통제할 수 있느니라."

그는 즐겨 이렇게 덧붙이곤 했다.

현재 하미트의 출혈은 확실히 통제 불능 상태였다. 셀 세이버라는 흡입기로 최선을 다해 피를 빨아들였다. 이 기계는 흡입물을 배수구에 버리지 않고 재활용한다. 생명의 붉은 다이아몬드(나는 적혈구를 이렇게 부른다)가 걸러져 모이고, 나중에 환자에게 다시 투여된다. 이제 폐가 흉곽 안으로 더 깊이 들어가면서 다시 약간의 공간이 더 생겼고, 심장이 더 선명하게 잘 보였다.

다음 단계를 계획해야 했다. 찔린 곳이 우심실이냐 좌심실이냐에 따라 크게 다르다. 오른쪽 심장에는 정맥혈이 채워져 있고, 이 피는 낮은 압력으로 폐로 흐른다. 우심실에서는 렌 박사도 수행했던 봉합 수술이 비교적 간단하다. 그러나 생명의 고속 충전기인 좌심실에서는 완전히 다르다. 이곳은 압력이 매우 높다. 그래서 봉합 수술이 연약한 근육을 찢을 위험이 있다.

인공심폐기를 쓰면 모든 것이 더 쉬워질 것이다. 치료를 위해 환자의 심장을 멎게 한 다음 여유롭게 수술할 수 있으리라. 그러나 피는 이질적인 플라스틱 관을 통해 흐르는 것을 좋아하지 않는다. 피는 플라스틱 관이 견고하지 못하다고 여겨 응고를 시작한다. 전신 염증 반응이 생기고 귀중한 혈소판이 플라스틱 관 내부에 축적되어 쓸데없이 소모된다. 그러면 신체에서 사용할 혈소판이 남지 않는다. 이 모든 것을 방지하려면 헤파린이 아주 많이 필요하다. 헤파린은 혈액 응고를 방지하지만, 그러면 출혈 성향이 높아진다. 그러나 하미트에게 가장 필요한 것은 응고와 면역 체계일 것이다. 우리는 딜레마에 빠졌다. 인공심폐기는 심장 수술을 더 쉽게 해주지만, 다른 한편으로 출혈 상황을 악화시킨다.

나는 결정했다.

"봉합할 준비해 주시고, 실도요."

나는 간호사에게 말했고, 체외순환사에게 "머리는 밑으로 수술대는 왼쪽으로 기울여요"라고 말했다. 수술대가 지시대로 조절되었다.

"인공심폐기 없이 해봅시다."

봉합을 시작하기 전에 우리에게 필요한 것은 어느 정도 안정적인 혈액순환과 최고의 가시성이었다. 모든 것이 준비되어 있어야 했고, 내가 가진 모든 선택지와 발생할 수 있는 모든 결과를 예상해야 했다. 혼란스러운 상황에서 무작정 봉합해서는 아무 소용이 없고, 결국 재앙으로 끝날 것이다. "머리를 밑으로" 하라는 것은, 머리는 아래로 다리는 위로 향하게 하여 몸 전체를 비스듬하게 눕혀, 일종의 자가 수혈로 아직 남아 있는 피가 심장으로 되돌아오게 하자는 뜻이었다. 그 다음, 모두가 기다렸던 순간이 왔다.

칼날

"내가 뽑을 테니, 그 자리에 손을 올려 출혈을 막아요."

나는 어시스트 아포스톨로스에게 말했다.

"그 다음 봉합해봅시다. 그게 안 되면, 인공심폐기를 쓸 수밖에 없어요."

나는 밖으로 나와 있는 칼자루를 잡고 천천히 당겼다. 칼자루는 정말로 서서히 꺼져가는 생명의 박자에 맞춰 미세하게 진동하고 있었다. 그리고 흉벽, 폐, 심장에 아주 빡빡하게 꽂혀 있었다. 아포스톨로스가 왼손을 밀어 넣어 심장을 조심스럽게 들어 올린 후 상처를 압박했다. 효과가 있었는지 피가 덜 분출했다. 피가 날 때는 언제나 압박이 한 가지 방법이고, 어시스트의 손가락이 수술 겸자보다 종종 더 낫다. 우리는 당연히 장갑을 끼고 있어 지문을 남기지 않았고, 아무도 칼을 만지지 않았다.

"평범한 생선칼이지만, 칼끝이 가시처럼 아주 뾰족해요. 조심하는 게 좋겠어요."

아포스톨로스가 말했다. 그가 손가락을 옆으로 살짝 치우자, 작은 피 분수가 놀라울 정도로 정확하게 내 얼굴로 분출했다. 루페 안경을 닦기 위해 잠시 고개를 돌려야 했다.

그러나 나는 봐야 할 것을 보았다. 좌심실 측벽 두꺼운 근육층이 약 4센티미터나 갈라져 있었다. 근육 동맥이 분출하고 있었는데, 아마도 관상동맥 말단의 작은 혈관이었을 것이다. 이 동맥을 통해 심장이 피와 산소를 공급받는다. 실이 꿰져 있는 반원형 바늘을 홀더째 받아들고, 빠르게 뛰는 박동 사이의 짧은 정지 순간을 기다렸다가 재빨리 첫 땀을 깊이 꽂았다. 손목을 빠르게 움직여 상처 난 근육 한쪽에 바늘을 꽂고, 다른 쪽 근육에서 바늘이 다시 보일 때까지 반호를 그리며 상처 아래로 통과시켰다. 하미트의 심장과 속도를 맞춰야 했다. 다음 심장 수축이 시작되기 전에 한 땀을 완료해야 했다. 심장은 친절하게도 짧은 순간씩 여러 번 박동을 멈췄는데, 마치 잠깐 갈피를 잃고 멈췄다가 다시 뛰는 것처럼 보였다. 렌 박사가 설명했던 것과 똑같다. 심장의 회복력이 얼마나 강한지 아직 알려지지 않았던 시대에 그가 겪었을 역경을 나는 충분히 상상할 수 있었다.

한 땀씩 매듭을 짓지 않고 여러 땀을 이어나갔다. 근육에 작용하는 힘을 균등하게 분산시키기 위해 마지막 땀이 완성되었을 때 비로소 매듭을 지을 계획이었다. 타이어를 교체할 때 첫 번째 너트를 완전히 조이지 않고 모든 너트를 끼운 뒤 점차적으로 균등하게 조이는 것과 같은 원리다. 한 땀 한 땀 이어나갈 때마다 아포스톨로스의 손가락이 몇 밀리미터씩 물러난 덕에 피가 많이 새지 않아 봉합할 부위를 계속 잘 볼 수 있었다.

제2차 세계대전 중 영국에서 심장 총상을 수없이 꿰맸고 렌의 선구적 업적을 더욱 완성한 외과 의사 드와이트 하켄Dwight Harken은, 한때 실수로 심장에 장갑을 같이 꿰맨 적이 있다고 한다.[11] 실제로 봉합 때 바늘은 항상 장갑에서 머리카락 한 올만큼 비켜간다. 마지막 땀을 꽂으려 할 때 심장이 미세하게 떨리기 시작했다. 하미트의 생명이 멈췄다.

"젠장, 빌어먹을!"

마취과 의사가 욕을 뱉었다.

"혈압이 없어요."

환자의 상태를 알기 위해 굳이 모니터를 볼 필요가 없었다. 엔진이 고장 났을 때 비행기 조종사의 심정과 같다. 추락하기 전까지 잠시 더 비행할 수 있다. 불시착 기회가 아직 남았을까? 심장에 직접 심폐소생술을 할 수는 없다. 그랬다가는 방금 봉합한 부위가 뜯어지고 말 것이다. 우리가 선택할 수 있는 것은 두 가지였다. 하나는 인공심폐기에 연결하는 것인데, 연결하는 데 3분 정도 걸릴 것이다. 다른 하나는 이 재난을 기회로 활용하는 것이다.

"아무것도 하지 말고 그대로 두세요."

나는 이를 악물고 외쳤다.

"봉합을 계속하겠습니다."

세동 상태의 심장은 수축과 팽창을 하지 않고 미세하게 진동만 하므로, 꿰매기가 더 쉽고 당연히 매듭을 짓기도 더 쉽다. 하미트는 이 상황을 1~2분 정도 버틸 수 있을 것이다. 바라건대 아마도. 마지막 땀을 완성하고 미세하게 진동하는 심장에서 다섯 땀 모두를 완료하는 최종 매듭을 지었다.

"제세동기 준비, 20줄 차지!"

아포스톨로스는 날달걀 같은 심장을 다시 심낭에 넣었고, 나는 심장 주위에 충격 패드 두 개를 댔다.

"샷!"

심장이 격하게 경련을 일으켰다. 그리고 멈췄다. 미세한 진동조차 사라졌다. 수술실에 정적이 흘렀다. 모두 숨을 죽였다. 여전히 구석에서 기다리고 있던 나의 적, 저승사자만이 이제 자기가 나설 차례라고 내게 알리려는 듯이 은밀히 눈을 치켜떴다.

그때 모니터의 작은 빨간 점이 움직이기 시작했고, 심장이 뛰기 시작했다. 한 번 그리고 또 한 번… 하지만 마치 악몽에서 이제 막 깨어난 것처럼 힘없이 느릿느릿 뛰었다. 다시 기적이다! 생명의 기적. 심장이 뛰기 시작했고, 천천히 피가 채워졌고, 다시 순환하고, 혈압이 오르고… 오르고… 올랐다.

처음에는 안도하며, 그 다음에는 믿기지가 않아서, 그리고 마지막에는 점점 더 공포감에 사로잡혀 모니터를 보았다. 혈압이 계속해서 올랐다. 혈류와 함께 다시 순환하기 시작한 아드레날린 때문이었다. 갓 봉합한 심장에 아드레날린은 적이고, 혈압 180수은주밀리미터는 치명적인 독이다. 보이지 않는 곳, 심장의 뒤편에서 피가 다시 솟아오르고 있었다.

"아드레날린 투여를 중단하고, 상체는 높게, 다리는 낮게."

나는 지시를 내렸다. 방금 전과는 정반대로 이제는 심장으로 흐르는 피의 양이 줄고 혈압도 떨어져야 했다. 우리는 기다렸다. 사람의 몸은 기계가 아니므로, 아드레날린과 혈압억제제를 가속기와 제동기처럼 써서 몸을 마음대로 조작할 수 없다. 사람의 몸은 뛰어난 감각으로 섬세하게 조작해야 하는 매우 민감한 걸작이다.

"잠시만 기다려봐요. 저절로 가라앉을 거예요."

마취과 의사가 말했다. 맞는 말이다. 성급하게 행동하지 않기. 잠시 기다리며 자연에 맡기기. 항상 피를 아끼며 수술하라고 경고했던 교수님의 말씀이 생각났다.

"최악의 재난은 출혈 상황에서 시작됩니다. 성급한 손동작과 경솔한 봉합을 피하세요. 침착하게 남은 선택지를 점검하세요."

거의 2분이 지났을 때 수축기 혈압이 다시 100수은주밀리미터까지 떨어졌다. 그 정도면 일단 사는 데 충분했지만, 갓 봉합한 심장에는 너무 높지 않을까? 피가 심낭에 다시 고였다. 전보다는 확실히 적긴 했지만, 아무래도 봉합이 완전하진 못했던 것 같다. 다시 조심스럽게 심장을 들어 올려보니, 피가 전처럼 분출하지는 않지만 봉합 부위 아래로 눈에 띄게 새어나오고 있었다. 나는 심장을 다시 내려놓았다. 떨쳐낼 수 없는 생각들이 내 머리를 장악하기 시작했다. 봉합 부위가 점점 찢어지면, 상황이 매우 나빠질 수 있었다. 역시 인공심폐기를 사용했어야 했나? 쓸데없이 너무 많은 위험을 감수한 걸까? 환자 가족에게 어떻게 설명해야 할까? 심장 수술은 기술을 다루는 일이고, 심장외과 의사는 심장의 배관공이나 마찬가지다. 다른 한편으로, 심장외과 의사도 인간이다. 그래서 모든 외과 의사는 상황이 좋지 않을 때, 사형수처럼 힘없이 수술실을 조용히 빠져나갈 때의 심정을 잘 안다.

"Hero or Zero."

외과 의사들은 영어로 이렇게 말한다. 영웅 아니면 영. 심장외과 의사라면 누구나 한번쯤 환자를 잃어본 적이 있다. 나는 나의 선택을 다시 곱씹어 점검했다. 물이 새는, 작동 중인 '펌프'를 수리하는 것은 어려울 수 있다. 봉합을 다시 하는 것은 위험 부담이 컸다. 심장 세동을 유발할 수 있는 행위를 함부로 반복할 수는 없다. 전투에서 아직 이기진 못했다. 그러나 아직 지지도 않았다.

"벌어진 부위를 접착제로 붙이고 조직으로 밀봉하겠습니다."

철물점 쇼핑을 즐긴다면, 요즘 온갖 접착제가 다 있다는 것을 알고 있으리라. 금속, 도기, 유리, 플라스틱 등등. 첨단 생명공학 덕분에 새는 심장과 혈관에 쓰는 접착제도 있다. 두 가지 성분이 혼합된 접착제가 해동되어 준비되는 동안, 나는 팀원들에게 전략을 설명했다. 혈압을 다시 최대한 낮춰야 하고, 이를 위해 어시스트는 심장을 들어 올리고, 나는 조직접착제를 봉합 부위에 바르고, 응고인자로 흠뻑 젖은 콜라겐 거즈를 그 위에 붙일 것이다.

효과가 있었다. 피가 더는 새지 않았고, 출혈이 멎었을 때 우리는 진심으로 안도했다. 심장이 크게 팽창하고 혈압이 올라가도 안도할 수 있었다. 구멍 난 폐도 같은 방법으로 밀봉하니, 구멍 난 에어 매트리스처럼 쉭쉭거리던 소리가 멈췄다. 그 다음 따뜻한 식염수로 폐를 헹구고, 피 잔여물을 모두 씻어냈다. 폐가 다시 펼쳐졌고 은은한 분홍색으로 붉어졌다. 작업을 재개했다는 신호였다. 숨을 쉴 때마다 양쪽 폐가 심장에 밀착하여 살포시 누른다. 인간의 첫 호흡부터 마지막 호흡까지 폐는 늘 그렇게 한다. 상처에 붙인 콜라겐 거즈도 당연히 눌린다.

수술 부위를 다시 꼼꼼히 살펴보았다. 다른 기관도 다쳤을까? 식도, 기도? 심장에 다른 부상이 또 있을까? 하미트는 칼에 심장이 찔린 자상 환자였다. 그러나 심장 둔상도 치명적일 수 있다. 축구 공격수가 전력으로 공을 차 다른 선수의 가슴을 때리는 것만으로도 치명적일 수 있다. 그러면 헤딩 때 발생할 수 있는 **뇌진탕**commotio cerebri이 아니라, **심장진탕**commotio cordis이 발생하는데 이는 치명적인 부정맥을 일으킬 수 있다.[12] 스포츠가 사람을 죽인다고? 때때로 그렇다. 심장진탕은 특히 5세에서 18세 사이 소년의 경우 드물지 않은 사망 원인으로 추정된다.[13] 이 시기에, 바로 사춘기에 아마도 심장은 특히 더 예민할 것이다. 그렇지 않을까?

신체 외상은 작용하는 물리적 힘, 즉 운동에너지에 따라 달라진다. 부정맥이 항상 발생하는 것은 아니다. 그러나 심장이 눌려 심장벽이 약해지고, 이틀 후에 다 괜찮아졌다고 느낄 때, 심장벽 전체가 파열되어 치명적인 결과를 초래할 수도 있다. 하지만 일단 오늘은 더는 근심할 것이 없었다. 피를 제외하면.

5장. 골든타임

하미트의 피가 다시 돌기 시작했다. 폐는 산소로 채워졌으며, 적혈구는 가장 밝은 진홍색으로 빛났다. 불행히도 모든 곳에서. 혈액 응고에 문제가 생겼다. 환자는 파종성혈관내응고증*을 앓고 있었다.

쉽게 말해, 응고에 필요한 모든 단백질과 효소가 엉뚱한 곳에 소진되어 수술 과정에서 생긴 여러 작은 상처에서 지혈 작용이 일어날 수 없었다. 절개 부위, 가슴뼈를 덮고 있는 피부와

---

* 응고 촉진인자가 혈관에 들어가 전신의 모세혈관에 혈전을 만들고, 이 과정에서 응고인자들이 소진되어 지혈 작용이 정상적으로 일어나지 못하는 증후군.

근육, 지방조직, 가슴샘 등등 곳곳에서 출혈이 있었다. 모든 작은 혈관이 터졌고, 하나를 막으면 그 옆에서 또 피가 나기 시작했다.

"쟤는 피를 흘리지 않아요!"

마취과 의사가 말했다. 이 문장은 수술실에서 흔히 사용하는 것으로, 출혈을 막기 위해 필사적으로 싸우며 전기소작기로 조직을 지지고 때로는 검게 변할 때까지 태울 때 쓴다. 몇 분 후 검은 딱지 아래에서 다시 피가 새어 나오기 시작했다. 최고의 외과 의사라도 쇼크의 결과 앞에서는 무력하다.

우리의 환자는 추측하기로 누군가 칼로 그의 심장을 찔렀기 때문에 피를 흘렸다. 이 잔혹한 행위는 피해자에게 쇼크였을 뿐 아니라, 그 광경을 본 수술실의 응급팀과 환자의 몸에도 쇼크였다.

그리고 바로 그것이 하미트의 문제였다. 피와 함께 체온도 빠져나갔다. 인간은 밤에 몸을 식히고 아침에 돌 위에서 햇볕을 쬐며 체온을 올리는 도마뱀과 다르다. 우리는 체온을 일정하게 유지해야 한다. 피는 보일러의 따뜻한 물과 같다. 그것 덕분에 우리는 어디서나 아늑하고 따뜻하게 지낼 수 있다. 피를 잃으면 너무 추워지는데 이런 증상을 저체온증이라고 부른다. 그러면 피의 응고 능력이 급격하게 떨어진다. 피를 많이 흘릴수록, 몸은 더 차가워지고, 피의 응고 능력은 더 떨어진다. 그것이 악순환의 첫 단계다. 다음 단계가 곧바로 뒤따른다. 피를 잃으면 세포에 산소를 운반하는 능력도 잃는다. 그러면 세포들은 숨을 쉴 수가 없다. 그렇다, 폐만 숨을 쉬는 게 아니다. 우리를 구성하는 100조 개에 달하는 세포 하나하나도 숨을 쉰다. 이 과정을 내호흡 또는 세포호흡이라고 부르는데, 이것이 생명의 진원지다. 여기서 생명 에너지가 생긴다. 각 세포는 자체 물질대사와 에너지 생산 능력을 갖춘, 자율적인 작은 유기체다.

우리가 사는 데 필요한 에너지는 어디에선가 그냥 공급되는 것이 아니라, 몸 안 곳곳에서 분산되어 생산된다. 에너지 생산에는 음식에서 얻는 다량의 포도당과 들숨에서 얻는 산소가 필요하다. 공기와 사랑만으로 잠시 동안은 살 수 있겠지만, 공기와 음식이 없으면 오래 살지 못한다. 공기는 항상 필요하다. 그래서 이런 에너지 생산 유형을 유산소 유형이라고도 부른다. 공기가 있어야 산다는 뜻이다. 불이 타려면 산소가 필요하다. 몸 안의 에너지 생산은 산소를 통해서만(유산소) 장기적으로 수행될 수 있으므로, 물질대사의 에너지 생산을 흔히 연소로 표현한다. 산소가 없으면 세포는 질식하고 기관들이 죽기 시작하여 생명의 불이 꺼진다. 내호흡과 에너지 생산이 붕괴되면, 그것을 쇼크라고 부르고, "일시적으로 죽은 상태"라고도 한다.[1]

어째서 일시적일까? 출혈성 외상이나 기도 폐쇄로 산소 공급이 안 되거나 부족할 때 작동되는 응급 시스템이 우리 내부에 있기 때문이다. 우리 몸은 산소 없이, 공기 없이, 무산소 유형으로도 소량의 에너지를 생산할 수 있다. 그러나 여기에는 결정적인 단점이 하나 있다. 비상 모드에서는 에너지의 극히 일부만 생산되고, 피가 산성화되며, pH 농도가 떨어진다. 이것을 산증 酸症이라고 부른다. 누구나 운동을 하면서 이것을 경험했을 터다. 숨이 찰 정도로 과격하게 운동을 하면 근육이 산소 없이 에너지를 생산해야 하고 그 과정에서 젖산이 생성되기 때문에 근육통이 생긴다. 이는 영향을 받은 부위에서만 생기는 국지적 과정이다. 그러나 예를 들어 피가 체내가 아니라 체외로 흘러 몸 전체와 모든 기관의 모든 세포에 산소가 충분히 공급되지 않으면, 에너지 생산이 전체적으로 무너진다. 그 결과, 산증과 저체온증이 발생하며 피의 응고 능력도 감소한다. 그래서 저체온증, 산증, 응고장애는 죽음의 3요소 또는 죽음의 소용돌이라고도 불린다.

의사가 이런 죽음의 소용돌이에 개입하여 정상으로 되돌릴 수 있는 기간이 있다. 이 기간은 오랫동안 '골든타임golden time'이라고 불려왔다. 그러나 복잡한 생물학적 시스템이 항상 인간의 상상과 일치하는 것은 아니고, 어떤 환자의 생명 시계는 조금 더 빨리 가고, 또 어떤 환자의 생명 시계는 조금 더 느리게 가기 때문에, 오늘날에는 (기간의 의미를 살려) 골든아워golden hour라고 부른다. 골든아워의 길이가 정확히 얼마일지는 아무도 모른다. 엄밀히 말해, 며칠 또는 몇 주가 지나야 알 수 있다. 그때가 되어야 비로소 환자의 생존 여부를 알 수 있다.

하미트의 생존 여부는 이제 내 손을 떠났다. 우리는 상처를 이미 봉합했다. 그런 수술은 그다지 복잡하지 않다. 물론, 판막과 큰 혈관을 복잡하게 재구성해야 하는, 기술적으로 극도로 어려운 심장 수술도 있다. 그러나 심혈관 환자와 외상 환자는 크게 다르다. 외상 환자 수술은 일종의 전쟁과 같다. 최악의 상황을 막아 생명을 구하는 것이 먼저다. 외상에 의한 대량 출혈, 즉 쇼크를 동반한 열악한 초기 조건에 맞서 싸워야 한다.

혈액 손실로 인한 출혈성 쇼크뿐 아니라 다른 형태의 쇼크도 있다.[2] 예를 들면, 심장마비로 심장 내 혈류가 중단된 경우, 폐에 구멍이 생겨 호흡이 멎는 경우, 사고로 척수의 신경 연결이 끊어진 경우. 그리고 우리의 정신, 즉 영혼도 쇼크를 입을 수 있다. 때로는 끔찍한 장면을 보는 것만으로도 쇼크가 올 수 있다. 쇼크는 언제나 체내 흐름, 즉 피의 흐름이나 신경 경로의 전기자극 흐름 또는 호흡의 흐름이 중단된 결과다. 쇼크는 자연재해처럼 파괴적 현상이고, 이로 인해 주요 순환이 붕괴된다.

쇼크는 급작스러운 생명 위협을 의미한다. 그리고 사는 쪽으로 방향을 돌려놓을 기회가 있는 일정 기간, 즉 골든타임 또는 골든아워가 있다. 너무 늦어 이 기간을 넘기면, 생명의 기차는 이미 떠나고 없다.

수술대에서 외과적으로 출혈을 막은 이후, 마취와 집중 치료 기간이 시작되었다. 마취과 의사는 환자를 잠시 재우는 역할만 하는 것이 아니다. 호흡기, 신경계, 신장, 호르몬, 심혈관순환계, 그리고 가장 큰 기관인 혈액 등, 신체의 주요 시스템도 관리한다. 또한, 신체 외상일 경우 혈액을 적혈구 농축액으로 대체하고, 혈소판과 응고인자를 통한 혈액 응고 조절도 마취과 의사의 역할이다. 루트비히 렌 시대 이후로 심장 수술은 기술 발전과 인공심폐기뿐 아니라 혈액제제 덕분에 더욱 안전해졌다.

혈액제제는 환자의 목숨을 살린다. 그것 덕분에 우리는 환자를 "수술대에 그대로 두지 않고, 수술대에서 내보낼 수 있다." 수술대에서 내보내거나 그대로 둔다는 말은 외과 의사들끼리 수술실에서 환자의 생존 여부를 말할 때 쓰는 표현이다. 하미트는 아직 고비를 완전히 넘기진 못했다. 그저 수술대에서 벗어났을 뿐이다. 수술실에서는 일단 막이 내렸다. 동료 의사들이 환자의 가슴을 닫았다. 하지만 이것으로 공연이 끝난 것이 아니다. 그저 제1막이 끝났을 뿐이다. 저승사자는 기둥에 기대어 끈기 있게 제2막을 기다렸다. 하미트의 생명을 다루는 이 공연은 총 몇 막으로 구성되었을까?

현장 청소

청소팀이 바닥에 묻은 피를 꼼꼼하게 닦아내는 동안, 나는 뒤로 물러났다. 아마도 밖에는 환자의 가족들이 기다리고 있을 것이다. 어쩌면 형사들도. 나는 금속 그릇에 담긴 칼을 다시 한 번 보았다. 사람들은 왜 이런 짓을 할까? 탐욕, 강도, 질투, 사랑,

정당방위, 살해 욕구, 분노? 이유는 삶만큼이나 다양하고, 삶을 아주 빨리 끝내버린다. 2020년에는 독일에서만 흉기 범죄가 약 2만 건이나 발생했고, 약 100명이 사망한 것으로 추산되었다.[3] 전반적으로 데이터가 불완전하고 일관성이 없지만, '흉기 범죄의 이주'라는 주장은 사실이 아닌 것 같다. 용의자 대다수는 독일 시민권을 가지고 있기 때문이다.[4]

칼부림은 일상적인 폭력 범죄에 속한다.[5] 칼은 생활 도구이고 쉽게 접할 수 있다. 그러나 또한 금세 살해 도구나 흉기가 될 수 있다. 나의 환자 하미트는 가해자였을까, 피해자였을까?

6장. 작은 부상

"아빠, 약속했잖아!"

여섯 살 된 아들 요제프가 아침 7시부터 내게 따졌다.

"알고 있어. 약속 지킬 거야. 오늘 소풍 가기로 했잖아. 아주 멋진 소풍이 될 거야. 하지만 그 전에 잠깐 병원에 다녀와야 할지도 몰라."

"왜-에?"

"어제 응급 수술을 했거든. 그래서 축구장에서도 일찍 나왔고, 집에도 너무 늦게 와서 너도 누나도 재워주질 못했던 거고."

"아빠, 그런데 왜 항상 내가 누나보다 먼저 자야 해?"

"올리비아는 너보다 다섯 살이나 많으니까."

나는 여느 때처럼 대답했다.

"아빠, 우리 언제 출발해?"

이제 올리비아도 침대 위로 폴짝 뛰어올랐다.

"우선 병원에 전화해보고, 그 다음 아침을 먹고, 바로 출발이지."

나는 내가 말한 바대로 되기를 바랐다.

"몇 개나 있어요?"

나는 전화로 물었다.

"적혈구 농축액, 총 16개요."

피곤한 목소리가 대답했다. 목소리의 주인은 밤새 일했고, 이제 곧 교대 시간이다.

"처음에는 출혈이 심했어요. 시간당 300~500밀리리터나 흘렀어요. 셀 세이버로 모두 재수혈했습니다. 세 시간 전부터 확실히 잦아들었고, 이제는 시간당 50~100밀리리터에 불과해요. 점점 멎고 있어요. 신선한 냉동 혈장 열 캔, 혈소판 농축액 네 개, 피브리노겐 8그램으로 혈액 응고에 성공했어요."

하미트는 적혈구와 혈소판 그리고 인간 혈액으로 만든 응고인자를 대량으로 수혈받았다. 7리터가 넘는 양으로, 하미트의 피는 완전히 교체된 상태였다. 외부 혈액제제가 이 정도로 많이 수혈되면 심각한 합병증이 생길 수 있다. 하지만 지금은 다른 대안이 없었다. 하미트가 밤새 살아 있었던 것 역시 그를 세심하게 보살펴준 중환자실 의료진과 의사, 간호사들 덕분이었다. 이런 간호가 당연한 일이라고 여길 수도 있겠지만, 현재 간호 인력이 부족하고 중환자실이 가득 차 있는 상황에서도 환자들은 의료적으로 제공할 수 있는 것 이상으로 보살핌을 받는다. 하미트가 가야 할 길이 아직 멀다는 것을 잘 알았지만, 그래도 안도하고 감사하며 전화를 끊었다. 하미트가 잘 이겨낼 수 있을까?

호~ 해줘

숲길을 잠깐 드라이브한 후 호수 쪽으로 걸어가는 동안 나는 하미트를 자주 떠올렸고, 혹시 호출이 있을까 싶어 휴대폰 수신이 되는지 자주 확인했다. 나의 두 보물은 알록달록 예쁜 나뭇잎 사이를 뛰어다니며 놀았고, 우리는 함께 살찐 물고기와 다람쥐 몇 마리를 관찰했다. 올리비아는 동물보호소에서 데려온 보더콜리 믹스견 맥심에게 막대기를 던져주었고, 요제프는 '앉아'라는 명령에 그대로 따르는 맥심을 칭찬하며 뿌듯해했다. 나도 마음이 점차 편안해졌다. 아이들과 자연 속에 있는 것이 한없이 좋았다. 그러나 평화로운 산책은 요제프의 외마디 비명으로 갑자기 중단되었다. 아이는 바지를 걷어 올리고 용감하게 작은 개울을 풀쩍 뛰어넘다 그만 넘어졌고, 이제 바닥에서 일어나 흐느끼며 내 쪽으로 절뚝절뚝 달려왔다.

"아빠아아아!"

가슴을 찢는 구조 요청이었다.

"아아아빠아아아!"

왼쪽 정강이에서 굵은 핏방울이 흘렀고, 코에서는 콧물이, 파란 눈에서는 눈물이 쏟아졌다. 진찰할 필요도, 병력을 확인할 필요도 없었으므로, 나는 그저 아이를 품에 꼭 안아주었다. 나무에 올라가 있었던 올리비아는 요제프의 비명 소리에 놀라 재빨리 달려왔고, 겁에 질린 창백한 얼굴로 동생 옆에 서 있었다. 올리비아의 낯빛이 창백한 이유와 요제프의 무릎에서 피가 멎은 이유가 일치한다. 피를 타고 순환하는 아드레날린과 노르아드레날린 같은 스트레스호르몬이 혈관을 수축시키기 때문이다. 어느 순간부터 올리비아의 뺨은 더는 발그스레하지 않았고, 낯빛에서 겁먹은 기색이 역력했다. 우리의 몸은, 육체적이든 정신적이든 충격적인 사건에 거의 동일하게 반응한다. 혈류가 즉시 바뀌고, 비상 모드가 된다.

"너무 아파, 아빠."

요제프가 신음했다.

"호~ 해줘!"

나는 아들을 다시 땅에 내려놓고, 그 앞에 무릎을 꿇은 다음 아주 부드럽게 상처 부위를 호호 불며 부상 정도를 살폈다. 바람이 통증을 완화했고, 숨이 냉각 효과를 냈다. 감염 관점에서 보면 이런 행동은 삼가는 것이 좋을 수 있다. 입김으로 상처에 박테리아를 불어넣을 수도 있고, 상처가 너무 건조해져서 잘 아물지 않을 수도 있기 때문이다. 그러나 지금 당장은 이렇게 하는 것이 옳다는 것을 직감적으로 알고 있었다. 내 입김이 요제프를 위로하기 때문이다. 또한, 요제프는 파상풍 예방접종도 했고, 나는 어떤 전염병도 앓고 있지 않았다. 그렇지 않았다면, 나는 당연히 상처에 입김을 불지 않았을 것이다. 만일 그렇더라도, 다정한 보살핌과 위로는 우리의 면역 체계를 강화한다.

"호~ 호~ 얼른 나아라."

나는 부드럽게 호~ 불며 노래를 읊조렸다.

"싹~ 싹~ 괜찮을 거야."

이제 올리비아도 같이 노래했다.

"간질~ 간질~ 아기 고양이의 작은 꼬리, 싹~ 싹~ 괜찮을 거야. 호~ 호~ 얼른 나아라. 100년 후엔 모두 사라질 거야."

올리비아는 노래를 부르며 요제프의 배를 간질였다. 노래와 간지럼 응급처치는 효과가 좋았다. 요제프의 나지막한 흐느낌이 조금씩 웃음으로 바뀌었다. 올리비아는 동생에게 다정한 미소를 지었고, 이제 얼굴색도 다시 발그스레해졌다. 거울뉴런과 심장이 두 사람의 감정을 똑같이 만들었다.

"이제 마법을 보여줄게."

내가 말했다.

"천천히 10까지 세는 거야, 그러면… (긴장감을 고조시키는 극적인 정적) 피가 딱 멈출 거야!"

"1, 2, 3⋯."

우리는 함께 숫자를 셌고, 정말로 선홍색 핏방울이 흐름을 멈추고 응고되었다. 우리가 보는 앞에서 요제프의 피는 액체에서 끈적한 젤라틴으로 변했다가 꾸덕꾸덕 고체로 굳었다. 굳은 피가 상처를 닫아 요제프를 보호하고 생명을 안전하게 했다. 루비처럼 붉었던 피가 검은색으로 변했다. 올리비아가 심각한 표정으로 요제프의 왼쪽 무릎을 가리켰다.

"여기, 아직 흙이 묻어 있잖아!"

"이것도 없애줘!"

요제프는 부탁보다는 오히려 명령에 가깝게 요구하며 나를 향해 무릎을 내밀었다. 그것으로 나는 아들이 정상적으로 움직일 수 있음을 확인했고, 크게 다친 게 아님을 확신할 수 있었다. 나는 깨끗한 티슈를 꺼내 아들에게 침을 뱉게 한 후, 그 티슈로 무릎에서 흙을 조심스럽게 털어냈다. 침은 99퍼센트가 물이고, 박테리아를 죽이는 항체와 상처 치유를 촉진하는 성장인자가 들어 있으므로 상처를 세척하는 데는 맹물보다 훨씬 더 낫다.[1] 입안의 상처가 다른 부위의 상처보다 일반적으로 빨리 낫는 이유가 바로 이것이다. 동물들은 자신의 상처를 혀로 핥는다. 우리의 사랑스러운 반려견 맥심도 응급처치에 동참하고자 했다. 나는 맥심이 상처를 핥으려는 것을 가까스로 막고 부드럽게 뒤로 밀어냈다. 사람의 상처에 개의 침은 필요치 않다. 붙여줄 밴드가 없어서 아쉬웠지만, 큰 문제는 아니었다. 게다가 작은 상처에는 햇빛이 좋은 약이다. 그래야 잘 마르고 더 빨리 아문다.

"이 안에 세균이 들어 있을까?"

요제프가 물었다.

"물론이지."

내가 대답했다.

"모든 상처에는 세균이 들어 있지만, 상관없어. 백혈구가 다 해치울 거야. 백혈구는 핏속에 있는 경찰이야."

요제프가 귀를 쫑긋 세웠다.

"경~찰?"

"경찰만이 아니야. 비밀정보부, 군대, 소방대, 인명구조대, 특공대, 기술지원팀 등등 너에게 도움이 될 수 있는 모든 역할을 하는 면역 체계라는 게 있어. 백혈구 종류도 300가지가 넘어. 밖에서 들어온 모든 세포, 바이러스, 박테리아, 곰팡이, 벌레를 추적하고, 체포하고, 제거하고, 잡아먹고, 죽이지. 핏속의 경찰은 단호하고 주저함이 없어."

요제프가 눈을 동그랗게 떴다.

"그들은 또한 대단히 조직적이고 서로 연결되어 있어."

내가 덧붙였다.

"그리고 똑똑해."

"나도!"

요제프가 안도하며 외쳤다.

"그렇고 말고!"

나는 맞장구를 쳐주고 설명을 이어갔다.

"그들은 좋은 균과 나쁜 균을 구별해야 하는데, 그게 쉬운 일이 아니야."

우리 몸에는 체세포보다 더 많은 박테리아가 살고 있다. 하지만 그들 대부분은 우리와 평화롭게 공존하고 심지어 우리에게 유익하다. 좋은 박테리아들은 피부와 장에 보호막을 형성하여 해로운 물질로부터 우리를 보호한다. 좋은 박테리아들은 장-뇌 연결을 통해 우리의 감정에 영향을 미치고, 나쁜 침입자들은 극심한 열병을 일으킨다.[2]

"백혈구라는 경찰은 누가 나쁜 놈인지 어떻게 알아?"

요제프가 물었다.

"대부분은 너처럼 학교에 가."

나는 요제프의 왼쪽 가슴 윗부분을 부드럽게 만지며 설명했다.

"가슴뼈 뒤, 심장 바로 위, 여기에 가슴샘이 있어. 이곳에서 살해세포가 훈련을 받아. 그들은 기억력이 좋아서 모든 해로운 침입자를 아주 정확하게 기억할 수 있어. 평생. 그렇기 때문에 볼거리, 홍역, 풍진 같은 병은 어릴 때 한 번만 걸리거나 예방접종으로 막을 수 있어."

"정말로 나쁜 놈만 해치워?"

조금 겁을 먹은 요제프가 확신을 얻으려는 듯 물었다.

"아주 정확히. 그리고 그들이 강력한 부대가 되도록 우리는 계속해서 그들을 단련시켜야 해. 예를 들어 작은 상처가 나거나 감기에 걸리면, 면역 체계가 전투 훈련을 할 수 있는 아주 좋은 기회일 수 있어."

요제프는 이제 아주 만족한 얼굴로 무릎을 내려다보며 말했다.

"우리 같이 나쁜 놈들을 물리치자!"

나는 자녀를 가능한 한 세균이 없는 완벽한 위생 환경에서 자라게 하려 애쓰는 일부 부모들의 히스테리를 잠시 떠올렸다. 완벽한 위생 환경에서 자라는 것은 건강에 좋지 않을 뿐 아니라, 면역 체계가 둔해져서 때로는 자기 몸을 공격하게 만든다. 현대에 특히 부유한 국가에서 나타나는 알레르기와 호흡기 질환의 심상치 않은 증가가 그 징후다. 아이들에게는 작은 부상과 감염이 필요하다. 그래야 회복력을 갖고 건강하게 자랄 수 있다.

내가 어렸을 때, 사람들은 상처를 소독하기 위해, 그리고 성수로 악마를 쫓아내듯 무서운 패혈증 유령을 쫓아내기 위해 상처에 오줌을 발랐다. 엄밀히 말하면, 그것은 패혈증이 아니라 림프관염, 즉 상처에서 시작하여 겨드랑이나 사타구니의 림프절까지 이어지는 림프관에 눈에 띄는 빨간 선이 생기는 염증을 의미했다. 면역 체계는 자체 전용 통로를 갖고 있다.

면역 체계의 전용 통로는 동맥과 정맥이 아니라 림프관이다. 백혈구 공장인 골수와 가슴샘이 직접 나서서 림프구와 살해 세포를 이곳에 순환시킨다. 그들은 림프액 속에서 헤엄쳐 움직인다. 림프액은 피처럼 폐쇄 회로를 순환하지 않는다. 림프관의 뿌리는 세포와 모세혈관 사이의 조직에 있고, 심장 근처의 큰 정맥 속으로 림프액이 흘러들어간다. 림프액은 혈장으로 이루어져 있는데, 이 혈장은 모세혈관을 떠나 림프관을 통해 심장으로 흘러들어간다. 그곳에서 다시 신체의 큰 정맥 속으로 흘러들어간다. 림프관에는 림프절, 편도선, 비장이 연결되어 있다. 이들 안에는 감염성 병원체와 신체에 유해한 물질을 걸러내는 데 투입될 또 다른 면역세포들이 기다리고 있다. 림프관이 붉어지면, 즉 염증이 생기면, 이는 림프관에서 방어 전투가 벌어지고 있다는 뜻이다. 그러면 대개 겨드랑이나 사타구니의 림프절이 부어오른다.

그것을 막으려면 상처에 있는 세균 수를 줄이는 것이 좋다. 소독뿐 아니라 침이나 깨끗한 물 심지어 오줌으로도 씻어낼 수 있다. 오줌은 대체로 무균 상태이므로 상처를 소독하는 데 아주 이상적이다. 하지만 오줌의 효과를 입증하는 과학적 데이터는 없다. 지저분한 주제여서일까? 아니면, 구식이라서? 요제프와 올리비아는 오줌 소독을 절대 받아들이지 않을 것이다. 그래서 나는 오줌 소독을 제안하지 않았다. 오줌 얘기는 신장 전문의인 나의 아내, 그들의 엄마에게 맡기는 게 좋겠다.

"아빠, 그런데 왜 피가 저절로 멈춰?"

올리비아가 물었다.

나는 아이의 눈높이에서 설명하려 애썼다.

"정원의 물 호스에 구멍이 생기면, 거기로 물이 빠져나오지? 하지만 피가 흐르는 호스, 그러니까 혈관에 구멍이 생기면, 혈소판이라는 것이 아주 재빨리 몰려와서 그 구멍을 메워. 혈소판은 핏속에 떠다니는 작은 판때기라고 생각하면 돼."

"자전거 바퀴에 구멍이 났을 때처럼?"

올리비아가 물었다. 지난 주말에 우리는 자전거 바퀴에 난 구멍을 함께 때웠었다. 내가 끄덕였다.

"피에는 작은 판때기 말고도 응고인자라는 것이 있는데, 그것은 그러니까…."

"본드!"

올리비아가 외쳤다.

"냄새가 고약해."

요제프가 기억해냈다.

"맞아! 응고인자, 그러니까 본드가 있어서 혈소판이 모든 것을 잘 메우고 단단히 붙이고 다른 혈액세포와 함께 굳는 거야. 그걸 응고라고 해."

"그건 알겠는데…."

올리비아가 내 말을 끊고 물었다.

"왜 피는 다른 데서는 안 굳고 상처에서만 굳어?"

"피에는 응고인자가 열세 가지나 있어. 출혈을 막기로 만장일치가 되어야 그들은 그물처럼 손에 손을 잡고 상처 위에 눕기 시작해."

응고인자는 비활성 상태로 핏속을 떠다니다가, 크게 12단계로 구성된 복잡한 과정을 거쳐 서로를 활성화한다. 이런 복잡한 응고 단계는 피가 엉뚱한 곳에서 응고되는 것을 방지하기 위한 12중 안전 시스템이기도 하다. 부상 발생 시 특히 중요한 것이 피브리노겐이다. 이것은 마지막 단계에서 활성화되고, 그러면 튼튼한 피브린 카펫이 만들어지기 시작한다. 이곳에 혈소판과 적혈구가 달라붙는다. 이 첫 번째 핏덩어리가 공기 중에서 딱딱하게 건조되어 피딱지가 된다.

"언제 아물어?"

요제프가 자기 무릎을 유심히 보며 물었다. 올리비아가 나보다 먼저 대답했다.

"며칠 또는 몇 주 뒤 언젠가 딱지가 떨어지고, 그 밑에서 아기 돼지 피부처럼 연하고 분홍빛이 도는 새살이 돋아날 거야."

"하지만 난 아기 돼지가 아니야."

요제프가 화를 냈지만, 올리비아는 아랑곳하지 않고 계속 말을 이었다.

"너의 피는 너를 많이 사랑하는 것 같아. 너를 치유하기 위해 스스로 죽잖아."

요제프는 정강이에 아직 남은 핏방울을 손가락으로 살짝 찍어 맛을 보았다.

"맛이 이상해! 왜 그래?"

"모든 적혈구에는 철 원자, 그러니까 작은 철 알갱이가 들어 있는데….".

요제프가 내 말을 끊었다.

"그 철은 어디에서 왔어?"

"초신성의 죽음에서."

올리비아가 불쑥 말했다.

"얼마 전에 학교에서 배웠어. 별이 폭발하는 거래."

우주먼지가 우리의 피를 블러드문blood moon처럼 붉게 물들이는 상상이 맘에 들었다. 생각을 시작하기도 전에 다음 질문이 이어졌다.

"피가 녹스는 거야?"

"아니, 피는 녹슬지 않아. 붉은색은 피의 붉은 색소 헤모글로빈에서 나오는 거야. 그것은 산소 원자 네 개를 운반하고, 헤모글로빈의 핵이 철 원자야. 적혈구 하나에 헤모글로빈 분자가 약 2억 8,000만 개가 들어 있어. 그래서 적혈구는 산소로 가득 차 있어. 기름을 가득 실은 유조선처럼."

"하지만 적혈구는 동그랗게 생겼어. 도넛처럼."

올리비아가 내 설명을 바로잡았다.

"사실 빛이 중요해."

내가 덧붙였다.

"모든 고양이는 밤에 회색이고, 피는 낮에 빛을 받을 때만 붉은색이야. 산소가 많은 동맥에서는 진홍색이고, 산소가 적은 정맥에서는 짙은 파란색이야."

요제프도 대화에 끼고 싶어 했다.

"우리 반 어떤 아이가 얼마 전에 코피를 흘렸는데, 유혈이
낭자한 영화 같았어."

그가 뻐기듯 말했다. 하지만 나는 살짝 당황하여 얼굴이
뜨거워졌다. 요제프는 어디서 '유혈이 낭자한 영화'라는 말을
들었을까?

"나도!"

올리비아가 외쳤다.

"어떻게 된 거냐 하면, 아빠, 체육 시간에 얼굴에 공을 맞
았어. 처음에는 아무것도 모르고 계속 놀았는데, 얼굴에 뭔가 따
뜻한 기운이 느껴졌고, 모두가 나를 쳐다보더라고."

나는 흉터가 생겼나 싶어 올리비아의 코를 유심히 살펴보
았다. 다 괜찮다. 때때로 우리는 따뜻한 피가 살갗을 타고 흐르
거나 핏방울이 보일 때 비로소 다친 사실을 인지한다. 통증을
통해서가 아니다. 극심한 스트레스 상황에서는 때때로 통증을
전혀 느끼지 못한다.

특히 코피가 날 때, 거울을 보고 그제야 깜짝 놀란다.

"나도 그런 일을 여러 번 겪었어."

나는 아이들에게 설명했다.

"심지어 응급의로 호출을 받은 적도 더러 있었어. 누군가
코피가 나서 그걸 멈추려 애쓰며 화장실로 달려가고, 그러는 동

안 핏방울이 바닥에 떨어지고, 재채기를 하고, 계속 피가 나고, 이때 아무것도 모르는 사람은 화장실에서… (이 단어를 쓸 수밖에 없었다) 유혈이 낭자한 영화를 촬영했다고 생각하는 거지."

많은 상처가 저절로 치유된다

내가 외과 레지던트였을 때는 상처를 얼음팩으로 식혔다. 이는 오늘날 더는 권장되지 않는다. 냉기는 비록 통감을 완화하지만, 신체 자체의 염증 반응을 방해한다. 염증 반응이 만들어내는 열이 치유 에너지를 제공하기 때문이다. 먼저 혈관이 확장되어 피부가 붉고 따뜻해져야 최대한 빨리 많은 백혈구가 상처로 이동할 수 있다. 그곳에서 백혈구는 상한 조직으로 침투하여 전투를 시작한다. 그들은 항체와 사이토카인이라는 신호 분자를 집중 투하한다. 전투의 열기로 상처 부위가 부어오르고 신경말단이 자극되어 통증이 생긴다.

이 과정을 우리는 어떻게 지원할 수 있을까? 신체는 우선 스스로 아주 잘 알아서 처리할 수 있다. 자연의 의학 지식은 수백만 년 동안 진화된 것으로, 복잡성 면에서 현대 의학을 훨씬 능가한다.[3] 그리고 우리는 부상자의 상처와 마음을 진정시키고 달랠 수 있다.

"상처에는 평화와 사랑이 필요하다."

이것은 최근 스포츠의학 저널에 실린 과학 기사의 아름다운 제목이다.[4] 갓 생긴 상처에는 먼저 평화PEACE가 필요하다.

Protect: 보호. 통증을 유발하는 활동을 피한다.

Elevate: 부기가 빠지게 상처 부위를 높이 둔다.

Avoid: 항염증요법 피하기. 항염증제와 항생제를 쓰지 않는다.

Compress: 탄력붕대로 가볍게 압박하여 상처가 과도하게 부어오르지 않게 예방한다.

Educate: 상처가 아물려면 시간이 필요하다는 것을 환자에게 알린다. 전기자극이나 침술 또는 기타 만병통치약을 이용한 과잉 치료를 하지 않는다.

며칠이 지나면, 사랑LOVE이 필요하다.

Load: 점진적 과부하. 어느 정도가 적당한지를 몸이 알려준다.

Optimism: 낙관주의는 치유 속도를 높인다. 이는 의학 상식으로 여러 번 입증되어 지금은 거의 자연법칙이나 마찬가지다. 낙관적인 환자일수록 치료 결과가 좋다.

Vascularisation: 가벼운 지구력 훈련이 혈액순환을 개선한다. 결과적으로 진통제도 덜 필요하다.

Exercise: 점차 가동성과 힘을 회복하여 근육을 키운다.

　이날 저녁 나는 요제프에게 글로불리아르니카 몇 알을 먹인 다음 재워주었다. 이 약은 상처 치료에 아주 좋고, 사고로 분리된 피를 다시 연결하는 데 도움이 된다. 핏속의 다양한 세포, 단백질, 성장인자가 없으면, 상처는 아물지 않고 새살도 돋지 않을 것이다. 피는 몸 밖으로 나오면 응고되어 상처를 봉합하고 죽는다. 그리고 어느 시점이 되면 완전히 떨어져나간다. 그것이 피의 본성이다.

　자연은 상처 치유에서 모든 외과 의사의 동맹자다. 허용하고 존중하고 지지하면 상처는 저절로 치유될 수 있다. 이는 모든 상처에 적용된다. 그러므로 도움이 된다면, 약초와 동종요법 지식을 활용해도 되지 않을까? 의학은 치유 기술이다. 좋은 의사는 피아노의 흰색 건반만이 아니라, 모든 건반을 연주한다.

7장. 헌혈

누군가는 하미트의 가슴을 칼로 찔렀고, 누군가는 헌혈로 그를 구했다. 피는 인공적으로 생산할 수 없으므로 출혈 환자의 생존은 무엇보다 헌혈에 의존할 수밖에 없다. 메리는 어렸을 때부터 이 사실을 잘 알았다. 그래서 1년에 네 번씩 헌혈한다. 메리의 아버지는 미군 흑인 병사이고 어머니는 독일인이다. 두 사람은 자동차 추돌 사고를 계기로 처음 알게 되었고, 2년 후 세 자녀 중 첫째인 메리가 태어났다. 메리는 자신의 '흑백'이 섞인 피가 칼에 찔린 아프가니스탄 청년 하미트의 생명을 구할 것이라는 사실을 전혀 모른다. 하지만 헌혈이 매우 중요하다는 것은 아버지로부터 수없이 들어 알고 있다. "메리, 잊지 마. 헌혈 덕분에 내가 있는 거야. 그리고 너도. 헌혈이 없었더라면 할아버지는 베트남에서 돌아가셨을 테고, 아빠를 낳을 수 없었을 테고, 나는 너를 낳을 수 없었을 테니 말이야."

그때마다 어머니가 끼어들었다.

"거기에 나도 한몫했다는 거 잊지 마."

메리는 30년 넘게 1회에 0.5리터씩 매년 4회를 헌혈했다. 그동안 헌혈한 양만 총 60리터가 넘는다. 그녀는 피뿐 아니라 시간도 바쳤다. 헌혈하는 데는 매번 두 시간 정도 걸렸다. 버스를 타고 혈액은행으로 가서 예비 검사를 받고 팔 정맥에 바늘을 꽂고 5~10분간 채혈한 후, 간단한 간식을 먹으며 휴식을 취한다. 메리의 피가 몇 명의 생명을 구했는지 알 수 없지만, 분명 아주 많을 것이다. 수혈자는 채혈한 것과 동일한 수혈팩을 받는 것이 아니라, 필요한 성분과 분량만 받는다. 그래서 의사들은 채혈된 피를 일반적으로 전혈이라 부른다. 여기서 적혈구 농축액과 혈소판 농축액, 그리고 혈장이 만들어진다. 혈장에는 하미트에게 시급히 필요했던 응고인자가 들어 있다. 채혈 후 전혈은 20분 동안 원심분리기에서 분당 3,600회 회전된다. 전혈은 이런 방식으로 분리, 포장, 보관된다.

세 명 중 한 명은 살면서 한 번쯤 혈액 성분이 필요하다. 사고로 인한 과다 출혈이나 혈액응고장애 때문이거나 또는 혈장으로 만든 약물에 의존해야 하는 환자라서 그렇다.

일반적으로 전혈을 기증할 때는 병원체에 맞서는 백혈구가 제거되지만, 그럼에도 일부가 남아 있을 수 있다. 당연히 그런 일을 막고자 하고, 수혈자에게 부작용과 거부반응이 가능한 한 적도록 노력한다. 그러나 아주 드문 경우이지만, 환자의 면역 체계가 완전히 바닥이면 백혈구 역시 수혈할 수 있다.

건강한 몸에 흐르는 건강한 피는 약 45퍼센트의 세포와 55퍼센트의 혈장으로 구성된 미묘하게 균형 잡힌 혼합액이다. 혈장은 최대 90퍼센트가 모든 생명의 근원인 물이다. 우리 몸의 물은 혈장을 타고 운송된다. 물은 입에서 혀를 촉촉하게 하여 말라서 입천장에 달라붙지 않게 한다. 관절에 윤활제를 공급하고, 땀을 통해 적절히 체온을 조절한다. 물이 없으면 피는 먼지가 될 것이고, 우리는 드라이에이징 스테이크처럼 건조해질 것이다. 혈장은 체내의 젖은 부위와 수분이 필요한 모든 곳에 물을 주는 물뿌리개와 같다. 혈장에는 120가지가 넘는 다양한 단백질이 들어 있다. 가장 흔한 단백질은 알부민이다. 이것은 물을 결합하여 피와 조직의 수분 함량을 균형 있게 유지한다. 우리 몸은 늪지대처럼 질척해도 안 되지만, 너무 건조해도 안 된다. 알부민은 만능 재주꾼으로, 호르몬과 지방, 비타민 그리고 나트륨, 칼슘, 마그네슘 같은 미네랄 운반도 담당한다. 약도 알부민이 없으면 효력을 내야 할 곳에 도달하지 못할 것이다. 또 다른 혈장 단백질로는, 혈소판과 함께 상처를 밀봉하는 응고인자 그리고 감염과 싸울 때 백혈구를 돕고 구속복처럼 침입자를 꽁꽁 묶어버리는 항체(면역글로불린)가 있다.

생명을 구하는 약을 혈장으로 만들 수 있다. 예를 들어, 앞서 언급한 알부민은 광범위 화상에 매우 중요하다. 이런 환자의 경우, 단백질과 수분 손실로 쇼크가 발생할 수 있는데, 알부민은 체내의 귀중한 수분을 유지한다. 파상풍이나 간염 또는 코로나 19 감염 증상이 심할 경우, 혈장의 항체(면역글로불린)가 생명을 구할 수 있다.

무엇을 기증할 수 있을까?

헌혈을 한 후에는 일시적으로 피가 살짝 부족한 상태가 된다. 하지만 걱정할 것 없다. 혈소판, 백혈구, 혈장은 며칠 내에 다시 만들어진다. 헌혈 후 며칠 동안 물을 많이 마시는 것이 몸의 체액 손실을 보상하는 데 도움이 된다. 적혈구가 완전한 혈액 성분과 강력한 산소 운반체로 성숙하는 데는 두 달이 걸린다. 모든 것이 재정비되기 전까지는 헌혈을 해선 안 된다. 남성은 1년에 여섯 번 전혈을 기증할 수 있고, 전혈이 약간 적은 여성은 네 번까지 할 수 있다.

그러나 전혈 헌혈로 공급할 수 있는 것보다 훨씬 많은 혈액 성분이 필요하다. 다행히 혈장이나 혈소판만 기증하는 것도 가능하다. 이런 경우에는 특수 필터 시스템(성분채집술)을 통해 혈소판이나 혈장만 채집하고, 적혈구를 포함한 나머지는 곧바로 기증자에게 다시 돌려준다. 물론, 이는 전혈 헌혈보다 기술적으로 훨씬 더 복잡하고 시간도 더 오래 걸린다. 혈장은 30~45분, 혈소판은 60~120분 정도 걸린다. 그 대신 장점이 있다. 혈장이나 혈소판 기증은 전혈 헌혈보다 더 자주 할 수 있다. 혈장은 1년에 60회, 혈소판은 26회까지 가능하다. 메리 역시 이미 여러 번 당일 또는 다음 날에 혈소판을 기증해달라는 긴급한 요청을 받은 적이 있다. 예민하고 약한 혈소판은 피의 나머지 성분과 분리되는 것을 좋아하지 않는다. 분리된 상태로는 기껏해야 나흘 동안만 보관이 가능하다. 그리고 비축량이 금세 소진될 수 있다. 적혈구는 조금 더 강하다. 적혈구 농축액은 잘 냉각하면 35일 동안 보관할 수 있다. 혈장은 영하 40도에서 최대 2년 동안 보관할 수 있다.

피는 매우 친화적이고 도마뱀 꼬리처럼 계속 만들어지기 때문에 헌혈이 가능하다. 우리가 살아 있는 한, 피는 골수에서 밤낮으로 생성된다. 적혈구는 무려 1초에 200만 개씩 생성된다! 천천히 숨을 쉬며 한번 느껴보라. 방금 6초 동안 당신의 뼈, 대부분 척추에서 적혈구가 1,200만 개나 생성되었다. 골반에 맞닿은 천골까지 내려가면서, 그리고 머리와 맞닿은 첫 번째 척추뼈까지 천천히 올라가면서 한번 느껴보라. 피의 근원, 미세하고 끊임없는 생명의 흐름이 여기에 있다. 피 한 방울에는 적혈구가 40억에서 50억 개, 혈소판이 1억 5,000만 내지 4억 개, 백혈구가 400만에서 1,000만 개 들어 있다. 그러나 이들은 백세를 누리지 못할 것이다. 물론, 나는 당신과 다른 모든 사람이 백세를 누리길 진심으로 바란다. 혈소판과 대부분의 백혈구는 자연적인 혈류에서 겨우 며칠 밖에 못 산다. 붉은색 작은 루비, 적혈구는 아무리 늦어도 100~120일이 지나면 특수 식세포에 의해 분해되어 간과 비장에서 재활용된다. 적혈구는 쉼 없이 투입되고 막대한 업무량을 감당한다. 왼쪽 심장에서 출발하여 동맥과 모세혈관을 거쳐 세포로 갔다가 정맥을 통해 오른쪽 심장과 폐로 돌아오는 데 1분도 채 걸리지 않는다. 엄청난 주행력이다. 그와 견주면 120일은 아주 긴 시간이다. 철 원자와 기타 성분으로 구성된 적혈구의 핵은 피를 생성하는 골수의 줄기세포에 보내져 새로운 적혈구를 만드는 데 사용된다.

피의 시조

뼈의 구멍 안에는 피를 위한 모자동실이 있다. 피의 자녀들, 즉 여러 유형의 혈액세포들이 교육을 마치고 온전히 제 기능을 할 때까지 이곳에서 자란다. 자연은 생명의 시조인 줄기세포를 뼈로 완전히 감싸 완벽하게 보호한다. 그만큼 아주 소중하기 때문이다.[1] 줄기세포에는 신비로운 것이 들어 있다. 줄기세포가 어디에서 왔는지, 언제 어디서 만들어지는지, 지금까지 아무도 알아내지 못했다. 그것은 스스로 번식할 수 있고 모든 종류의 혈액세포를 만들 수 있으며 다소 희귀하다. 건강한 성인의 줄기세포 수는 5만에서 20만 개에 불과하다. 그들은 때때로 여행을 한다. 골수에서 출발하여 폐, 간, 신장을 거쳐 림프관을 통해 다시 골수로 돌아온다. 왜 이런 여행을 하는지는 수수께끼다. 혹시 그들의 자손인 혈액세포들이 무엇을 하고 있고 기관들이 무엇을 필요로 하는지 살펴보려는 걸까? 피는 뼈에서 비롯되고, 피가 없으면 우리의 뼈는 메마른다. 하나가 다른 하나의 조건이 된다. 순환하는 인과관계다.

이 순환이 교란되고 방사선 사고 등으로 줄기세포가 병들면, 제 기능을 못하는 기형 혈액세포가 만들어진다. 그것을 우리는 혈액암 또는 골수암이라고 부른다. 이때 일반적으로 백혈구 수가 급격히 증가하므로 백혈병이라고도 부른다. 이런 경우 골수의 기증과 이식으로 환자의 몸에서 건강한 새 피가 만들어지게 할 수 있다. 절차는 다양하다. 많은 경우, 약물을 사용하여 줄기세포가 기증자의 혈액 속으로 흘러들어가게 자극한 뒤, 성분채집술로 줄기세포를 채집한다. 이것이 안 되면, 마취 후 기증자의 골반뼈에서 골수세포를 꺼내야 한다. 두 경우 모두, 줄기세포를 수혜자의 정맥에 주입하면, 그것이 골수로 이동하여 정착하고 약 3주 후부터 새로운 건강한 혈액세포를 만들기 시작한다.

8장. 혈액은행

하미트가 병원에 도착하자마자, 혈액형 확인을 위해 그의 피를 혈액은행으로 보냈다. 수혈자와 헌혈자의 혈액형이 일치해야 한다. 그렇지 않을 경우, 생명을 위협하는 수혈반응이 발생할 수 있다. 혈액형이 일치하지 않으면, 수혈자의 피에 있는 항체가 기증된 적혈구를 서로 엉키게 하거나 파괴하여, 온갖 종류의 증상을 유발할 수 있다. 가려움증, 발한, 숨 가쁨, 심지어 모든 적혈구가 파괴되어 용혈성 쇼크까지 발생하는 치명적 결과를 초래하기도 한다.

일반적으로 혈액형은 네 가지로 알려져 있다. A형, B형, AB형, O형. 혈액형은 항원이라 불리는 적혈구 표면의 특정한 특징을 기반으로 구별된다. 환자의 적혈구 표면에 항원 A가 있으면 혈액형은 A형이고, 이 환자의 혈장에는 B형 항체가 있다. 혈액형이 B형이라면, 적혈구 표면에는 항원 B가 있고, 혈장에는 A형 항체가 있다. AB형이면, 당연히 혈장에 항체가 없다. O형이면 적혈구 표면에 항원이 없다.

적혈구의 세포막에 있는 항원인 Rh인자*를 더하면, 상황이 조금 더 복잡해진다. 우리의 피는 Rh+ 또는 Rh-일 수 있다. 그러므로 ABO 체계에 따라 혈액형을 분류하면, 총 여덟 가지가 된다. A+, B+, AB+, O+ 그리고 A-, B-, AB-, O-. ABO 체계만 있는 것은 아니다. 국제수혈의학회의 최신 목록에는 혈액형 체계가 44개나 있고, 혈액을 구별하는 데 사용되는 항원이 400개나 된다.[1] 대부분 발견자의 이름을 따서 명명되어, 켈Kell, 루이스Lewis, 더피Duffy, 키드Kidd 등으로 불린다. 그러나 이들은 매우 희귀하여, 수혈의학에서 거의 의미가 없다. ABO와 Rh 체계에 따른 분류가 가장 보편적이다. 오스트리아 병리학자 카를 란트슈타이너Karl Landsteiner가 1900년에 이 체계를 발견하여 1940년에 노벨상을 받았다. 그는 다양한 혈액형을 섞어보았고, 이때 어떤 것은 서로 엉키지만 또 어떤 것은 그렇지 않다는 것을 발견했다.[2]

혈액은행은 하미트의 혈액형을 확인하기 위해 그의 적혈

---

* 리서스(Rhesus) 인자라고도 하는데, 리서스는 실험에 사용했던 인도산 붉은털원숭이를 뜻한다.

구를 A항체, B항체, Rh인자 항체가 들어 있는 테스트 혈청과 혼합 또는 교차시켰다. 그래서 이 작은 유리관에 든 환자의 피를 교차혈이라고도 부른다. 일치하지 않으면, 적혈구가 서로 엉켜 응집된다. 검사 결과 하미트의 혈액형은 AB-였다. 그러나 그의 피와 메리의 피가 일치하는지 확실히 하기 위해, 그의 혈청을 메리의 적혈구와 혼합하는 교차적합시험도 실시했다. 검사 결과 응집이 전혀 없었고, 메리가 기증한 적혈구 농축액은 최대한 빨리 수술실로 보내졌다. 교차적합시험은 법으로 규정되어 있다. 응급 상황에서만 교차적합시험 없이 적혈구에 항원이 없는 O-를 수혈할 수 있다. 그래서 O-형 혈액은 누구에게나 수혈할 수 있는 피로 간주된다. 그러나 안타깝게도 세계 인구의 7퍼센트만이 O-형이다. 하미트는 병원 문을 들어서자마자 이 피를 수혈받았다.

피는 생명이다

인류는 피에 생명이 담겨 있다는 것을 이미 알고 있었다. 옛날에는 누군가 피를 흘리며 죽는 것을 흔히 목격했다. 그래서 다시 살리려면 피를 넣어줘야 한다는 생각은 논리적이었다. 1492년에 교황 인노첸시오 8세의 의사들은 피를 마시면 된다고 생각했다. 교황은 사내아이 세 명의 피를 마신 뒤에 사망했다고 전해진다.[3] 세 소년 모두 교황처럼 살아남지 못했다. 아마도 교황은 이름처럼* 죄 없이 죽은 건 아닐 것이다. 이기적인 목적으로 아이들을 죽였을 뿐만 아니라, 구약성경은 피를 먹지 말라고 금지하기 때문이다.

"(…) 먹어도 되는 짐승이나 새를 사냥하여 잡거든, 그것의 피는 흙으로 흘려보내라. (…) 어떤 육체의 피도 먹어선 안 된다. 모든 육체의 생명은 그 피 안에 있기 때문이다."(레위기 17장 13~14절)

그렇지만 인간은 특히 금기를 어기는 데 매우 창의적이다. 윌리엄 하비가 혈액순환을 발견한 이후, 기민한 의사들은 뱀파이어나 교황처럼 피를 먹는 대신 피가 혈관에서 혈관으로 흐르도록 하는 아이디어를 내놓았다. 이와 관련된 첫 번째 과학 보고서가 1666년에[4] 작성되었다. 이 보고서는 개 두 마리 사이의 수혈을 설명했는데, 그에 따르면 거위 깃펜을 사용하여 개의 목 정맥을 연결했다. 1년 후, 프랑스 의사 장바티스트 드니Jean-Baptiste Denis는 송아지 목 동맥의 피를 젊은 남성의 팔 정맥에 수혈했다. 왜 송아지였을까? 당시 사람들은 일반적으로 피와 함께 성격 특성도 같이 수혈된다고 믿었다. 양과 송아지는 얌전하고 착한 동물로 통했다. 즉, 여자도 때리는 거칠고 야만적인 불뚝성질의 남자에게 약간의 도덕성을 수혈하려는 시도였다. 처음에

---

* 인노체시오는 라틴어로 '무죄'라는 뜻이다.

는 모든 것이 순조롭게 진행되었고 이 일은 성공으로 평가되었다. 두 번째 시도에서 남자는 땀을 흘리기 시작했고, 허리 통증을 호소했으며, 수혈반응 증상을 보였다. 아마도 첫 번째 수혈로 남자의 면역 체계가 항체를 만들었기 때문이리라. 의사들은 굴하지 않고 전진했고, 이 사건은 매우 '흥미로웠기' 때문에 이윽고 세 번째 수혈이 실시되었으며, 남자는 곧 사망에 이르렀다.[5] 그러나 사람들의 수혈 연구 욕구는 더욱 커졌고, 이런 방식의 인간 실험이 부지런히 반복되었다.

때때로 혈액형이 우연히 일치하여 수혈에 성공했지만, 대부분은 그렇지 못했다. 수혈반응이 왜 일어나는지 당시에는 아무도 알지 못했다. 그것은 종종 죽음으로 끝나는 미스터리로 남았다. 그래서 프랑스 의회와 가톨릭교회 역시 1670년에 그런 치료법을 금지한 것으로 전해진다.[6] 이 일은 일단 기억의 저편으로 사라졌다.

1900년 카를 란트슈타이너가 혈액형 분류를 체계화하여 현대 수혈의학의 기초를 마련한 이후, 수혈은 르네상스를 맞이했다. 그 덕분에 외과 의사 드와이트 하켄이 제2차 세계대전 중에 수많은 심장 상처를 꿰맬 수 있었다. 앞에서 언급했듯이 한 번은 장갑도 함께 꿰맸었다. 부상자들은 하미트와 똑같이 가장 먼저 피가 필요했다. 피는 몸 밖으로 나오면 대개 즉시 응고된다. 제1차 세계대전 중에 이미 의사들은, 구연산나트륨으로 전혈의 응고를 방지할 수 있고 냉각된 병에 두면 몸 밖에서도 한 동안 피를 보관할 수 있음을 발견했다. 의사들은 병에 보관한 피가 부상자의 정맥으로 흘러들어가도록, 병에 공기를 주입하여 압력을 가했다. 그때도 지금도 출혈 쇼크에서는 모든 일이 촌각을 다툰다. 그로 인해 조금 과하게 압력을 가하는 바람에 병이 폭발해 수술실이 피와 깨진 유리가 난무하는 전쟁터가 되기 일쑤였다.[7]

출혈

드와이트 하켄의 수술은 거의 모두 성공적이었다. 그러나 피가 없었다면 그의 수술 실력이 아무리 탁월했더라도 환자는 과다 출혈로 사망하고 말았을 터다. 제2차 세계대전 중에 영국에서 혈액을 병에 보관하도록 제도화하고, 헌혈을 장려하고, 기증된 피의 보관과 배급 등과 관계된 모든 유통망을 만들고, 원대한 생존 비전을 품었던 숨은 영웅이 있었으니, 바로 재닛 마리아 본Janet Maria Vaughan이다. 이 여의사는 나치가 공격할 경우 수많은 부상자가 생기고 붕대만큼이나 피가 중요할 것이라 확신했다.

"우리는 피가 필요할 것입니다. 아주 아주 많이."

그녀는 한 인터뷰에서 이렇게 말하기도 했었다.[8] 기증된 피는 아이스크림 판매를 위해 제작된 작은 수레에서 차갑게 냉각되어, 생명을 구하는 음료처럼('블러드 온 더 록Blood on the Rock' 이라 불러도 좋겠다) 폭탄 우박을 뚫고 부상자들에게 전달되었다. 누가 운반했을까? 대부분 여성이었다. 누가 헌혈했을까? 역시 여성. 그들은 전장에서 싸우지 않았지만, 자신의 피로 전쟁에 기여했다.[9] 이는 더 영리한 선택이었다! 그들의 피는 흙 속으로 버려지지 않고 생명을 구했다.

전쟁은 헌혈 대량 유통에 터보 엔진 구실을 했고, 이내 연합군도 동참했다. 영국에서는 익명으로 헌혈이 이루어졌지만, 소련군의 혈액병에는 헌혈자의 이름과 주소가 적혀 있었다. 대부분의 헌혈자가 여성이었으므로, 일어날 일이 일어났다. 부상자와 구원자 사이에 로맨스가 피어났다. 군인들은 두 번째 부상 때 종종 '자신의' 소녀가 기증한 피를 수혈해달라고 요구했다.[10]

한번은 군 병원에서 재닛 마리아 본이 심한 화상을 입은 어린 소녀를 발견했다. 소녀의 피부에는 뭔가를 수혈할 수 있는 정맥이 더는 없었기 때문에 아무것도 못한 채 그냥 죽게 내버려둔 상태였다. 그러나 예상과 달리 소녀는 죽지 않았고, 그녀는 소녀를 구하기 위해 필사적으로 노력했다. 특별히 두꺼운 바늘을 사용하여 뼈에, 더 정확히 말해 가슴뼈의 골수에 직접 피를 주입했다. 틀림없이 극심한 고통이 있었겠지만 소녀는 살았고, 재닛 마리아 본은 나중에 이런 사례에 사용할 수 있는 특별한 뼈캐뉼러를 개발했다. 뼈 안에 직접 약물이나 수액을 주입하는 이른바 골강내 주사는 오늘날 응급의학에서 없어서는 안 될 절차다. 위대한 여성이자 의사인 재닛 마리아 본의 선구적 업적 덕분에 수많은 부상자와 마찬가지로 하미트 역시 목숨을 구했다. 전쟁 초기에는 영국에서 피가 하루 100파인트(57리터)씩 기증되었다. 말기에는 그 양이 1,300파인트에 달했다.[11] 패배한 진영에서도 당연히 피가 곧 부족해졌다. 나치는 그런 일에 오래 주저하지 않았다. 예를 들어 우크라이나 어린이집 아동들은 제2차 세계대전 당시 독일 공군 병원의 헌혈자로 착취되었다.[12]

그 후로도 많은 피가 흘렀고 지금도 그렇다. 피를 로켓으로 전선까지 보낼 수도 없고, 피를 뽑힐 아동들이 근처에 없더라도, 전우를 통한 친구 수혈이 아직 선택지로 남아 있다. 현재 군대는 제1차 세계대전에 시작된 연구, 즉 전장에서 캐뉼러를 사용하여 신선하고 따뜻한 전혈을 한 병사에서 다른 병사에게 수혈하는 방법을 계속 연구하여 발전시키고 있다.[13] 거의 모든 군인의 군복에는 혈액형이 적혀 있다. 어떤 군인은 피부에 문신으로 혈액형을 새겨놓았다.

전쟁은 희생자들의 생명과 피를 대가로 치러진다. 안에서 보이지 않게 흐르는 동그란 적혈구가 폭력으로 인해 몸 밖으로 흘러나와 눈에 띄게 되면, 적혈구는 권력과 잔혹함과 탐욕의 암호화폐, 전쟁광들이 고의로 거래하는 블러드코인으로 변질된다. 출혈은 인류 역사상 가장 막대한 킬러다.[14] 전쟁만이 아니다. 매일 심한 부상으로 희생자가 발생한다. 세계보건기구에 따르면 2019년에 거의 600만 명이 신체 외상으로 사망했고, 이는 현재 전 세계 10대 사망 원인에 속한다.[15] 젊은 사람의 경우 심지어 외상이 사망 원인 1위다. 그중 절반은 15~44세 사이이고, 남성이 여성보다 두 배나 많다. 유럽만 보더라도, 외상 사망자 수가 매년 100만 명으로 추산된다. 서구 산업국가에서는 세 번째로 흔한 사망 원인이다. 교통사고, 살인, 자살이 외상의 가장 흔한 원인이고, 암살과 전쟁으로 인한 수만 명의 부상이 그 뒤를 잇는다.[16]

외상 피해자의 40퍼센트는 출혈로 사망하고, 그중 절반은 병원에 도착하기 전에 사망한다. 살아서 병원에 도착한 경우라도 25퍼센트는 심각한 응고장애가 있다. 환자가 얼마나 많은 피를 흘렸는지 알아낼 방법은 없다. 치료법은 항상 같다. 지혈, 수혈, 응고력 회복.[17] 하미트의 경우처럼. 질병 치료 대부분은 피와 피의 성분에 의존한다. 간, 신장, 심장 질환이면 특히 더 그렇다. 출산과 대수술에서도 혈액 손실은 발생한다. 독일에서만 매일 1만 5,000건, 매년 400만에서 500만 건의 헌혈이 필요하다.[18]

9장. 붉은 금

　그래서 민간기업과 병원, 적십자가 혈액은행을 운영한다. 혈액은행은 기증된 피를 수집, 처리, 관리한다. 그리고 판매한다. 기증된 전혈은 혈액 공장에서, 잘 알려진 것처럼 적혈구 농축액, 혈소판 농축액, 혈장으로 제품화된다. 세 가지 제품 중에서 특히 혈장에는 하미트에게 긴급히 필요했던 응고인자가 들어 있다.

　피로 돈을 벌 수 있다는 것을 나는 일찍부터 알았다. 대학생 때 독일 혈액 시장의 70퍼센트를 관리하는 적십자사에서 종종 아르바이트를 했기 때문이다. 전체 헌혈자의 4분의 3이 적십자사에 피를 기증한다. 나는 헌혈자의 적합성을 검사했는데, 이는 대학생들에게 인기 있는 일자리로 보수가 상당히 좋았다. 당시에는 몰랐지만, 혈액은행은 사실 대규모 사업이다.[1] 독일에서만 2020년에 전혈이 약 370만 건이나 기증되었고, 성분 채집 기증은 270만 건이었다.[2] 독일 적십자사는 메리 같은 헌혈자에게 전혈 기증 후 간단한 식사를 제공하지만, 민간기업이 운영하는 혈액은행은 일반적으로 20~40유로를 지급한다.[3] 연간 최대 6회 헌혈이 허용되므로, 전혈 기증자는 1년에 120~240유로를 벌 수 있다. 혈장과 혈소판 기증에도 20~40유로가 지급된다. 혈장은 연간 60회, 혈소판은 최대 26회까지 기증할 수 있다. 그러므로 부지런한 기증자는 혈장으로 연간 최대 2,400유로, 혈소판으로 약 1,000유로를 벌 수 있다. 이 정도면 그냥 넘겨도 될 소소한 금액이다. 독일의 혈액은행은 기증된 혈액을 90~130유로에 판매할 수 있다. 그 수익금으로 검사, 처리, 물류 비용을 충당한다.

혈액 판매로 이윤이 남긴 할까? 관련 통계자료가 거의 없다. 민간기업 역시 수치를 공개하지 않는다. 그러나 추측하기로 이윤이 엄청날 것이다. 피는 섹스와 같다. 섹스와 마찬가지로 피 역시 산업화할 수 있고, 매매할 수 있고, 마음을 선물할 수도 있다. 2022년 한 뉴스 보도가 전했듯이, 비영리단체로 분류되는 바덴뷔르템베르크-헤센 DRK 헌혈 서비스의 수익이 1억 5,300만 유로에 달한다.[4] 인간 및 동물 혈액제제는 1,260억 달러로, 2016년 세계 최다 거래 상품 순위에서 14위를 차지했다. 그중 227억 달러가 독일 몫이다. 혈액시장은 빠르게 성장하고 있다. 독일은 2021년에 400억 달러 상당의 혈액제제를 수출했다.[5] 5년 만에 거의 두 배로 늘어난 셈이다. 적혈구는 수출되지 않는다. 그것은 독일에 머문다. 수출로 높은 수익을 올리는 것도 적혈구가 아니라 혈장이다. 국제 제약산업은 백신, 응고인자, 알부민에 필요한 면역글로불린을 추출하기 위해 혈장에 뜨거운 관심을 보인다. 피에서는 쇠 냄새뿐 아니라 돈 냄새도 난다. 피는 수익성 높은 돈의 흐름도 창출한다. 돈과 피의 은유가 비슷한 것은 아마도 우연이 아닐 것이다. 자본 역시 흐름이 원활해야 한다. 주식시장도 출혈을 겪을 수 있고, 돈이 건강한 경제에 수혈되어야 한다. 시장은 중앙은행의 핏방울에 의존하고, 피는 원자재 대금으로 세계 도축장에 흘러들어간다.

혈액 파생상품으로 큰 수익을 올리는 쪽은 늘 그렇듯이 소액 예금자가 아니라 은행이다. 피는 1리터에 400달러이고, 세계에서 가장 비싼 액체 순위에서 10위를 차지한다. 가장 비싼 액체는 류머티즘관절염 같은 자가면역 질환에 사용되는 전갈독이다(리터당 103만 2,700달러). 3위는 LSD(리터당 3만 2,500달러), 6위는 샤넬 No.5(리터당 6,900달러), 8위는 프린터용 검정색 잉크(리터당 720달러)다.[6]

특히 황금빛 노란색 혈장이 피를 수익성 높은 상품으로 만든다. 미국에서는 코로나19에 감염되었던 사람의 혈장이 특히 수요가 많다. 그들의 혈장에는 코로나19 감염을 치료하는 데 사용할 수 있는 항체가 들어 있다. 이런 혈장은 1회 기증에

100~200달러가 지급된다. 혈장 판매는 오랫동안 미국 극빈자들 사이에 인기 있는 생존 수단이었다. 코로나19 항체가 없으면 절반 가격만 지급되므로 어떤 사람은 일부러 감염되었을 것이라 추정된다.[7] 전 세계 혈장의 70퍼센트가 미국에서 나온다. 미국은 헌혈에서도 무한한 가능성의 땅이다! 아이러니하게도 미국은 혈장의 OPEC(석유수출국기구)이라고도 불린다.[8] 피와 비교하면, 현재 난방용 기름은 리터당 2유로 미만으로 매우 저렴하다. 그러나 석유와 혈장 모두 전 세계 빈민가에서 나온다.

피로 인한 죽음

여전히 불치병이자 선천성 출혈 질환인 혈우병 환자는 생존을 위해 제8응고인자(혈우병 A) 또는 제9응고인자(혈우병 B) 투여에 의존해야 한다. 혈우병 환자는 과거에 기껏해야 18세까지 살 수 있었지만, 1973년부터 혈장에서 분리한 응고인자를 투여할 수 있게 되면서 기대 수명이 건강한 사람과 거의 같아졌다. 응고인자 약물은 많은 사람을 구하고, 또 많은 사람을 죽였다. 피는 혈액은행만 먹여 살리는 게 아니라, 유기체에서만 증식하고 혈액제제를 통해 전염될 수 있는 박테리아, 곰팡이, 기생충 그리고 HIV나 B형 간염 바이러스 등의 서식지이자 먹이이기도 하기 때문이다.

1980년 이후, 당시에는 처음 겪는 면역결핍을 일으키는 전염병이 전 세계적으로 발생했다.[9] 이 전염병이 어디에서 왔는지 불분명했다. 1981년에 벌써 미국질병통제예방센터는 제8응고인자 약물이 혈우병 환자에게 미지의 질병을 전염시킬 수 있다고 경고했다. 1983년에 전염병의 원흉으로 HIV가 발견되었다. 그럼에도 미국 제약업계는 동성애자, 마약중독자, 수감자 등 소위 위험군으로부터 혈장을 계속해서 기증받았다. 독일에서는 위험군의 헌혈이 배제되었지만, 혈우병에 쓰는 혈액제제의 90퍼센트가 계속해서 미국에서 수입되어 사용되었다. 1981년 이후, 혈액과 혈장에서 바이러스를 비활성화할 수 있는 공정이 개발되었다. 그러나 1984~1985년이 되어서야 바이러스 비활성화가 법으로 규정되었고, 바이러스 비활성화가 안 된 약물의 재고 물량이 1987년까지 사용되었다.

또한, 비활성화된 제품은 훨씬 더 비쌌다. 혈액제제를 투여받은 사람은 모두 기본적으로 에이즈나 간염 바이러스에 감염될 위험이 있었다. 그러나 가장 심각한 피해를 받은 사람은(60퍼센트) 응고장애 환자들이었다. 1980년부터 1985년 사이에 독일에서만 공식적으로 1,500명 이상이 HIV에 감염되었고, 지금까지 1,000명 이상이 그로 인해 사망했다. 전 세계적으로 4만명 이상의 혈우병 환자가 HIV에 감염되었고, B형 및 C형 간염 감염자는 수십만 명으로 추산된다. 게다가 배우자와 가족도 감염되었다.[10] 형언할 수 없는 고통과 질병, 죽음의 물결이 전 세계를 휩쓸었다.

원인이 무엇일까? 추측만 할 수 있을 뿐, 많은 의문이 남았다. 2004년 베를린 지방법원은 다음과 같이 판결했다.

"연방보건청은 의약품을 판매하는 제약회사에 개입할 수 있는 여러 방법이 있었음에도 그렇게 하지 않았다"(베를린 지방법원, 2004년 3월 판결, Az. 23 O 156/03).[11]

이후 연방보건청은 해체되었다. 의학신문 〈에르츠테차이퉁Ärztezeitung〉은 연방보건청의 무너진 체계와 만성적 인력 부족, 과부화, 직원의 무능력을 지적했다.[12] 그러나 한 가지는 확실하다. 혈액업계는 제품이 치명적으로 위험하다는 사실을 오래전에 알았음에도 아무런 조치를 취하지 않았다! 이보다 더한 생명 경시는 없을 것이다. 아마도 그들의 피에는 이익만을 추구하는 탐욕이 흐를 것이다.

우리는 다시 바이러스 전염병을 겪고 있다. 코로나바이러스가 에이즈 전염병을 대체했다. HIV가 아프리카에서 인간에게 전염되어 전 세계에서 인간의 피를 장악하고 악랄한 승리를 거둔 날이 있었다. 그런 날이 2020년 중국에서 다시 반복되었다. 두 경우 모두 처음에는 비밀 실험실이 원인이라고 여겨졌고, 에이즈도 코로나19도 상황이 심각해졌을 때 전염병 뒤에 무엇이 있는지 아무도 알지 못했다. 두 경우 모두 나중에야 치명적인 바이러스가 원인이었음이 밝혀졌다. HIV의 경우에는 연방당국이 손을 놓고 있었고, 코로나바이러스의 경우에는 전염병에 바르게 대처하기 위해서라는 명분 아래 지칠 줄 모르고 끊임없이 경고음을 울려 사람들을 충격과 공포에 밀어 넣었다. 사람을 생각하고 과학적으로 적합하게 반응한 제대로 된 국가기관이 있었던가? 두 경우 모두 없었다. **과학을 따르라**Follow the Science는 공식 표어를 내세웠지만, 기쁨과 희망, 믿음, 사랑을 통한 면역 체계 강화라는 치유의 근본을 놓치고 말았다. 많은 경우, **두려움을 따르라**Follow the Fear는 표어가 더 어울리는 것 같았다. 두려움은 킬러다. 과거에는 동성애자들이 차별을 받았고, 지금은 우리 아이들 모두가 전염병을 옮기는 사람으로 비난받고 친구와 사회로부터 고립되고 있다.

세상이 무균실이 아님을 우리는 받아들여야 한다. 인간은 바이러스 운반자다. 인간은 바이러스를 정액과 함께 사정하고, 숨으로 내쉬고, 피로 전달할 수 있다. 에이즈 전염병의 경우, 교육과 개인 책임에 의존할 수밖에 없었다. 섹스는 정부의 통제 범위 밖에 있지만, 콘돔은 비록 사용 여부를 확인할 수 없더라도 효과가 있었다. 21세기 코로나바이러스 콘돔이라 할 수 있는 마스크는 사용이 훨씬 더 간편하다.

독일에서는 이제 에이즈 전염병 때와 마찬가지로 개인 책임을 최우선으로 하고 사람을 신뢰해야 할 때다. 모든 헌혈에서도 마찬가지다. 최근 감염병이나 기타 질병을 앓았는지, 백신 접종을 받았는지, 문신을 했는지, 해외여행을 다녀왔는지, 약물을 복용하고 있는지 등을 헌혈자에게 미리 확인한다. 설령 헌혈자가 (아직) 자신을 매우 건강하게 느끼더라도, 혈액 감염 가능성을 완전히 없애야 한다. 그래서 성적 행동에 위험 요소는 없는지 질문한다. 자주 바뀌는 파트너, 성매매, 감염자와의 섹스뿐 아니라 남성 간의 섹스도 위험한 성적 행동에 포함된다. 이는 "일반인과 비교했을 때 전염 위험이 명확히 높은지"를 알아내는 것이 목표다.[13] 앞에서 언급한 모든 사례에서 하나라도 '예'라고 답하는 경우, 해당 행위 이후 몇 주 또는 몇 달이 지날 때까지 헌혈이 연기된다.[14] 이런 질문이 너무 민감하고 사적이라 생각하는 사람이 많고, 그래서 헌혈을 단념하게 될 수 있다. 이런 질문들은 타당하고 필요하지만 논란의 여지도 있다. 돈을 받기 위해 헌혈하는 사람이라면 과연 솔직하게 대답할까? 질문을 받고 창피함을 느끼는 사람이 과연 솔직하게 답할까? 또한, 이성애자 같은 소위 비위험 집단의 성적 행동이 전염 위험을 높이지 않는다는 보장은 없다.

독일연방의회는 장기간 계류 중이던 수혈법 개정안을 최근 통과시켰다. 2023년 4월부터 적용되는 새 법안에 명시되어 있듯이, "성적 지향과 성 정체성이 (수혈) 배제 또는 연기의 기준이 되어서는 안 된다." 동성애 남성은 물론이고 양성애자, 트랜스젠더 역시 더는 차별을 받아서는 안 된다.[15]

감염 위험을 객관적으로 최소화하기 위해, 헌혈할 때마다 간염, HIV, 매독을 검사한다. 그러나 특히 최근에 감염된 경우에는 이런 검사로 100퍼센트 감염자를 걸러낼 수는 없다. 그러므로 혈장은 4개월 동안 보관해두었다가, 기증자가 다시 헌혈하고 다시 음성 판정을 받으면, 그때 수조 달러에 이르는 시장에 판매하여 수익을 올릴 수 있다. 혈우병 환자들의 비극적 피해 사례에서 배웠듯이, 위험이 전혀 없는 삶은 존재하지 않는다. 현재 혈액제제를 통한 HIV 감염 위험은 1:500만 미만이고, 간염은 1:50만 미만으로 추정된다. 피는 여전히 양날의 검이다.[16] 헌혈을 통해 자신의 피를 희생할 수 있지만, 또한 언제든지 피의 희생자가 될 수 있다.

피를 아껴 생명을 구하세요

"피를 아껴 생명을 구하세요."

2015년 세계에서 가장 인정받는 과학 학술지 〈네이처〉에 실린 기사 제목이다. 수혈은 현대 의학에서 가장 흔히 남용되는 치료법 중 하나다. 수혈은 사실상 장기이식이나 마찬가지이므로 그만큼 위험이 따를 수 있음을 잊어선 안 된다.[17] 심장이나 신장 같은 일반적인 장기이식에서는 기증자에게서 장기를 떼어내자마자 곧바로 수혜자에게 이식되지만, 수혈되는 적혈구는 샘에서 방금 길어 올린 신선한 물이 아니다. 적혈구는 자연적인 혈류에서 분리되어 방부 처리 후 봉지째 냉각되어 최대 35일까지 보관된 재고 상품이다. 보관이 잘된 치즈와 레드와인을 빼면,

생명의 양식인 건강한 식품의 특징은 신선함이다. 산소를 운반하는 작은 적혈구는 보관 상태에서 점차 둥근 형태를 잃어간다. 그러면 모세혈관을 통과하기가 어렵다. 또한, 상한 우유처럼 표면이 변하여 서로 엉겨 붙는 경향이 생기고 산소를 전달하기가 더 어려워진다. 그래서 헌혈 후 보관되었던 피를 수술 중에 수혈받은 환자는 심장마비, 뇌졸중, 신부전 등을 겪을 확률이 훨씬 더 높다. 면역 체계도 약해져서 감염 확률이 올라간다. 자, 그렇다면 혈액은행은 주문이 들어오면 어떤 혈액을 먼저 판매하겠는가? 그렇다, 보관한 지 오래되어 유통기한이 얼마 남지 않은 바로 그 혈액이다.

　그러므로 수혈이 필요 없는 것이 당연히 가장 좋다. 수혈을 피하기 위한 조치를 **환자혈액관리**라고 한다.[18] 피를 아끼는 수술과 수술 전에 환자의 피를 받아두는 것이 이런 조치에 속한다. 수술 전 몇 주 동안 환자에게서 전혈을 채집해둔다. 물론 이것 역시 완전히 신선하진 않지만, 혹여 문제가 생기더라도 자기 피이므로 더 잘 견딜 수 있다. 또한, 감염 위험이 없고 원심분리기로 성분을 분리하지 않으므로(전혈), 손상이 적고 품질도 더 좋다. 오늘날 피가 부족할 때(빈혈) 즉시 적혈구 농축액에 의존하지 말고 더 오래 견디기를 권장한다. 그러나 이는 언제나 모든 의사가 **각각의 환자에 맞게** 개별적으로 결정해야 할 사안이다. 여러 연구 결과에서 볼 수 있듯이, 다른 사람의 피를 수혈할 때 명확한 이유를 제시하도록 의사에게 의무를 지우면, 수혈 남용을 확실히 낮출 수 있다. 그러면 합병증도 적고 생존 가능성도 높아지므로 환자에게도 유익한 일이다.

수십 년 전, 새로운 수술 기법을 배우기 위해 다른 병원 수술실을 참관한 적이 있었다. 집도의가 수술 중에 핀셋에 심장의 피를 묻혀 녹색 수술용 수건에 그림을 그리며 설명했고, 우리 참관자들은 적잖이 놀랐다. 어쩐지 피가 그를 원망할 것만 같았다. 기억하기로, 그가 수술 집도를 할 때면 유난히 피가 많이 흘렀기 때문이다. 이것은 한 가지 일화에 불과하지만, 과거에 외과 의사들이 피를 어떻게 다뤘는지 잘 보여준다.

수술 전후에는 혈액 수치를 기준으로 신체 및 장기의 여러 기능을 점검하고, 거의 매일 의료진이 병실로 와서 혈액 샘플을 채취한다. 2015년 미국 클리블랜드 클리닉은 심장 수술 전후 정기적인 채혈로 소실되는 혈액량을 조사했다.[19] 이런 식으로 무려 수혈팩 한두 개 분량이 '낭비'되었다. 피를 뽑기 전에, 정말로 필요한 일인지, 피검사로 무엇을 알 수 있을지 미리 숙고해야 할 것이다. **환자혈액관리**는 환자의 피를 더 적게 채취한다는 뜻이기도 하다.

메리는 피를 한 방울이 아니라 아주 많이 기증했다. 메리와 다른 헌혈자들의 피로 하미트는 메리의 할아버지처럼 목숨을 구했다. 우리는 헌혈을 해야 할까? 당연히 그렇다! 피를 아껴 쓰더라도, 수혈 외에 다른 대안이 없는 경우가 많다. 고혈압 환자가 헌혈하면 혈압을 낮추는 데 도움이 되므로, 헌혈은 건강에 좋고 행복감도 준다.[20] 600명 이상을 대상으로 한 대규모 연구에서, 헌혈자의 18퍼센트가 두통 감소와 가뿐한 기분 같은 긍정적 부작용을 보였다. 그러나 반대의 경우도 있다. 29퍼센트가 한동안 피곤하고 기운이 없고 현기증도 느꼈다.[21] 헌혈에는 대가가 따르는 경우가 많다. 그렇기에 피의 희생이라 부를 만한 것 같다. 헌혈은 생명을 위한 희생이자 인류애를 발휘하는 순간이다.

10장. 더럽혀진 피

수술 다음 날 아침, 일요일 교회 종소리가 새파란 하늘에 맑게 울려 퍼졌다. 나는 그 소리에서 희망을 느끼며 병원으로 향했다. 병원에서 제일 먼저 간 곳은 당연히 하미트가 누워 있는 중환자실이었다. 병실로 가는 길에 야간 근무를 마치고 퇴근하는 당직 의사를 만났고, 간밤의 일을 간략하게 전달받았다.

"출혈은 아직인가요?"

내가 물었다.

"아니요, 멈췄어요. 피가 더는 흘러나오지 않습니다."

그리고 특유의 냉소적인 어투로 덧붙였다.

"지금 그 안에 든 것을 피라고 불러도 되는지 모르겠지만요."

나는 끄덕였다. 맞는 말이었기 때문이다. 적혈구, 혈소판, 혈장, 몇 가지 응고인자의 혼합물은 아직 피가 아니다. 피는 몇 가지 성분으로 간단히 분리한 뒤 비닐팩에 보관하여 일부를 얼렸다가 며칠 뒤에 다시 합칠 수 있는 그런 액체가 아니다. 동료 의사 아포스톨로스는 이를 두고 아주 기발한 말을 한 적이 있다.

"다짐육으로 스테이크를 만들 수는 없어요."

생명체는 언제나 전체가 부분의 합보다 크다. 하미트의 몸에서 흐르는 것은 붉은 액체이고, 산소를 운반했으며, 혈관 안에 머물렀다. 적어도 대부분은.

당직 의사가 더 자세히 보고했다.

"계속 자게 두었어요. 폐가 아직 좋지 않아요. 엑스레이 사진이 온통 하얗게 나와서, 며칠 더 인공호흡기를 써야 해요."

하미트의 폐부종, 즉 폐에 물이 차는 현상은 대량 수혈과 쇼크의 전형적인 합병증이었고, 이는 천천히 회복될 것이다. 다발성 장기부전증 위험이 여전히 남아 있었다. 끝으로 당직 의사가 말했다.

"아무튼, 환자의 여자 친구가 왔어요. 이름이 라라? 뭐 그런 거였고 성은 잊어버렸어요. 예외적으로 중환자실에 들여보내줬어요. 어제부터 와 있었는데 완전히 얼이 나간 상태예요. 경찰도 다녀갔고, 환자는 아직 의식이 없어요."

중환자실 유리창을 통해 하미트의 머리가 보였다. 오른팔만 빼고 전신이 가려져 있었다. 반쯤 벌어진 입에 호흡기가 물려 있다. 하얀 치열에 개구기도 끼워져 있다. 젊은 여자가 침대 옆에 앉았다기보다는 거의 침대 위에 엎드려 있는 것처럼 보일 정도로 환자에게 한껏 몸을 기울이고 있었다. 여자의 몸짓 하나하나에서 사랑과 근심이 느껴졌다. 여자는 하미트의 오른손을 쓰다듬으며 조용히 말했다. 하미트는 여전히 사투를 벌이고 있었지만, 무표정한 얼굴과 검은 곱슬머리가 여자 친구의 금발과 아름다운 대조를 이루었다. 그는 깨끗하게 씻긴 상태였고, 피부에는 아무런 핏자국도 남아 있지 않아, 마치 아무 일도 없었던 것처럼 보였다. 붕대는 새것으로 깨끗하고 침대 시트도 새하얗다. 주변에는 케이블, 튜브, 주입 장치, 모니터 라인들이 어지럽게 얽혀 있다. 머리 위쪽 중앙에 달린 모니터가 여러 장기의 기능들을 보여주었다. 나는 조용히 중환자실로 들어섰다.

호흡기가 규칙적으로 쌕쌕 소리를 냈고, 그 외에는 정적이 흘렀다. 모니터는 무음으로 설정되었다. 탁자에는 병상용 플라스틱 검사 카드가 몇 개 놓여 있었다. 수혈하기 전에 병상에서 최종적으로 환자의 혈액형을 확인하기 위한 것이다. 실험실과 병원의 각종 검사에 대한 다중 안전장치인 셈이다. 쓰레기통에는 빈 수혈팩이 들어 있다. 나는 가까이 다가가 배출 튜브 네 개 중 하나를 검사했다. 노란색 상처액뿐이다. 괜찮아 보였다. 그제야 여자가 나를 알아차리고, 뭔가 금지된 일을 하다 들킨 사람처럼 벌떡 일어났다. 내 소개를 하고, 말을 다 마치기도 전에 여자가 내 손을 잡고 계속 흔들며 말을 더듬었다.

"고맙습니다, 고맙습니다, 고맙습니다. 생명의 은인이
세요."

나는 여러 사람이 함께 애쓴 결과라고, 모든 것은 응급 의
사의 냉철한 판단에서 시작되었으며 하미트의 운도 한몫했다
고 말했다. 그리고 "상처가 잘 아물면, 몇 주 후에는 이 모든 일
이 추억이 될 겁니다"라고 말을 마쳤다. 그때 여자가 울기 시작
했다.

"밖에 나가서 잠깐 얘기를 좀 나눌 수 있을까요?"

내가 여자에게 물었다. 여자는 하미트의 손을 한 번 더 쓰
다듬고 나를 따라왔다. 나는 이제 경찰도 알고 있는 사건의 전
말을 들었다. 라라를 충격에 빠트린 것은 하미트의 상태만이 아
니었다. 라라의 아버지는 금요일 밤부터 구금 상태에 있었다. 하
미트가 라라 모르게 농장으로 찾아갔을 때, 라라의 아버지가 하
미트의 가슴을 칼로 찔렀다.

"하미트는 결혼 승낙을 받으러 간 거였어요. 너무 구식이
죠! 요즘 누가 그렇게 해요! 특히 아버지 같은 사람에게는 절대
안 돼요. 아버지는 외국인을 혐오해요! 하미트를 이름으로 부른
적이 한 번도 없어요. 늘 뜨내기라고 불렀죠. 그런 사람과 결혼
하는 건 피를 더럽히는 일이라면서요."

라라는 피를 더럽힌다는 말을 분노에 차서 몇 번 더 반복
한 다음, 이야기를 이어갔다.

"아버지는 알코올중독자예요. 수년째. 이제 아버지와는 얘기도 할 수 없어요. 금세 화를 내며 과민 반응을 보이거든요. 하미트가 독일 여권을 가졌고 20년 넘게 독일에 살고 있다는 사실도 아버지한테는 아무 소용이 없고, 하미트가 우수한 성적으로 대학입학시험을 통과했고 내년에 대학을 졸업하는 것에도 관심 없어요. 아버지는 금요일 아침이면 낚시를 해요. 하미트가 찾아갔을 때, 잡은 물고기를 손질하던 중이었어요. 나는 그걸 너무너무 싫어했죠! 어렸을 때부터, 금요일마다 생선 비린내가 나는 게 싫었어요."

"그러니까 아버지가 범인이군요?"

나는 이 사실에 충격을 받아 같은 말을 반복했다.

"네."

라라가 끄덕였다.

"끔찍한 건, 자기가 옳은 일을 했다고 생각한다는 거예요. 형사가 그러는데, 후회하지 않는대요."

라라는 소리 내어 흐느꼈다.

"생각해보세요. 아버지는 무슬림을 욕해요. 그리고 뭘 하는지 아세요? 피와 명예, 뭐 그딴 얘기만 해요. 누가 이슬람주의자인 걸까요?"

"정말 안타까운 일이네요."

나는 유감을 표했다.

"많이 힘드시겠어요."

가족과 민족, 혈연, 혈통 그리고 피를 더럽혔다는 이유로 전 세계적으로 여자, 남자, 어린이가 박해받고 고문당하고 살해당한다. 성, 젠더, 폭력, 외상은 피와 단단히 연결되어 있고, 결코 떨어질 수 없어 보인다. 그래서 나의 지인들 중에는 자신의 혈통과 무관하게 살려는 사람이 아주 많다. 그 마음이 충분히 이해가 된다. 그러나 나에게 피는 일용할 양식과 다름없다. 사람들이 가장 위험한 상황에 있을 때, 목숨이 칼날 위에 놓였을 때, 심하게 다쳤을 때, 그들을 돕는 것이 나의 일이다. 나는 의사로 일하면서 인간의 존재를 깊이 통찰하게 되었다. 인간은 위기 상황에서, 심지어 사망 선고가 내려진 상황에서도, 희망이 있는 한 많은 것을 견뎌낼 수 있다. 대개는 결국 죽지만, 그런 경우는 견뎌내려는 의지도 함께 죽었을 때다. 하미트 같은 사례에서는 수술팀 역시 수술 동안, 그리고 수술 후에도 고통스러운 상황을 견뎌내야 한다. 희망이 없으면 해낼 수 없다. 피뿐 아니라 희망도 기증할 수 있다. 하미트의 여자 친구 앞에서 지금 내가 해야 할 일이 바로 그것이다. 심장 수술이 잡혀 있어서, 나는 라라와 작별 인사를 했다.

늦은 오후 커피를 마시며 쉬고 있을 때, 하미트를 처음 발견하여 응급처치를 했던 헬무트가 내 어깨를 두드렸다.

"그 청년이 이겨내서 정말 다행입니다. 솔직히 가망이 없다고 생각했거든요."

"도대체 무슨 일이 있었던 겁니까?"

내가 물었다.

"정말이지, 그런 일은 처음 겪었어요."

헬무트가 크게 심호흡을 했다. 그런 다음 하미트를 처음 발견했을 때의 상황을 얘기해주었다. 시작은 아주 평범했다.

거친 동부에서 걸려온 긴급 전화

안개가 자욱한 10월 오전, 독일 동부의 어느 시골 마을. 수확이 끝난 축축하고 검은 밭과 연회색의 뿌연 지평선이 극적인 대조를 이루었다. 현장까지 이동하는 데만 30분 넘게 걸렸다. 헬무트는 운전기사와 함께 구급차 앞에 도착했다. 응급 의사가 다른 차로 현장에 도착하는 것을 랑데부 시스템이라고 한다. 구급대가 더 빨리 도착할 수 있고 응급 의사가 유연하게 배치될 수 있다는 장점이 있다.

농장은 마치 폐허처럼 보였다. 어딘가에서 소가 울고 있었다. 헬무트가 차에서 내려 주위를 둘러봤을 때 가장 먼저 받은 인상은 평화로운 시골 마을이라는 것이었다. 그러나 이내 의심이 들었다. 응급 의사가 호출된 상황인데, 너무 조용한 거 아니야?

응급 호출기 화면에 '흉부 외상'이라고 떴을 때, 헬무트가 가장 먼저 떠올린 것은 동물의 발길질이었다. 흉부면 가슴이고, 농장에서 소나 말이 농부의 가슴을 차는 일이 종종 벌어진다. 둔중한 발길질에 내부 장기가 눌려 심각한 부상을 입을 수 있으므로, 매우 위험한 상황일 수 있었다. 현장까지 이동하는 긴 시간 동안 헬무트는 '흉부 외상'이라는 단어가 무엇을 의미할지 깊이 생각했다. 나 역시 응급 의사로 출동할 때는 무엇이 나를 기다리고 있을지 짐작해본다. 응급 호출기의 화면에는 보통 한두 단어만 떠 있다. 어떨 땐 아주 난해하게 '문 열림'이라고만 뜨기도 한다. 현장에 도착하고 나서야, 아무도 없고, 소방대가 문을 열었으며, 거실에 심하게 부패한 시체가 끔찍한 악취와 광경을 만들고 있음을 확인한다. 헬무트는 이 정도의 장면을 예상하지는 않았지만, 가슴 부상이 결코 작은 일이 아님을 알고 있었다. 흉부에는 심장 옆에 아주 큰 생명 호스들이 있기 때문이다. 성인의 경우 분당 4~8리터씩 피가 흐르는 대동맥, 음식을 먹는 데 반드시 필요한 식도, 공기를 폐로 보내는 기도.

"계십니까?"

헬무트는 주인을 부르며 집으로 다가갔다. 현관문이 살짝 열려 있었다. 그는 조심스럽게 복도로 들어갔고, 방금 피운 것 같은 담배 연기 냄새를 맡았다. 그리고 뭔가 더 있었다. 녹슨 쇠 냄새가 났다. 의심의 여지없이 명백한 피 냄새였다. 그렇게 확실하게 피 냄새가 날 정도면 분명 출혈이 아주 심하다는 뜻이므로, 초긴장 상태로 계속 발걸음을 옮겼다. 복도를 따라 부엌으로 향했다. 지저분한 그릇, 오래된 신문, 맥주병이 가득한 가운데

한 청년이 식탁에 앉아 담배를 피우고 있었다.

"이걸 직접 빼고 싶진 않았어요."

청년이 말했다.

"그래서 전화했어요. 전문가에게 맡기는 게 좋겠다고 생각했죠. 나는 의사가 아니라 엔지니어거든요."

청년은 천천히 담배 한 모금을 빨아들였다. 오케이, 의식이 있어 다행이라고, 헬무트는 생각했다. 청년은 눈을 뜨고 있고, 말도 명확히 하고 움직임도 정상이다. 그렇게 심각하지 않은 것 같다.

하지만 뭘 '뺀다'는 말일까, 헬무트는 곰곰이 생각했다. 그는 더 가까이 다가갔고, 칼을 보았고, 처음에는 어두워서 잘못 봤다고 생각했다. 그러나 잘못 본 게 아니었다. 청년의 가슴에 칼이 꽂혀 있었다. 청년은 이것이 마지막 담배일 수 있다는 걸 확실히 모르고 있었다. 아니면 그게 두려워 담배에 불을 붙인 걸까? 죽어가는 사람의 입에 담배가 꽂혀 있는 서부극처럼. 그러나 이것은 서부극이 아니라, 독일의 거친 동부에서 벌어진 일이다. 가해자가 아직 집에 있을까? 구급대원은 신변 보호를 위해 안전 교육을 받는다. 매 임무가 마지막 임무일 수 있다. 연기나는 엔진이 폭발할 수도 있고, 범죄 현장에서 구급대원이 폭력에 노출되기도 한다. 가해자가 구급대원을 맞이할 때도 있는데, 전문가는 이것을 세컨드 히트, 두 번째 공격이라고 부른다. 이로 인해 치명적 결말을 맞을 수도 있다. 그러므로 경찰이나 소방관의 안전 확인이 끝날 때까지 기다리는 것이 좋다.

그러나 여기에는 다른 사람도, 가해자도 없었다. 바라건대 식탁에 앉아 담배를 피우는 청년뿐이다. 하늘색 스웨터에는 자두잼을 잔뜩 흘린 것 같은 얼룩이 넓게 번져 있고, 왼쪽 가슴에 칼이 꽂혀 있다. 청년이 앉은 의자에서 검푸른 피가 구멍 난 엔진에서 새는 기름처럼 소리 없이 방울방울 떨어졌다. 피 웅덩이가 계속해서 점점 커졌다. 청년은 중상을 입었고 매우 위급한 상황이었다. 청년에게 필요한 것, 청년을 구할 수 있는 것은 오직 경험 많은 수술팀이고, 출혈을 막으려면 심장외과 의사가 가장 좋을 것이다. 그리고 당연히 피가 필요하다. 뒤이어 도착한 구급대원 두 명도 헬무트와 같은 생각이었다. 그중 한 명이 물어보는 표정으로 양팔을 번쩍 올려 허공에서 손목을 돌렸다. 헬리콥터 사인이었다. 경험이 풍부한 응급 의사 헬무트는 동의하며 고개를 끄덕였다. 그러나 안개가 너무 짙은 것이 마음에 걸렸다. 그들은 구급센터에 문의하여 모든 가능성을 검토하기로 했다. 그러나 빠른 수송과 헬리콥터팀의 지원에 큰 기대를 걸지는 않았다.

엄청난 스트레스를 받을 수 있는 극한 상황에서는 쇼크 상태의 환자뿐 아니라 응급팀에도 알고리즘 매뉴얼이 도움이 된다. 매뉴얼을 반복 훈련해두면 현장에서 침착과 냉정을 유지할 수 있다. 응급 의사가 매뉴얼을 지킨다는 것은 명확한 단계별 절차를 따른다는 뜻이다. 그러면 환자를 바르게 평가하고 부상

정도를 정확히 판단하여 필요한 의료 조치를 즉시 시행하는 데 도움이 된다. 또한, 중요하지 않은 것과 중요한 것을 구별하는 데도 도움이 된다. 둘을 구별하는 것이 항상 쉽지만은 않다.

수십 년 전에는 부상자들이 주로 들것에 실려 구급차로 사이렌을 울리며 병원으로 급히 이송되었지만, 오늘날에는 사고 현장이 병원 전 외상관리센터로 변모한다. 현재 거의 모든 의학 용어가 그렇듯이, 여기에도 복잡한 영어 약자가 사용된다. **PHTLS** Pre-Hospital Trauma Life Support (병원 전 외상 소생술). 이때 무엇을 해야 하는지는 초등학생도 기억할 수 있다. ABCDE만 기억하면 된다. 이것은 응급의학의 기초로, (병원이 아니라) 현장에서 즉시 주요 장기의 기능 장애를 발견하고 치료하는 것을 목표로 한다. 그 이상도, 그 이하도 아니다. 응급 의사는 복잡한 상황에서도 이를 실행할 수 있다. 극심한 스트레스 상황에서도 이 알고리즘은 생각이 나고, 그래서 전 세계의 모든 구조대가 이 매뉴얼을 따른다.

A = Airway = 기도가 열려 있나?

B = Breathing = 환자가 숨을 쉬나?

C = Circulation = 혈액순환은 어떠한가?

D = Disability = 환자의 의식은 어떠한가?

E = Expose/Environment = 동반 부상이 있는가?

지금까지 주의 깊게 읽은 독자라면 아마도 이렇게 생각할 것이다. 아하, 이 청년은 칼에 찔렸지만, 다섯 가지 질문에 모두 '예'라고 답할 수 있으니 다 괜찮은 건가?

그러나 알파벳 하나가 더 있다. 소문자 x. 그것은 묘지에 널린 십자가처럼 보인다. x는 ExSANGUINATION을 뜻한다. 출혈! 환자가 피를 흘리고 있는 것이 확실하다면, 알고리즘은 xABCDE로 변경된다. 논리는 간단하다. 부상자가 피를 흘리며 죽어갈 때, 무슨 일이 일어났는지 묻거나, 혈압을 재거나, 호흡을 확인하는 것은 아무 소용이 없다. 이럴 때는 최우선 순위가 지혈이다.

Treat first, what kills first! 가장 위급한 것부터 치료한다! 모든 응급 의사와 외상외과 의사가 피와 살에 새겨야 하는 기본 원칙이다. 팔다리에서 출혈이 심하면 압박하고 묶어야 한다. 이는 응급처치 수업 때도 배우는 내용이다. 살에 상처가 났을 때, 그러니까 근육의 더 큰 조직이 손상되었을 때 사용하는 거즈가 있는데, 이 거즈에는 출혈을 가라앉히는 응고인자가 들어 있다. 그런데 가슴에 칼이 꽂힌 경우, 칼이 심장을 찌르고 어쩌면 폐에도 구멍을 낸 것으로 추정되는 경우, **가장 위급한 것부터 치료한다**는 것은 정확히 무슨 뜻일까?

헬무트는 하미트에게 한 걸음 더 다가가 그의 차가운 손을 잡고 엄지손톱을 잠깐 눌렀다가 다시 놓았다. 직접 한번 해보기 바란다. 손톱 아래가 하얗게 변했다가 금세 다시 분홍색으로 변할 것이다. 흰색에서 분홍색으로 변하는 시간이 모세혈관의 재충전 시간이고, 응급 의사는 이것을 통해 혈류와 순환에 관한 필수 정보를 얻는다. 손톱 아래에는 가장 가는 혈관인 모세혈관이 있다. 그 안에서 적혈구가 산소를 세포에 전달한다. 모세혈관의 혈류가 계속해서 방해를 받으면, 세포는 죽고 신체는 쇼크 상태에 빠진다. 여러 다양한 원인이 있지만, 출혈이 목록 맨 위에 있다. 몸에 피가 부족할수록, 혈관을 눌러 피를 내보낸 뒤 다시 채워지기까지 걸리는 시간이 더 길다. 헬무트는 손톱을 주시하며 숫자를 셌다. 30초처럼 느껴지는 한없이 긴 3초가 지나서야 비로소 하미트의 손톱 아래에 붉은 기운이 옅게 돌아오기 시작했다. 피를 너무 많이 흘려 혈액순환이 약해진 것이 분명했다.

"x 문제!"

헬무트는 팀에 전달했다.

"모세혈관 재충전 시간 3초 이상. 칼에 찔린 심각한 흉부 외상, 위독한 상태, 과다 출혈. 정맥 라인 준비하세요. 볼륨을 늘려야 합니다."

순환을 지속하려면, 일정량의 피가 있어야 한다. 3분의 1 이상을 잃으면, 목숨이 위태롭다. 그러므로 헬무트에게는 식염수와 전해질을 주입해야 했다. 물론 피와 달리 이것들은 산소를 운반할 수 없고 응고도 할 수 없다. 하지만 줄어든 혈류량을 채워 비상 순환을 유지하는 데 일시적으로 도움이 될 수 있다. 그러나 문제가 없는 것은 아니다. 피가 더 묽어져 출혈이 더 심해질 위험이 있다. 그리고 혈압이 높아져 역시 출혈이 심해질 수 있다. 인간은 커다란 혈관과 같다. 이 혈관은 복잡한 체계로 가지를 뻗었고, 그 중앙에는 큰 양동이처럼 심장이 자리 잡고 있다. 이 양동이에 구멍이 생기면, 피가 빠져나간다. 양동이에 피를 더 많이 부을수록, 압력이 높아져서 더 많이 빠져나간다. 그리고 피를 물로 대체하면, 점도와 응고력이 감소하여 더 심하게 흘러나간다. 악순환이다!

수액으로 혈류의 볼륨을 늘릴 때는 응급 의사의 예민한 감각이 중요하다. 수축기 최고 혈압이 아마도 70~80수은주밀리미터에 불과한 상황에서, 환자가 죽지 않을 만큼만 정확히 주입해야 하기 때문이다. 이 절차는 낮은 혈압을 허용한다는 뜻에서 허용성 저혈압 또는 저혈압 소생술이라고 부른다. 현대 의학이 혈압 저하를 경계한다는 것을 경험을 통해 잘 알고 있는 독자라면, 이 말이 좀 이상하게 들릴 것이다. 그러나 출혈성 쇼크에서는 허용성 저혈압, 즉 생명을 구하는 허용된 예외 상태가 중요하다. 이때는 숫자가 아니라 사람을 봐야 한다. 하지만 애석하게도 의학의 여러 다른 분야에서 이것이 자주 잊히는 것 같다.

응급 의사의 현명한 판단으로 주입량을 조절하더라도, 수액 주입만으로는 하미트를 구할 수 없을 테고, 이 요법은 조만간 쓸모를 다할 것이다. 하지만 당장은 다른 대안이 없었다. 게다가 완전히 다른 문제가 하나 더 있었다. 수액을 어떻게 주입한단 말인가? 하미트의 석고 같은 새하얀 피부에는 주입관을 연결할 정맥이 보이지 않았다. 그럼에도 헬무트는 시도해야 했다. 팔뚝, 손등, 팔꿈치 등 어느 곳에서도 정맥을 찾을 수 없었다.

뼈 드릴

헬무트는 현대 응급의학 방법을 쓰기로 했다. 뼈 드릴을 사용해 골수에 접근하는 것이다. 이는 정맥주사Intravenous, IV와 달리 뼈에 주입하므로 골내주사Intraosseous, IO라고 부른다.

헬무트는 환자의 바짓단을 크게 잘라내고, 드러난 정강이에 전동 드라이버처럼 생긴 기기로 양쪽 무릎 바로 아래에 구멍 두 개를 뚫었다. 마취도 없이? 시간이 있었다면, 국소마취를 했겠지만, 하미트는 통증조차 느낄 수 없는 상태인 것 같았다. 아직 뼈가 온전한 환자라면, 골내주사로 약물과 수액을 주입할 수 있다. 말하자면 피의 기원, 피의 진원지인 골수로 주입하는 것이다. 그러나 흐르기보다는 방울방울 떨어지기 때문에 큰 정맥만큼 많은 양을 주입할 수는 없다. 그래도 없는 것보다는 낫고 **저혈압 소생술**을 쓰는 데 충분하다. 하미트는 가쁜 숨을 몰아쉬며 이 모든 것을 견뎌냈다.

x 문제는 당분간 해결되었다. 헬무트는 남은 적혈구에 산소를 최적으로 공급하기 위해 환자에게 산소마스크를 씌웠다. 그것으로 A와 B도 충족되었다. C를 위해 이미 정강이뼈 안으로

주입액이 방울방울 들어가고 있었다. 시간을 더 낭비해선 안 되었다.

"차에 태워 여기서 나갑시다!"

헬무트가 팀원들에게 말했다.

"어디로요?"

기운이 거의 빠진 하미트가 들릴 듯 말 듯 희미하게 속삭였다. 그러나 지금 자기에게 무슨 일이 일어나고 있는지는 명확히 인식할 수 있었다. 헬무트는 그것으로 족했다.

"D 문제는 없어요."

그가 팀원들에게 말했다. 그리고 다른 부상이 없다는 것도 확인했으므로 덧붙였다.

"E 문제도."

"병원으로 갈 겁니다."

헬무트가 환자에게 설명했다. 그리고 긴 이송 시간을 버틸 수 있기를 기도했다.

파란색 피

좋은 선택은 아니지만, 다른 가능성이 하나 더 있었다. 심장이 멎을 경우, 가슴을 열고 칼을 뽑은 후 피가 덜 새어 나오기를 바라며 상처를 손가락으로 누르는 것이다. 어쩌면 바늘로 꿰맬 수도 있으리라. 응급 의사는 봉합술 교육도 받는다. 특히 젊은 환자들의 생명력은 종종 피보다 더 강하기 때문에, 목숨을 구할 수 있는 모든 수단을 다 써도 된다. 그런 과감한 조치를 통해 일시적이나마 생존이 가능했던 사례들이 있다.[1] 그것은 일종의 필사적 안간힘이다.

이른바 클램셸 흉부절개술[2]의 경우, 유두 아래 가슴을 왼쪽에서 오른쪽까지 가로질러 약 70센티미터를 절개한다. 크고 튼튼한 가위로 갈비뼈 사이의 근육과 결합조직 그리고 가슴뼈를 가로질러 과감하게 절단한다. 보조를 맡은 사람은 부상자의 머리를 자기 무릎에 끼우고 양손을 앞으로 뻗어 절단된 흉벽 가장자리를 잡고 자기 쪽으로 끌어당긴다. 그렇게 흉곽 전체가 자동차 보닛처럼 열리고 심장과 양쪽 폐가 드러난다. 처음 보는 사람이라면 충격을 받을 만한 장면이다. 그러나 그것은 생존의 문이다.

다이애나 비의 경우에도 가장 가까운 병원으로 빨리 가는 것이 구급차에서 겨우 **버티다** 죽어서 병원에 도착하는 것보다 더 나았을 것이라고, 대다수 전문가는 아마 말할 것이다.[3] '하트의 여왕' 다이애나는 하미트처럼 심장을 찔린 자상이 아니라, 세차게 부딪힌 둔상을 입었다. 파파라치를 피해 차를 달리다 파리의 한 터널 벽에 충돌하는 사고가 일어났고, 심장이 흉곽 안에서 심하게 흔들려 폐와 연결된 폐동맥이 찢어졌다. 다이애나에게 필요했던 것은 하미트와 마찬가지로 피와 즉각적인 수술이었다. 그러나 프랑스 의사들은 하미트처럼 다이애나 비를 구급차에 싣고 달리는load and go 대신 현장에서 뭔가를 하는 쪽stay and play을 선택했다. 출동한 응급팀은 현장에서 문제를 해결하려 애썼다. 쇼크와의 싸움은 한 시간 넘게 걸렸고, 심장 주변의 동맥이 찢어진 상태라 문제가 해결되지 않았다. 결국 구급차 안에서 심정지가 발생했다. 그 후 클램셸 흉부절개술로 다이애나 비의 흉곽이 열렸다. 불과 10분 거리에 유명한 큰 병원이 있었지만, 너무 늦었고 하트의 여왕은 피를 흘리며 죽었다. 이 일이 있은 후 다이애나의 시어머니인 엘리자베스 여왕은 자기에게 이런 일이 일어나지 않도록 여행 가방에 항상 자신의 피를 비상용으로 가지고 다녔다. 엘리자베스 여왕의 피는 로열 블루가 아니라, 백성들과 똑같이 빨간색이다. 그리고 믿기지 않겠지만 그녀도 결국 죽었다.

그날 저녁 퇴근하기 전에 나는 다시 환자의 상태를 살폈다. 라라는 여전히 병상을 지키고 있었다. 환자의 귀에 격려의 말을 속삭이고, 이야기를 들려주고, 지칠 줄 모르는 사랑의 보살핌으로 손과 머리를 쓰다듬었다. 환자에게 이보다 더 잘 할 수는 없어 보였다. 여러 연구가 증명했듯이, 중환자실의 환자에게는 사랑의 지지가 긍정적 효과를 낸다.[4] 불행히도 하미트의 소변량이 감소했고, 신장 수치가 올라갔다. 신부전이 임박했다는 경고 신호다. 환자와 가족에게 솔직해야 한다. 나는 나의 두려움을 라라와 공유했다.

"모두가 외국인이에요."

라라가 불쑥 말했다. 어제 나눴던 우리의 대화를 이어간 것일 수도 있고, 어쩌면 구금되어 있는 아버지에게 말하는 것일 수도 있다.

"자기가 태어난 곳을 제외하면 전 세계 거의 모든 곳에서 모두가 외국인이죠."

나는 우리가 모두 그저 잠시 머무는 손님에 불과하다고 생각하며 하미트의 혈액 수치를 걱정스럽게 살폈다. 나는 라라의 아버지, 그러니까 가해자가 체온을 감지하는 열화상 카메라에 적발되었다는 것을 알게 되었다. 피는 체온의 유지와 분배를 담당한다. 가해자는 범행 후 보트를 타고 우거진 갈대밭으로 도망쳐 몸을 숨겼다. 그러는 동안 하미트는 집에서 피를 흘리며 죽어가고 있었다. 이후 경찰이 탐지견과 함께 오랫동안 가해자의 행방을 수색했지만, 성과가 없었다. 가해자를 찾아낸 것은 냄새가 아니라 결국 피의 온기였다.

11장. 우리는 '한' 핏줄일까?

하미트의 몸에는 이제 수많은 사람의 피가 모여 있고, 그 피들이 하미트의 새로운 기관이 될 것이다. 정말 흥미롭지 않은가? 심장이나 신장을 이식할 경우, 거기에는 기증자 한 명과 장기 하나가 있다. 반면에 혈액을 대량으로 이식할 경우, 거기에는 수많은 기증자와 수많은 피가 있다. 이제 다양한 피부색, 다양한 눈과 얼굴형, 다양한 성적 취향, 다양한 종족이 기증한 피가 하미트의 몸 안에 흐를 것이다. '종족'은 일반적으로 언어, 문화, 종교, 출신 지역 등이 같은 사람들의 정체성을 의미한다. 하미트는 다른 종의 피를 수혈받지 **않았다.** 인간은 생물학적으로 유전적으로 다른 종이 없기 때문이다.[*] 개, 고양이, 소, 닭 같은 가축에만 다양한 품종race이 있다. 독수리, 개미, 흑멧돼지 등 야생동물의 경우에는 품종이 아니라 종species이 있는데, 지구상에는 대략 200만에서 1,000만 종이 있다. 다른 종의 동물과는 생식으로 자손을 가질 수 없기 때문에, 종은 명확하게 정의될 수 있다.

인간은 특별한 종에 속하고, **호모 사피엔스** 한 종뿐이다. 호모 사피엔스는 생식하고 번식하여 온 세상에 퍼졌다. 그들은 모든 국경과 문화를 초월하여 언제나 다채로웠다. 호모 사피엔스의 사랑에는 생물학적 국경이 없지만, 대개는 자신이 소속되었다고 느끼는 집단에 사는 걸 더 좋아한다. 그래서 세계사의 흐름과 함께, 에티오피아의 아리족, 그린란드의 이누이트족, 독일 북부의 동프리슬란트족, 아프리카의 줄루족 등 1,300개에 달하는 종족 집단이 발달했다.[1] 여덟 가지 혈액형은 모든 사람을 구별하는 데 그다지 적합하지 않은 것 같다. 솔직히 말하면, 완전히 부적합하다. 모든 사람은 저마다의 혈액형이 있고, 가장 흔한 혈액형은 O+이다. 이 피는 백인의 37퍼센트, 아프리카계 미국인의 47퍼센트, 아시아인의 39퍼센트, 히스패닉계 미국인의 53퍼센트의 몸에서 흐른다.[2] 하미트의 혈액형은 AB-였고, 이 피는 앞에 나열한 집단에서 겨우 1퍼센트 또는 그 이하를 차지한다. 그의 피는 잠시 다인종, 다문화였다가 기능을 다하고 폐기처리될 테고, 그의 골수가 다시 피를 만들기 시작할 것이다.

---

* 우리가 통상적으로 피부색을 기준으로 분류하여 인종(race)이라 부르는 것은 사실 종이 아니라 아종(subspecies)이다.

연대하는 기관

피는 연대하는 기관이다. 헌혈은 베토벤이 〈환희의 송가〉에서 아름다운 음률과 가사로 사람들의 마음에 새겨 넣은 깊은 휴머니즘을 실현한다.

"환희여, 아름다운 하느님의 광채여 (⋯) 모든 사람이 형제가 되노라."

포용과 연대의 신성한 광채가 모든 음표와 모든 핏방울에서 붉게 빛난다. 광대하게, 그리고 고대부터 현재까지. 페르시아의 키루스 대왕은 인권의 선구자로 통한다. 그는 기원전 539년에 바빌론을 정복하고 노예를 해방하고 출신에 관계없이 모든 사람에게 특정한 권리를 부여했다. 분명 이 모든 일이 폭력 없이 진행되지는 않았을 터이고, 키루스 역시 논란이 없는 인물은 아니지만, 그럼에도 그는 인류와 다원주의의 선구자로 인정받는다.[3] 그의 법은 원통형 점토에 새겨져 있는데, 뉴욕 유엔 본부의 진열장에서 그 복제품을 볼 수 있다(진품은 런던 대영박물관에 있다). 키루스 이후로 인간은 본성에 따라 이주하고 섞이고 번식했다. 그럼에도 그들의 피는 변하지 않았다. 친족은 피가 아니라 유전자를 통해 만들어진다. 혈액형은 부모 양쪽에서 물려받기 때문에 세상의 모든 어린이가 부모의 혈액형과 반드시 동일하진 않고, ABO와 Rh 체계의 새로운 조합을 갖는다.

카를 란트슈타이너가 1900년에 ABO 체계의 혈액형을 발견했을 때, 이는 인류와 의학에 축복이었다. 그럼에도 많은 사람이 이 획기적인 발견을 악용하고, 피를 근거로 차별하고, 이념을 전면에 내세우고, 가짜 인종에 따라 사람들을 분리하려 했다. 혈액의 특성도, 그 어떤 생물학 지식도 인종차별의 근거가 될 수 없다. 진화연구자들과 동물학자들이 2019년에 인종에 대한 생각을 담은 '예나 선언'을 발표했다.

"인종에 대한 생물학적 근거는 없고, 실제로 인종 자체가 존재하지 않는다."[4]

나치는 혈액형이 A형이고 키가 크고 금발이며 파란 눈을 가진 이른바 북유럽형 아리아 인종을 번식시키고자 했다. 나치는 1935년에 **독일 혈통과 명예를 보호하는 법**(혈통보호법)을 통과시켰다.[5] 아리아 혈통의 순혈주의 망상이 나치의 체계적 민족 대량학살을 정당화했다. 이 정도의 대규모 학살은 아니더라도, 신대륙에서도 인종차별이 존재했다. 미국의 인종차별은 몇 십 년 전까지만 해도 검은 피부를 가진 사람들을 열등한 존재로 분류하고 동물처럼 노예로 착취하는 것을 공식적으로 허용했다. 그러나 인간은 사람과 또는 유인원과에 속하고, 코가 건조한 영장류로 생물학적으로 한 종이다.[6]

피의 복수

그런데 왜 혈액형은 여덟 가지나 있을까? 여기에는 여러 가지 추측이 있다. A형과 B형은 2,000만 년에 걸쳐 형성되었고 O형은 아마도 A형의 유전적 돌연변이일 것이다. 최초의 인류와 그들의 조상은 아프리카에 살았다. 치명적인 말라리아 트로피카는 O형 피에서 다소 느리게 증식한다. 그것이 생존에 이롭게 작용하여 실제로 전 세계적으로 O형이 널리 퍼졌다. 다른 한편으로, O형은 콜레라에 걸릴 확률이 높다. 코로나 펜데믹 동안에도 혈액형별 검사를 했는데, A형이 더 심한 증상을 보였고, O형은 감염률이 더 낮은 것 같았다. 그러나 그것이 전부다. 오늘날까지도 여러 혈액형이 어디에서 왔고 왜 여러 혈액형이 있는지 아는 사람이 아무도 없다.[7]

혈액형은 단일민족이나 순혈주의 같은 망상을 생물학적으로 정당화하는 데 적합하지 않다. 15세기 유럽 귀족 가문에서는 엘리트 가문의 순수 혈통이라는 망상의 흔적을 볼 수 있다. 그들은 같은 혈통과 혼인하기를 선호했고, 그것은 쓰라린 피의 복수로 되돌아왔다. 근친상간의 지속으로 피가 더 고결한 '로열 블루'로 진해지지 않고 오히려 더 묽어져 응고력을 잃었기 때문이다. 근친상간으로 태어난 자녀들, 특히 아들들은 유전성 출혈 질환인 혈우병을 앓았고, 많은 사람이 소위 '왕병'으로 죽었다.

피가 건강하게 유지되려면 계속해서 유전적으로 새로워

저야 한다. 타인에 대한 배제와 엘리트주의는 피를 순수하게 유지하는 것이 아니라 오히려 병들게 한다. 인종차별의 뿌리는 피가 아니라 몇몇 사람의 잔혹한 두뇌에 있다. 그들은 다른 외모와 다른 문화를 가진 사람들보다 자기들이 더 고결하고 문화적으로 우월하다고 인식한다. 외국인의 낯선 모습, 익숙하지 않은 것에 그들은 두려움을 갖는다. 그래서 그것을 없애거나 적어도 통제하고 억제하려 했다. 그것을 위해서라면 어떤 수단도 정당해 보였다. 자신의 주장을 정당화하기 위해서는 나의 피와 남의 피가 다르다는 황당한 이론을 이용할 수밖에 없었다. 이 이론은 다른 민족을 착취하고 학대하고 차별하고 살해하는 것을 가능하게 했다. 성, 젠더, 폭력, 외상이 피의 이름으로 연결된다. 이 연결은 쉽게 끊어질 것 같지 않다. 오늘날에도 전 세계적으로 가문과 민족의 순수 혈통을 근거로, 피를 더럽혔다는 이유로 여성, 남성, 어린이가 박해와 고문, 살해를 당하고 있다.

더럽혀진 피를 복수하려는 사람들은 어떤 잔혹함도 두려워하지 않는다. 심지어 자신의 자녀에게조차도 잔혹하게 복수한다. 나도 몇 년 전에 그런 일을 겪었다. 유럽 및 세계 킥복싱 챔피언인 롤라 엘할라비Rola El-Halabi와 나는 같은 복싱클럽에서 훈련을 했다. 내게는 체력 단련을 위한 운동이었고 롤라에게는 힘든 프로 스포츠였다. 시합을 앞두고 의붓아버지가 그녀의 손, 무릎, 양발에 총알 네 발을 쐈다. 그리스인 남자 친구를 사귄다는 이유였다. 롤라는 살아남았을 뿐 아니라, 나중에 다시 여러 차례 세계 챔피언이 되었다. 믿기 어려운 성과다!《소녀여 일어나라*Stehaufmädchen*》라는 그녀의 책에서 이 일화를 읽을 수 있다.[8] 복싱에 대한 그녀의 열정은 대단했다. 롤라는 파이터였고, 인터뷰에서 얘기했듯이, 수년간의 두려움과 분노 끝에 트라우마를 안고 살아내는 데 성공했다.[9]

12장. 영혼이 피를 흘리면

롤라 엘할라비의 사례에서 알 수 있듯이, 신체 부상은 영혼에도 상처를 남길 수 있다. 그러면 우리는 영혼이 피를 흘린다거나 다쳤다고 표현한다. 더 심한 경우라면, 갈기갈기 찢겼다거나 산산조각으로 부서졌다고 말한다. 이것이 심리적 트라우마다. 영혼의 상처는 대개 신체 부상보다 훨씬 더 느리게 치유된다. 엘할라비는 몸이 다시 건강해지고 세계 챔피언이 된 지오래 지난 후에도 여전히 심리적 트라우마를 겪었다.

우리의 언어 습관에는 신체와 정신의 통합이 아주 명료하게 드러나 있다. 이를테면, 어떤 활동이나 습관 또는 의례가 살이 되고 피가 된다. 이는 신체 일부가 되어 세포와 조직에 새겨진다는 뜻이다. 심각한 부상, 신체적 외상은 이런 통합을 파괴하고, 세포와 조직을 찢어놓는다. 건강하게 연결되어 있던 것들이 분리된다. 상처 없는 온전한 신체에 흠결이 생기고, 신체와 정신의 통합이 깨진다. 아프고 피가 난다. 가장 깊은 곳에 있는 장기까지 흘러가 닿고 모든 세포와 기관을 더 높은 유기체인 우리 자신과 연결해주는 액체 기관이 우리를 떠난다. 피를 잃으면 우리는 동시에 자기 자신, 뇌, 감각, 장, 피부, 심장, 뼈, 분비샘, 신장, 눈 등등 신체 모든 곳과의 연결도 잃는다. 극단적인 경우 의식을 잃고 피를 흘리며 죽어간다. 그러면 우리의 영혼은 피와 함께 아무도 알지 못하는 방향으로 흐른다.[1]

피가 기관들을 관통하여 흐르듯, 영혼은 우리를 관통하여 흐른다. 영혼을 뜻하는 그리스어는 '프시케'인데, 이 단어는 나비를 의미하기도 한다. 나비는 영혼의 강인함과 부드러움을 동시에 표현하는 아름다운 이미지인 것 같다. 기상학자 에드워드 로렌츠Edward Lorenz는 1972년 한 강연에서, 나비의 작은 날갯짓이 엄청난 효과를 가져올 수 있다면서, 나비의 작은 날갯짓이 대기에 작은 소용돌이를 만들고 그것이 심지어 토네이도로 커질 수 있다고 말했다.[2] 그렇게 나비효과는 갑자기 세계적으로 유명해졌고, 이후 비선형물리학과 카오스 이론을 설명하는 데 사용되었다. 말하자면, 작은 원인이 큰 결과를 가져올 수 있다. 그러나 모든 작은 부상이나 아픈 일들이 반드시 영혼에 상처를 남기는 것은 아니다. 건강한 영혼은 싱싱한 나뭇가지처럼 탄력 있고 유연하다. 스트레스 폭풍에 휘었다가도 해가 나면 다시 원래 모양으로 돌아가 햇볕을 쬐는 능력을 우리는 회복탄력성이라고 부른다. 설령 잎사귀 몇 개를 폭풍에 잃더라도 아무런 문제가 없다. 생명 시스템에는 놀라운 치유력이 있기 때문이다. 상처가 저절로 아물고 새 잎이 다시 자란다. 아이의 무릎에서 피가 나면, 눈에서 눈물이 흐를 뿐 아니라 영혼도 같이 운다. 눈물을 영혼의 비라 부르기도 한다. 작은 흉터가 남겠지만, 수십 년이 지난 후에 우리는 자전거를 타다 넘어진 일을 추억하며 웃을 것이다. 그러나 구부러짐과 부러짐, 회복탄력성과 파괴, 저절로 아무는 것과 그렇지 못한 것의 차이는 아주 미세하다.

통증

　엘할라비와 하미트의 몸은 치명적 외상을 입었고, 살기 위해서는 응급 수술과 집중 치료가 필요했다. 우선 위태로운 목숨을 살릴 수 있는 것은 단 한 가지, 다른 사람의 피뿐이었다. 사고로 인한 신체적 통증이 감당할 수 없을 만큼 극심하면, 비상 프로그램이 작동하여 그 통증을 느끼지 못하게 한다. 우리 몸에서 자체적으로 진통제인 엔도르핀을 방출하는 것이다. 그래서 하미트처럼 중상을 입은 사람이 그 순간 통증을 전혀 느끼지 못하는 경우가 많다. 목숨이 위태로울 만큼 심각한 부상을 입은 사람들에 관한 인상적인 기록들이 많은데, 아프리카에서 의

사이자 선교사로 활동했던 영국 탐험가 데이비드 리빙스턴David
Livingstone이 한 예다. 1844년 당시 30세 청년이었던 리빙스턴은
사자의 공격을 받았다. 그는 의식이 있는 상태로 사자가 자신의
팔을 물어뜯는 장면을 고스란히 목격했다. 그러나 아무런 통증
도 느끼지 못했다. 이 얼마나 은혜로운 자연의 배려란 말인가!
맹수들의 사냥 장면을 볼 때면 나도 이런 생각을 한다. 목이 물
어뜯기고 피가 철철 흐르는 장면은 너무나 잔혹해 보이지만, 피
를 흘리는 당사자는 아마 아무것도 느끼지 못할 것이다. 통증이
극심하면 뇌는 생화학 물질을 이용해 통증 감각을 차단한다.

신체의 큰 부상은 영혼에도 똑같이 고통스러운 치명적인
상처를 남긴다. 안타깝게도 우리는 이 사실을 종종 망각한다. 몸
을 다쳐 피가 나면 당연한 듯이 출혈을 막고 치료를 받지만, 영
혼이 피를 흘릴 때는 그냥 지나치는 경우가 많다. 영혼 부상자
는 종종 홀로 남겨지고 아무도 영혼의 상처에 관심을 두지 않는
다. 영혼을 다친 피해자조차도 꼭 필요한 관심과 치료를 구하는
대신, 아마도 무지와 무력감 때문에, 시간이 약이 되어 언젠가
저절로 고통에서 벗어날 수 있기만을 바란다.

피부의 상처는 아문 지 오래더라도, 영혼의 상처는 여전
히 벌어진 채 피가 나고 염증이 생길 수 있다. 그것이 끊임없는
고통의 원인이 된다. 이런 고통을 견디는 유일한 방법은 고통을
더는 느끼지 않는 것뿐이다. 이는 신체 부상과 같은 원리이지만,
전혀 다르다. 이 경우 신체와 정신이 분리될 수 있다. 이를 해리

라고도 한다. 신체와 정신이 서로 떨어지는 것이다. 심리학자이자 트라우마 전문가인 데이비드 트렐리븐David Treleaven의 말을 빌리면, 이는 탈출 방법이 없을 때 쓸 수 있는 탈출 방법이다.[3] 고통이 너무 극심할 때, 밖에서 자기 자신을 볼 수 있게 해주는 보호 메커니즘이다. 상처는 무의식 세계로 떠밀려 안에서 타들어가고, 생명 에너지의 흐름이 차단된다. 사고, 처벌, 폭력, 구타, 맹견, 신체 및 정서적 학대로 생긴 공포는 평생 남아 있다. 이런 공포를 안고 사는 사람은 자유롭게 자신을 펼칠 수 없다. 그들은 트라우마의 안경을 쓰고 세상을 바라본다. 이는 그들의 결정과 행동에 의식적으로 또는 무의식적으로 영향을 미친다. 이런 이들의 대부분이 자기 자신을 부끄러워하고, 자신이 겪은 고통을 아무에게도 말하려 하지 않는다. 자신의 트라우마를 부정하거나 결점으로 여기고, 우울증에 빠지기 쉽다. 어떤 사람들은 마약에 중독되거나 자신이 겪은 일에 분노하여 폭력적으로 변한다.

우리는 종종 상처가 아무는 것을 당연하게 여기는데, 사실 그 뒤에는 매우 복잡한 생물학적 과정이 숨어 있다. 소아외과에 관한 과학 기사에 명시되었듯이, 아이의 뼈가 부러졌을 때 그것을 치료하는 것만으로는 충분하지 않다. 아이의 부러진 영혼과 마음도 함께 치료해야 한다.[4] 당연히 어른도 마찬가지다. 신체 외상을 치료하는 모든 외상센터는 영혼의 상처도 치료할 수 있어야 한다. 부상자들은 피만큼이나 시급하게 정서적 지원과 연민이 필요하다. 혈액과 마음을 모두 수혈하는 통합적 접근이 필요하다. 트라우마 심리 치료사의 전문적인 공감과 사랑하는 친구들이 필요하다. 한 연구에서 밝혀졌는데, 부부 중 한 사람이 신체 외상으로 입원했을 경우, 배우자가 '어머니처럼' 보살필 때 더 빨리 회복되었다.[5] 가족, 친구 또는 라라 같은 애인이 곁에서 정성을 다해 돌보면 아마도 도움이 될 것이라는 추측이 아니다. 그들의 보살핌이 환자의 회복에 생물학적으로 입증 가능한 실질적 영향을 미친다.

덫 또는 급브레이크?

신체 부상이 항상 심리적 트라우마의 원인인 것은 아니다. 반대 경우도 가능하다. 영혼의 상처가 몸과 세포를 병들게 하기도 한다. 충격적인 소식이 말 그대로 등골을 오싹하게 만든다. 누군가의 말 한 마디가 심장에 비수를 꽂을 수 있다. 몸과 마음이 똑같이 아프다. 의도적이었든 아니든, 모욕과 사기, 배신(아무튼 그렇게 느껴졌다면)을 당하면, 심각한 부상을 입은 느낌을 받을 수 있다. 마치 누군가 내장을 파헤쳐 고통에 신음하며 토해내야 할 것처럼 느껴질 수 있다. 세포가 손상되지 않았더라도 신체적 통증을 느낀다. 사랑하는 사람을 잃거나 버림받거나 감당하기 힘든 슬픔이 닥칠 때, 심장이 부서지는 것처럼 아프다.

그래서 부서진 심장이라는 뜻의 **브로큰하트신드롬**Broken-Heart-Syndrome 또는 상심증후군이라는 용어가 일반적으로 사용된다.

1990년에 일본의 심장 전문의들이 이 증상을 처음 발견했다.[6] 그들은 영상에서 환자의 심장이 고통에 경련을 일으키다가 멈춰버리는 장면을 보았다. 그 모습이 마치 항아리 덫에 걸려 옴짝달싹 못하는 문어를 연상시켰다. 그래서 이 증상을 타코츠보(문어항아리)증후군이라 명명했다.[7] 이 병을 앓는 사람은 심장이 덫에 걸린 기분을 느끼고, 빠져나갈 길이 없어 보여 절망감에 자주 빠진다. 심장이 끔찍하게 아프고, 숨쉬기가 힘들다. 심장마비와 증상이 비슷하다. 피에서도 심전도에서도 전형적인 변화가 나타난다. 하지만 조영술로 또는 카테터를 삽입하는 도관술로 이 병을 앓는 사람의 심장을 검사하면, 놀랍게도 심장혈관은 모두 열려 있다. 심장마비 때처럼 좁아지거나 경화되거나 막혀 있지 않다. 어떻게 된 일일까? 이는 오랫동안 미스터리였고 일부는 지금도 여전히 미스터리다.

자기공명영상MRI 같은 현대 영상 기술의 도움으로, 타코츠보증후군의 원인이 심장근육의 미세 순환 장애일 수 있다는 것이 입증되었다.[8] 심장도관술에서는 큰 혈관들이 열려 있고 아무런 이상이 발견되지 않지만, 생명의 진원지인 심장의 가장 작은 혈관, 모세혈관이 막혀 있는 것이다. 카테터로 찍은 영상에서는 경련 때처럼 경직되고 수축된 모세혈관이 보이지 않는다. 그러나 문제가 생긴 부위의 근육세포는 산소와 양분을 너무 적게 공급받아 작동을 멈춘다. 좌심실 또는 좌우 심실 모두가[9] 얼어 붙은 것처럼 보인다. 의사들은 'stunned'라는 영어 표현을 즐겨 쓰는데, 이는 마비된 또는 멍해진 상태를 뜻한다. 이 용어는 강한 타격을 받고 바닥에 쓰러졌다가 얼마 후 다시 정신을 차리는 권투 선수의 모습에 착안하여 도입되었다. 그런데 무엇이 심장을 바닥에 쓰러뜨렸을까? 바로 쇼크호르몬이다. 그것은 혈관을 수축시키고 비상 혈액순환에 박차를 가해, 하미트의 생명을 구하는 데 기여했다.

핏속의 아드레날린!

영혼에 재앙이 닥쳐도 아드레날린이 방출된다. 재앙이 매우 파괴적이라고 인식되면 아주 강력한 아드레날린 폭풍이 몰아칠 수 있다. 이런 강력한 폭풍 때문에 심장의 미세 순환이 완전히 차단된다. 설상가상으로 스트레스가 면역 체계를 활성화하고 염증세포들이 심장근육으로 출동한다. 흥미롭게도 상심증후군의 폭풍은 심장마비 때처럼 세포를 돌이킬 수 없이 완전히 죽이지 않는다. 많은 경우 폭풍이 가라앉으면 심장세포들도 다시 회복된다. 심장의 이런 독특한 행동을 어떻게 설명할 수 있을까?

오늘날 타코츠보증후군 연구자들은, 영혼에 재앙이 닥쳤

을 때 과연 심장이 자신과 '자신의 주인'을 보호하려 애쓰는지 토론한다. 아드레날린 방출량이 독이 될 만큼 많으면 즉시 치명적인 심실세동으로 이어질 수 있다. 심지어 심장이 파열되어 환자는 출혈로 사망할 수도 있다. 이를 막기 위해 심장은 복잡한 메커니즘을 사용하여 아드레날린과 기타 수용체를 최대한 둔감하게 만들어, 결과적으로 심장 윗부분과 중간 부분 심실의 작동을 멈추게 한다. 심장의 작은 아랫부분만 계속 작동한다. 살아 있을 만큼만, 근육이 죽지 않고 혈액순환이 완전히 멎지 않을 만큼만 최소한으로 작동한다. 이때 심장이 부풀어 오른 풍선 모양이 되기 때문에, 이 현상을 **풍선 현상**이라 부르기도 한다.[10] 심장은 일종의 보호 반사 작용으로 얼어붙고, 아드레날린 폭풍이 지나갈 때까지 기다린다.

앞에서 설명했듯이, 우리는 위기 상황에서 싸우거나 도망치거나 죽은 척할 수 있다. 인간은 동물이다. 동물은 공격할 수도 없고 도망칠 수도 없으면 죽은 듯 얼어붙어 움직이지 않는다. 우리의 심장도 그런 것 같다. 내 생각에, 타코츠보증후군은 심장의 영리한 전술로, 죽은 척하기 또는 얼어붙기 반응이다. 하미트처럼 중상을 입은 사람은 일시적으로 통증을 느끼지 않는다. 영혼과 육체가 분리된다. 며칠 후, 폭풍이 지나가면 심장은 다시 항해를 시작하고 삶은 계속된다.

메커니즘은 언제나 같다. 우선 핏속에 아드레날린이 너무 많다. 그러나 심정지 근처까지 데려가는 것은 대개 정신적, 정서적 재앙이다. 이런 재앙의 원인은 인간과 삶만큼이나 다양하다. 버림받았을 때, 사랑하는 사람이 죽었을 때, 거주지나 집이 바뀌었을 때, 이혼 후, 강도를 당했을 때, 왕따를 당했을 때, 파산했을 때, 자연재해가 생활 터전을 파괴했을 때 등등. 은퇴 또는 집주인과의 분쟁 같은 사소해 보이는 일도 때로는 심장을 부서뜨릴 수 있다. 교통사고나 낙상사고 때 머리카락 한 올 다치지 않더라도, 그때의 충격으로 심장이 급브레이크를 밟을 수 있다.

아드레날린은 스트레스호르몬일 뿐 아니라, 모험과 행복의 순간에 짜릿함을 주는 호르몬이기도 하다. 그리고 그런 짜릿함이 때로는 우리가 감당할 수 있는 것보다 더 클 수 있다. **브로큰하트신드롬**의 잘 알려지지 않은 쌍둥이 형제가 있다. **해피하트신드롬**Happy Heart Syndrome이다. 결혼식, 생일파티, 손자의 탄생, 복권 당첨 또는 오페라 관람 중에 해리성 쇼크로 심장이 얼어붙을 수 있다.[11]

타코츠보증후군의 경우, 심리적 원인이 많다. 그러나 거의 알려지지 않았을 뿐, 신체적 원인도 그에 못지않게 많다. 뇌출혈, 뇌졸중, 폐 질환, 암 진단, 패혈증, 위출혈, 출산, 골절, 수술, 심지어 마취도 타코츠보증후군을 유발할 수 있다.

브로큰하트신드롬의 원인이 신체적일 수도 심리적일 수도 있다는 점을 이해하는 것이 중요하다. 심장은 기쁨과 고통이 가장 가까이 붙어 있는 곳이다. 이런 오랜 지혜가 그저 비유가 아니라 생물학적 증거에 기초한 것임을 오늘날 우리는 잘 알고 있다. 심장은 몸의 한가운데에 있을 뿐 아니라, 신체와 영혼과 피의 접점이고 때로는 사방에서 스트레스를 받는다. 스트레스가 너무 심하면, 인생의 커브 구간에서 속도를 줄이지 못하고 전복되는 일이 없도록, 심장이 급브레이크를 밟아준다. 그렇더라도 이런 급브레이크의 10퍼센트는 너무 늦거나 제동력이 부족하다. 그러면 생명을 위협하는 심장 쇼크가 발생하여 혈액순환이 멎고, 환자의 절반이 사망한다. 인공 순환지원 시스템을 심장에 이식해야 할 경우도 생긴다. 심장 쇼크로 즉사할 확률은 3.7퍼센트로, 심장마비(5.3퍼센트)와 비슷하다.[12]

50세 미만 남성의 경우 타코츠보증후군을 평균 이상으로 심하게 앓는다. 이들은 폐경기 여성보다 세 배나 더 많이 사망한다. 그런데 타코츠보증후군 환자의 90퍼센트를 차지하는 압도적 다수는 폐경기 여성이다. 이런 불평등한 비율이 어떻게 발생할까? 많은 사람이 영혼과 육체에 끔찍한 상처를 입고, 이별의 고통과 슬픔을 겪지만, 그들 모두의 심장이 부서지진 않는다. 왜 그럴까?

우리는 그에 관해 아는 것이 별로 없다. 게다가 살아 있음을 느끼기 위해 아드레날린이 아주 많이 필요한 사람들도 있다. 이른바 아드레날린 중독자들이다. 익스트림스포츠 선수들 다수가 여기에 속하는데, 그들은 혈관에 아드레날린이 넘쳐흐르지 않으면 금단증상을 보인다.[13] 이미 우울증(20퍼센트)이나 불안장애(31퍼센트)를 앓고 있는 사람은 더 쉽게 더 자주 심장이 부서진다.[14] 타코츠보증후군의 약 3분의 1은 원인이 불분명하다. 프랑스의 철학자이자 수학자인 블레즈 파스칼Blaise Pascal은 "심장에는 뇌가 이해할 수 없는 비밀이 있다"라고 말했는데, 이 말은 오늘날에도 여전히 맞는 것 같다.

핏속의 사랑

심장이 부서지느냐 아니면 건강을 유지하느냐는 핏속에 작은 사랑이 있는지 여부에 달린 것 같다. 작은 사랑이란, 사랑호르몬인 옥시토신을 말하는 것이다. 우울증, 정신분열증, 자폐증 또는 불안장애 같은 수많은 정신 질환은 옥시토신 조절 장애와 관련이 있다.[15] 옥시토신은 유대감 형성에 중요한 역할을 하고, 사랑이라는 아름다운 감정에 관여한다. 애정이 넘치는 좋은 우정을 나누면, 사랑호르몬이 풍부해진다. 살갗이 닿을 때, 포옹할 때, 동물을 쓰다듬을 때도 옥시토신이 방출된다. 옥시토신은 주로 뇌에서 생산되지만, 심장에서도 만들어진다. 심장에는 옥시토신 수용체도 있다. 여러 연구에서 밝혀졌듯이, 사랑호르몬은 심장을 보호한다. 심장마비가 오더라도, 옥시토신이 혈액순환을 좋게 하기 때문에 증상이 가벼워진다.[16] 옥시토신은 염증으로부터 우리를 보호하고 면역 체계를 강화하며 프로바이오틱스 장 활동을 지원한다. 또한, 우리를 정서적으로 더 유연하게 만들고, 두려움에 얼어붙지 않게 해준다. 옥시토신 덕분에 우리는 스트레스 상황에서 좀 더 침착하게 선택지를 비교 검토하고 협상할 수 있다. 옥시토신의 이런 효과는, 자율신경계의 균형 및 뇌와의 의사소통을 측정하는 심박변이도에서도 명확히 입증되었다.[17] 나의 전작 《생명의 박자》에서 나는 심장과 영혼과 뇌의 의사소통 장애, 즉 신경–심장 축의 장애를 자세히 다루었다.

그렇다면 사랑호르몬의 혈중 농도에 따라 **상심증후군**을 이겨내느냐 쇼크로 얼어붙느냐가 결정되는 걸까? 특이하게도 상심증후군과 사랑호르몬의 연관성은 거의 연구되지 않았다. 하지만 분명 연관성이 있을 것이다. 실제로 그런 징후들이 있다. 폐경기 여성의 경우, 혈중 에스트로겐 수치 감소는 옥시토신 생산 감소와 관련이 있다. 그래서 심장이 스트레스와 아드레날린에 더 민감해지는 것 같다. 또 다른 스트레스호르몬인 코르티솔도 옥시토신의 방출을 크게 가로막는 것처럼 보인다.[18] 바로 이것 때문에 타코츠보증후군이 특히 50세 미만 남성에게 종종 매우 치명적일지도 모른다. 한 실험에서 밝혀졌는데, 건강한 남성의 경우 옥시토신을 코에 뿌리면 스트레스를 받더라도 코르티솔이 덜 가파르게 증가했다.[19] 나는 옥시토신이 다크초콜릿과 같다고 생각한다. 수많은 연구에서 입증되었듯이, 다크초콜릿은 심혈관순환계를 보호한다.[20] 다크초콜릿은 피가 잘 흐르게 하고 염증을 예방한다. 그러므로 나는 삶의 공격에 더 탄력적으로 대처하기 위해 매일 하루 분량의 쌉쌀한 초콜릿과 사랑을 섭취하라고 권한다. 물론, 그것만으로는 심각한 트라우마를 막을 수는 없다.

　육체적이든 정신적이든 일단 심각한 트라우마가 생기면, 심장이 쇼크로 얼어붙을 뿐 아니라 삶 전체가 균형을 잃을 수 있다. 신체 차원에서만 치료하면, 증상은 호전되지만 완치가 안 되는 경우가 많다. 완치를 위해서는 환자와 의사가 협력하여 상처의 깊은 뿌리가 어디에 있는지 알아내야 한다. 그림형제 동화 《황금 머리카락 세 올을 가진 악마*Der Teufel mit den drei goldenen Haaren*》에서 두꺼비는 한때 포도주가 샘솟던 우물 바닥의 돌 밑에 엎드려 있다. 심장(우물), 피(물), 생명(샘솟음)의 은유다. 그리고 여기에서 수술이 중요한 역할을 한다. 심장외과 의사인 나는 피 없는 심장을 상상할 수 없다. 모든 것을 연결하고 생명을 가능하게 하는 물이 우물에 없는 상황은 상상하기 어렵다. 두꺼비를 찾아내 조심스럽게 없애야 한다. 심리적 트라우마라면, 메스, 우회술, 스텐트가 필요 없다. 상처에 의식의 빛을 비추어 눈에 보이게 해야 한다. 근원부터 깊이 치료해야 한다. 그러면 치유의 기적이 일어난다. 영혼에서 두꺼비가 가로막고 있는 곳을 찾아내 열어야 한다. 곪은 곳을 도려내야 한다. 이것이 가장 중요한 수술 원칙이다. 곪은 곳을 그냥 두면 상처는 절대 치유되지 않는다.

13장. 전쟁 페인트

로즈마리라는 80대 노부인이 고혈압과 심방세동으로 진료를 받으러 온 적이 있었다. 노부인이 말했다.

"늘 그런 건 아니지만, 어쩌다 시작되면 정신이 아득해지고 가슴이 조여 숨을 쉴 수가 없어요."

심방세동은 일종의 부정맥으로, 심방이 심실의 박자에 맞춰 순서대로 리드미컬하고 힘차게 수축하지 않고 근육 벽만 미세하게 진동한다. 그래서 피가 조화롭게 소용돌이치지 못하고 심실로 활기차게 전달되지도 못한다. 그 결과, 혈액 응고가 활성화되어 덜 치댄 반죽처럼 작은 덩어리가 생길 수 있다. 이 덩어리가 피를 타고 뇌로 흘러들어 뇌혈관을 막을 수 있는데, 이것을 색전증이라고 한다. 로즈마리 역시 얼마 전에 뇌졸중을 겪었고 가까스로 목숨을 건졌다. 현대 의학과 응급 의사의 신속한 수송 결정 덕분에, 뇌세포가 죽기 전에 경동맥에서 혈전이 제거될 수 있었다. 그 후로 로즈마리는 혈액 희석제와 혈압을 낮추기 위한 여러 약물을 복용해야 했다.

"그것 말고도 우울증이 있고, 수십 년째 잠을 제대로 못 자고 있어요."

왜 이런 증상이 생겼는지 묻자, 노부인은 울기 시작했다. 나는 이런 일을 자주 겪는다. '왜'를 질문하는 것만으로도 상처의 근원, 오랜 고통, 깊은 슬픔에 닿을 수 있다. 그러나 대기 환자가 많은 경우, 섣불리 이런 질문을 해선 안 된다. 이런 질문의 대답은 거의 예외 없이 시간이 많이 들기 때문이다. 나는 이 시간을 하트 타임이라고 부른다. 대부분 아주 긴 이야기이지만, 언젠가는 반드시 우물 밑바닥에 도달한다.

출혈

이야기는 1944년 겨울로 거슬러 올라간다. 농부였던 아버지는 항복 직전의 독일군에 징집되어 얼마 후 크리스마스이브에 사망했다. 노부인은 징집된 아버지가 집 앞 작은 언덕을 넘어 교회로 행진하던 모습을 아주 상세히 묘사할 수 있었다. 어머니는 어린 아들을 품에 안고 있었고, 어린 로즈마리는 그런 어머니 옆에 서 있었다. 세 사람은 대문 앞에 서서, 아버지를 태운 군용 차량의 문이 닫힐 때까지 뒷모습을 지켜보고 있었다. 아버지가 보낸 편지 몇 통이 왔다. 그리고 모두가 자기 집 앞을 그냥 지나치기를 바라는 '그 사람'이 왔다. 멀리에서부터 그 사람이 농장 쪽으로 오는 것을 알 수 있었다. 전사 소식을 가족에게 알리는 사람, 모두가 아는 그 사람이었다.

누군가 로즈마리의 심장을 찢어놓은 것 같은 그런 순간이었다. 그것은 어린아이의 심장이 감당할 수 없는 고통이었고, 찢겨진 심장은 그 후 치유되지 못했다.

"그날 이후 심장이 계속 피를 흘려요."

노부인이 말했다.

애도할 시간도 공간도 없었다. 어머니는 이를 악물고 가정과 농장, 소, 돼지, 닭, 아이들을 돌봐야 했다. 이 순서대로. 어머니는 최선을 다했지만, 자신과 어린 딸의 상처받은 영혼을 돌볼 시간이 없었다. 보호해주는 사람이 아무도 없었다고, 노부인이 내게 말했다. 저공비행 전투기의 공격을 알리는 경보가 울렸을 때, 다른 어머니들은 재빨리 자전거로 아이들을 집으로 데려갔다. 로즈마리만 홀로 길가 도랑에 엎드려 떨고 있었다. 수십 년이 지난 현재 노부인의 심방처럼. 로즈마리는 이따금 할머니 집을 방문했고, 그곳에서 약간의 온기를 얻을 수 있었다. 많지 않은 온기였지만 그래도 죽지 않고 어른으로 성장하기에 충분했다. 전쟁에서 돌아온 이웃 마을 사람이 나중에 로즈마리에게 그녀의 아버지가 알자스에서 어떻게 돌아가셨는지 이야기해주었다. 수류탄이 터졌고 군대 전체가 사방으로 도망쳤다. 팔이 떨어져나간 아버지는 전우들을 향해 외쳤다.

"도와줘, 나도 데려가줘!"

몇몇이 그를 끌고 갔지만, 도중에 결국 과다 출혈로 사망했다. 로즈마리는 수십 년 동안 이 장면을 마치 현장에서 목격한 것처럼 떠올렸다. 어머니는 나중에 농장 운영을 위해 재혼했다.

"그 남자는 진짜 생지옥이었어요. 폭탄과 러시아인을 항상 무서워했지만, 그 남자는 그보다 훨씬 더 끔찍했어요. 끔찍한 기억이 지금도 계속해서 되살아나요. 저주처럼요."

학대

신체적, 정서적 또는 성적으로 학대받거나 방치되고, 늘 두려움 속에 살고, 정신 질환자나 알코올중독자나 마약중독자가 가족 중에 있고, 가족과 떨어져 지내는 등, 어린 시절을 힘들게 보낸 사람은 나중에 어른이 되어 정신적, 육체적으로 질병을 앓을 위험이 높다. 예를 들어, 심혈관 질환이나 암, 불안장애, 우울증, 수면장애 등을 앓고, 위험 행동을 하거나 자살할 확률도 높다.[1] 2009년에 1,700명 이상을 관찰한 연구가 발표되었다.

트라우마로 남을 만한 끔찍한 경험을 어린 시절에 했던 사람들을 10년 넘게 관찰한 연구였다. 연구 결과, 어려서 심한 학대를 받았던 사람은 75세 이전에 조기 사망할 확률이 세 배나 높았고, 상대적으로 덜 심각한 부정적 경험을 했던 사람들보다 평균 20년 더 일찍 사망했다.[2] 사망진단서에는 원인이 적혀 있지 않다. 그것은 영혼의 상처처럼 눈에 보이지 않는다. 하지만 우리의 몸은 아무것도 잊지 않는다. 예를 들어 면역 체계는 한때 볼거리를 앓았거나 예방접종을 받았다는 사실을 평생 동안 기억한다. 우리가 어려서 앓았던 질병을 잊어버리더라도, 면역 체계는 모두 기억하고 있다. 조직에 새겨진 영혼의 상처도 마찬가지다.

신체 외상뿐 아니라 마음의 상처도 면역 체계를 활성화한다. 면역 체계는 상처를 치유할 수 없으면, 종종 우리 자신을 공격한다. 2007년 발표된 전향적 종단적 역학 연구는 학대 아동 1,000명을 32년 동안 관찰했다. 30년 후 확인해보니 백혈구와 고감도 C-반응단백질hsCRP로 확인되는 염증 수치가 상승했다.[3] hsCRP는 병원체와 병든 체세포에 맞서 싸울 때 핵심 역할을 하는 단백질이다. 연구진은 통계분석을 바탕으로, hsCRP가 상승한 사람들의 10퍼센트는 그 원인이 어린 시절의 트라우마라고 보았다. hsCRP는 심방세동 같은 심혈관 질환의 위험인자로 여겨진다. 그러나 또 다른 연구가 보여주듯이, 자가면역 질환을 유발할 수도 있다.[4] 1만 5,000명 중 64퍼센트가 어린 시절의 트라우마를 보고했다. 그들은 수십 년 후에, 근무력증(근력저하) 같은 신경 질환, 류머티즘관절염 같은 관절 질환, 심근염 등을 앓거나 자신의 적혈구와 혈소판을 파괴하는 자가항체가 생긴다. 그 결과, 자가면역성 용혈성 빈혈과 혈소판 감소성 자반증이 발생한다. 영혼은 비유적으로만 피를 흘리는 것이 아니다.

언급된 질병들은 긴 목록의 몇 가지 예일 뿐이다. 이 목록에는 과민성대장증후군, 하시모토병, 피부경화증, 혼반성루푸스, 인슐린 의존성 당뇨병 등도 포함되어 있다. 어린 시절에 부정적 경험을 많이 했을수록 자가면역 질환이 발생할 확률이 높은 것 같다. 이런 질환의 대부분은 특발성으로 분류된다. 특발성이란 '원인을 알 수 없다'는 뜻이다. 의사와 과학자들은 오랫동안 이런 질환의 원인을 밝혀내지 못했다. 그것은 미스터리였다. 오늘날 우리는 그 원인이 무증상 염증이라고도 불리는 만성염증이라는 것을 알고 있다. 이런 염증은 어린 시절 신체와 영혼을 다쳤다는 증거일 수 있다.

최신 연구 결과들이 명확히 보여주듯이, 영혼의 상처는 면역 체계에 흔적을 남길 뿐만 아니라, 혈액에 아주 특별한 지문, 즉 복잡한 변형 패턴을 남길 수 있다. 한 연구에서 건강한 젊은 엄마 105명을 검사했다. 연구진은 혈액 수치를 바탕으로 이 여성들이 어린 시절에 신체적, 정서적 학대를 받았는지 여부를 거의 90퍼센트 정확도로 맞힐 수 있었다.[5] 105명 중 59명이 어린 시절에 학대를 받았다. 표면적으로는 상처가 아물었지만, 피는 그것을 기억하고 있었다. 학대는 실제로 뼛속 깊이 흔적을 남겼다. 이런 생화학적 지문은, 에너지대사와 염증 및 산화 스트레스와 관련된 여덟 가지 대사산물의 특정 혼합으로 구성되어 있다. 산화 스트레스란 영혼이 지속적으로 스트레스를 받을 때 몸에서 활성산소가 더 많이 생성되어 모든 종류의 체세포를 공격할 수 있다는 뜻이다. 이것이 현재까지 이와 관련된 유일한 연구다. 어린 시절 끔찍한 학대를 받았던 사람들이 힘겹게 가까스로 흉터를 지우더라도, 그들의 피는 아무것도 잊지 않는다.

고혈압 위험 역시 어린 시절에 설정된다. 어려서 비만이었던 사람은 나중에 고혈압이 발생할 확률이 높다는 것이 명확히 입증되었다.[6] 독일 어린이 다섯 명 중 한 명이 비만이다. 거의 전염병 수준이다! 그럼에도 고혈압 사례의 85퍼센트는 여전히 특발성 또는 본질적 고혈압이라 불린다. '본질적'이라 부르는 이유는, 단어가 암시하는 것처럼 아주 중요하기 때문이 아니라, 지금까지 뚜렷한 원인이 없었기 때문이다. 이것은 현대 의학에서 신체와 영혼 그리고 트라우마에 대한 완전히 새로운 그림을 점차 완성해가는 수많은 퍼즐 조각 중 하나다. 질병이 발생하는 원인은 다양하고 복합적이다. 하지만 빈곤을 비롯해 불안정하고 애정이 결핍된 환경에서 보낸 힘든 어린 시절이 이후의 삶과 건강에 막대한 영향을 미칠 수 있다는 과학적 증거가 점점 많아지고 있다.[7] 수십 년 동안 해왔던 것처럼, '정상' 혈압 한계선을 점점 더 낮추고 제약 산업을 점점 더 부유하게 만드는 것으로는 안 된다. 우리의 아이들이 평화롭고 안정적인 사회와 가정에서 상처 없이 성장할 수 있게 해야 한다.

호아라복사

심방세동 역시 최근 몇 십 년 사이에 국민 질환이 되었다. 외상 후 수십 년이 지나서야 심방세동이 발생하고 혈관의 피가 굳는다. 2019년에 6,000만 명이 심방세동을 앓았다. 50세 미만 심방세동 환자의 80퍼센트가 '특발성'이었다. 어쩌면 특발성이 아닐 수도 있지 않을까?

한 최신 연구는 평균 연령 30세의 전직 군인 100만 명을 13년 동안 조사했다. 외상 후 스트레스장애PTSD가 있는 사람은, 그렇지 않은 사람과 비교했을 때, 젊은 나이에 심방세동이 발생할 위험이 13퍼센트 더 높았고, 심장마비와 심부전, 당뇨병, 천식, 우울증에 걸릴 확률도 더 높았다.[8] 그 결과, 그들은 고혈압과 우울증 약을 훨씬 더 많이 복용했다. PTSD는 사고, 폭력, 자연재해, 전쟁 같은 극도로 스트레스가 많은 사건에 대한 지연된 반응이다. 이 지점에서, PTSD는 전직 군인에게만 생기는 것이 아니라 일반적으로 어린 시절과 성인기의 다양한 외상 경험 후 발생할 수 있다는 것을 이해하는 것이 중요하다. PTSD는 영혼의 전쟁 페인트와 같다.

미국 유학 시절에 이미 나는 수많은 **재향군인병원**, 그러니까 전직 군인과 전쟁에서 돌아온 사람들을 위한 병원에서 처음으로 PTSD 환자들을 만났다. 당시에는 환자 대부분이 1983년 **베이루트 폭탄테러** 생존자들이었다. 6,000킬로그램 폭탄 공격은 제2차 세계대전 이후 최대 규모의 비핵폭발이었고 수백 명이 목숨을 잃었다. 환자들의 증상은 통제할 수 없는 불안, 악몽, 빠른 심장박동, 통증 등이었다. 그들은 끔찍한 과거 경험을 계속해서 떠올렸다. 이런 플래시백은 공포감과 무력감을 동반했다. 환자 절반 이상이 심각한 알코올중독자였고, 육체와 영혼이 병든 상태였다. 그들은 주로 통증 때문에 병원에 왔다. 정확히 어디가 아프냐고 물으면, 대개 '몸 전체가 아프다'고, 그러니까 안 아픈 곳이 없다고 답한다. 이것이 영혼을 의미할 수 있다는 것을 당시에는 몰랐다. 지금 생각해보면, 전쟁 희생자들은 그때의 내가 감당할 수 있는 환자가 아니었던 것 같다. 경험 많은 다른 의사들도 나와 크게 다르지 않았다. 당시에는 트라우마 심리 치료가 흔하지 않았고, 전국의 모든 치료사가 오더라도 이들의 부서진 영혼을 치료하기에는 역부족이었을 터다. 증상을 진정시키는 것이 가장 쉽고 저렴했다. 그래서 대체로 똑같이 진정제와 진통제를 처방했다. 그들은 아낌없이 처방된 아편제와 벤조디아제핀에 중독되었다.

PTSD를 앓는 군인들 대부분은 지금까지도 낙인에 고통받는다. 심각한 심리적 트라우마는 조국을 위해 진심으로 용감하고 단호하게 싸우는 전사 영웅 이미지와 어울리지 않는다. 그들 대부분은, 전장에 나가지 않기 위해 연기를 한다거나, 겁쟁이라거나, 보상을 바란다는 비난을 받는다. 그리고 군대는 여전히 소위 알맹이와 쭉정이를 구분하는 데 비용을 아끼지 않는다. 2020년에는 PTSD를 앓고 있는 참전용사 83명의 거의 모든 신체 기능과 세포에 관한 매개변수 100만 개 이상이 분석되었다.[9] PTSD를 앓지 않는 참전용사 82명을 통제집단으로 활용했다. 연구진은 인공지능을 이용해, PTSD 진단에 활용할 수 있는 바이오마커 28개를 77퍼센트 정확도로 추출할 수 있었다. 바이오마커 27개는 피에 들어 있는 것이고, 나머지 하나는 피를 돌게 하는 심박수다. PTSD 환자의 심박수는 언제나 높았는데, 이는 심장에 상처가 있다는 명확한 표시였다.

수십 년 뒤에 내가 치료한 로즈마리는 참전용사가 아니라 전쟁 피해자였다. 로즈마리는 확실히 PTSD를 앓고 있었다. 그녀의 삶은 원래대로 돌아오지 못했다.

"아버지의 전사 소식을 들었을 때 전 낙원에서 추락했어요."

로즈마리가 말했다. 그녀는 아버지만큼 사랑한 사람이 없었고, 아버지와 한 몸인 것처럼 느꼈다고 한다. 아버지와의 가장 좋은 추억이 무엇인지 묻자, "호아라복사"라고 대답했다. '뿔 맞대기'라는 뜻의 슈바벤 지역 사투리로, 이마를 서로 비비는 동작이다. 슈바벤 지역에서는 주로 이런 식으로 애정을 표현한다. 로즈마리와 아버지는 매일 저녁 호아라복사를 했다고 한다.

로즈마리는 알자스의 군인 묘지에 두 번 다녀왔지만, 언제나 시간이 촉박했다. 아버지의 무덤을 찾는 데만도 시간이 많이 걸렸다. 똑같이 생긴 수천 개의 십자가 속에서 아버지의 십자가를 찾는 일은 쉽지 않았다. 마침내 무덤을 찾아 그 앞에 서자마자, 기다리고 있는 단체 관광버스로 다시 돌아가야 했다. 슬픔과 고통, 상실을 극복하려면 **무엇이** 필요하겠냐고 묻자, 로즈마리는 어깨를 으쓱해 보였다.

"자, 그럼 이제 같이 심장을 살펴봅시다."

내가 제안했다. 심장초음파 검사를 통해 나는 심실이 잘 작동하는 것을 확인했다. 심장판막은 피의 흐름에 따라 나비 날개처럼 섬세하게 움직였다. 그러나 심방은 심실과 조화롭게 순서대로 수축하지 않고, 기능을 멈춰버렸다. 전기자극의 질서 정연한 흐름이 무너졌다. 나는 로즈마리에게 심장에 흐르는 아름다운 붉은색과 푸른색 혈류를 보여주고, 심장의 다른 부분과 연결이 끊어진 심방의 연약한 세동을 설명했다. 로즈마리가 한숨을 내쉬었다.

"박사님, 무슨 말인지 하나도 이해가 안 돼요."

그리고 덧붙였다.

"너무 복잡하고, 그걸 이해하기엔 내가 너무 늙었네요."

나는 약간의 상상력을 더해 이렇게 물었다.

"심장이 말을 할 수 있다면, 뭐라고 할 것 같습니까?"

그러자 로즈마리의 눈이 반짝 빛났고, 대답이 즉시 튀어나왔다.

"다시 한번 아버지와 많은 시간을 보내고 싶어요. 아버지와 얘기를 나누고, 내가 얼마나 사랑하고 그리워하는지 말하고… 호아라복사를 하고 싶어요."

그리고 실제로 이렇게 했다고, 다음 진료 때 내게 얘기했다.

"군인 묘지에 다녀왔어요. 이번에는 시간을 넉넉히 가졌죠. 나는 풀밭에 무릎을 꿇고 앉아 무덤에 이마를 비볐어요."

시간이 지나면서 로즈마리의 우울증이 호전되었다. 부정맥은 완전히 사라지지 않았지만, 호흡 훈련과 이완 운동 덕분에 그 빈도가 견딜 만한 수준으로 줄었다.

심방세동은 많은 경우 심장의 기계적 리듬 문제가 아니라 영혼이 아픈 것이다.[10] 영혼의 병이 어떻게 다시 신체에 영향을 미치는지 설명하는 여러 이론이 있는데, 그중에서 매우 타당해 보이는 한 가지를 소개하자면 이렇다. 자율신경계에 충격이 가해지는 상황에서 가속페달과 브레이크를 동시에 밟으면, 교감신경계와 부교감신경계가 모두 활성화되어 싸움과 도망과 죽은 척하기가 동시에 발생한다. 이때 하나가 다른 하나를 억제하면, 아무리 강한 심방도 언젠가는 박자를 놓치게 된다.[11] 그러면 남는 것은 미세한 진동뿐이다. 마치 자동차를 운전할 때 가속페달과 브레이크를 계속해서 번갈아 밟는 것처럼, 마치 가야 할지 멈춰야 할지 모르는 것처럼 움찔움찔 떨릴 뿐이다. 도망칠 수도 없고 싸울 수도 없고 죽은 척할 수도 없는 갈팡질팡 상황이다. 육체와 정신의 토대가 흔들리는 절망적 상황, 악몽을 경험한다.

그리고 이런 신체 반응은 결코 새로운 것이 아니다. 선사시대부터 이런 신체 반응은 이미 있었다.

피가 혈관에서 응고되면

혹시, 앞에서 상세히 묘사했던 살해와 치사, 피와 돈에 관한 일화들이 너무 끔찍하다고 느껴졌는가? 험난한 여정 속에 온갖 피비린내 나는 끔찍한 사건을 경험한 전사 아이네이아스가 된 기분이 들었는가?

"섬뜩한 전율로 등골이 오싹하고, 충격과 공포로 혈관의 피가 얼어붙는구나."[12]

2,000여 년 전 시인 베르길리우스가 자신의 영웅 아이네이아스의 입을 통해 이렇게 말했다. 피가 얼어붙는다는 말은 그저 오래된 관용어구일까, 아니면 충격과 공포로 혈관의 피가 실제로 얼어붙을 수 있을까? 2015년 네덜란드 라이덴대학의 두 젊은 과학자가 스스로에게 이런 질문을 던졌다.[13] 질문에 답하기 위해 그들은 건강한 청년 24명을 두 그룹으로 나누었다. 한 그룹은 먼저 지루한 다큐멘터리를 보고 그 다음 공포 영화 〈인시디어스Insidious〉를 관람했다. 두 번째 그룹은 반대 순서로 영화를 보았다. 관람 직후 실험 참가자들은 영화가 얼마나 무서웠는지 답해야 했다. 공포 영화는 '공포 점수'가 상당히 높았다. 의도

한 대로 감정에 영향을 미쳤다는 것이 분명해졌다. 하지만 거기서 끝이 아니다! 연구진도 깜짝 놀랐는데, 공포가 피에도 영향을 미쳐 응고가 활성화되었다. 제8응고인자의 혈중 농도가 눈에 띄게 증가했다. 혈우병 환자에게는 이 응고인자가 없고, 혈전증에서는 증가한다.

공포 영화가 왜 응고를 활성화하는지 아마 궁금할 것이다. 무섭고 잔혹한 영화를 우리는 진짜처럼 경험하고, 우리의 몸이 그것에 반응한다. 소름이 돋고, 놀라서 움츠러들고, 옆 사람에게 달라붙고, 무서워 비명을 지른다. 그러면 우리의 세포는 언제든지 부상을 입을 수 있다고 가정하고 혈액응고를 지원한다. 덕분에 실제로 부상을 입더라도 목숨이 위태로울 정도로 피를 흘릴 위험은 줄어든다. 공포 영화 〈그레이브 인카운터 2 Grave Encounters 2〉를 보여준 두 번째 실험에서도, 공포 영화가 직접적으로 혈소판을 활성화한다는 것이 확인되었다. 응급 상황에서 상처를 닫기 위해 가장 먼저 서로 엉겨 붙어야 하는 것이 바로 혈소판이다. 부상이 발생하지 않으면, 활성화된 응고인자는 혈관을 타고 순환하여 심장의 혈전 형성을 촉진하고 심장마비를 일으킬 수 있다.[14]

피와 축구

축구 경기 관람 역시 공포 그 자체일 수 있으며 집단 심장마비로 이어질 수 있다. 2006년 독일 월드컵 당시 독일 대표팀 경기가 있는 날, 뮌헨 지역 응급실에 실려 온 심장마비 환자가 평소보다 세 배나 더 많았다. 2년 뒤인 2008년에 한 뮌헨 연구소가 권위 있는 의학 잡지 〈뉴잉글랜드 저널 오브 메디슨*New England Journal of Medicine*〉에 이 사실을 보고했다.[15] 독일 축구 대표팀이 아르헨티나와 이탈리아를 상대로 8강전과 4강전을 치를 때 응급 상황이 가장 많이 발생했다. 환자들 대부분이 가슴이 답답하고 아프다고 호소했다. 또한, 심각한 심장마비가 진단되기도 했다. 심장이 과도하게 빨리 뛰거나 불규칙하게 뛰는 부정맥도 적지 않았다. 이미 관상동맥 질환을 앓고 있는 사람이면 그 위험성이 네 배나 더 높았다. '관상'이란 화환이나 왕관처럼 둥근 모양이라는 뜻으로 라틴어로 **코로나**corona라고 한다. 관상동맥은 확실히 심장근육을 둥글게 둘러싸고 있다. 그러므로 고대 해부학자들이 이름을 아주 적절히 붙인 것 같다. 관상동맥은 생명 엔진의 연료관에 해당한다. 이 연료관이 좁아지거나 막혀서 흐름이 멎으면, 생명 엔진도 멈춘다. 흐름이 완전히 멎은 게 아니라 다소 원활하지 못한 정도라면, 엔진은 털털거리기 시작한다. 이상하게도 이전에 건강했고 관상동맥 질환이 없었던 축구팬들의 심장도 영향을 받았다. 이런 사람들은 평소보다 최소한 두 배 더 많이 응급실에 실려 왔다.

이는 스트레스가 심장마비를 유발할 수 있다는 또 다른 증거이기도 했다. 스트레스 외에 심장마비의 위험 요소는 고지혈,

고혈압, 신장 질환, 당뇨병 등 20개가 넘는다. 의학에서 풀리지 않는 가장 큰 질문은 다음과 같다. 어떻게 이토록 다양한 여러 위험 요소가 한결같이 심장질환으로 귀결될까? 이 질문에 답할 수 있는 퍼즐 조각이 최근에 또 하나 발견되었다.[16] 뇌의 스트레스 센터인 편도체가 활성화되면, 골수에서 염증세포를 더 많이 생산한다. 신체 부상으로 면역 체계가 필요해질지도 모르니 미리 대비하는 것이다. 그러나 그렇게 되면 신체 부상이 없더라도, 혈관에 염증이 생기고 관상동맥에서 혈액응고가 진행된다.

그러므로 정서적으로 유연함을 유지하여 편도체가 전투 모드에 돌입하지 않게 하는 것이 중요하다. 그러지 못하면, 기쁨이 금세 심각한 상황으로 바뀔 수 있다. 예를 들어, 축구 경기가 우리의 심장에 자책골을 넣어, 우리는 승리의 기쁨을 만끽하는 대신 병원에 실려가 응급 수술을 받아야 할 수 있다.[17] 그러면 헌혈된 피가 많이 필요할 수도 있다. 카타르 월드컵을 통해 축구와 피의 연관성이 전례 없는 관심을 받았다. 국제엠네스티 보고에 따르면, 경기장 건설 과정에서 이주 노동자 수천 명이 알려지지 않은 상황 속에서 피를 흘렸고, 그 원인 또한 명확히 밝혀지지 않았다. 그래서 카타르 월드컵은 피의 월드컵이라 불리기도 했다. 축구 전장에서 전사한 병사들이라 불릴 만하다.

14장. 영혼 수술

미국 남북전쟁(1861~1865) 동안 이미 관찰되었듯이, 전쟁에서 돌아온 군인들은 빠른 심장박동, 가슴 통증, 발한, 호흡 곤란을 겪었다. 당시 외과 의사 제이콥 멘데스 다 코스타Jacob Mendes Da Costa가 이 증상을 설명했고, 그래서 오늘날 이러한 증상은 코스타증후군이라 불린다.[1] 제1차 세계대전 중에는 주로 '군인 심장병' 또는 '수류탄 열병'이라 불렸다. 그러나 수류탄 공격에 놀라 경보를 울린 것은 심장만이 아니었다. 일부 군인들은 원인을 알 수 없는 마비나 공황 발작을 일으켰고 또는 영원히 말을 잃었다. 심하게 몸을 떠는 경우가 많았기 때문에 '전쟁 떨림'이라 불리기도 했다. 그들은 심방세동 환자의 심방처럼 떨었고, 마찬가지로 자기 업무를 수행할 수 없었다. 군 지도부뿐 아니라 의사들조차도 이 증상을 비겁함이나 나약함의 징후로 해석했다. 눈에 띄는 신체적 원인이 없었기 때문이다. 도망치는 것 말고는 할 수 있는 게 없었던 패닉 상태의 군인들이 탈영죄로 그 자리에서 총살되었다. 우크라이나 전쟁에 관한 최근 보도들을 보면, 아무것도 바뀌지 않은 것 같다. 공포에 얼어붙어 도망칠 수조차 없었던 군인들은 트라우마 치료가 아니라 트라우마를 남기는 치료를 받았다. 그들의 소위 애국심 부족을 없애고 다시 전장에 나갈 수 있는 병사로 만들기 위해 고문, 격리, 엑스레이, 심지어 전기충격까지 동원되었다.

몸을 다친 군인은 애정과 실질적 의료 지원을 더 많이 받았다. 심장 부상이 드물지 않았지만, 앞에서 언급했듯이, 외과 의사 드와이트 하켄이 피 흘리는 심장에 진정한 기적을 행했다. 그러나 심각한 심장 부상으로 피를 흘리는 군인뿐 아니라, 오래전에 심장에 박힌 작은 파편을 제거하려는 퇴역 군인들도 그에게 왔다. 이들은 목숨을 건진 지 오래 지났고 더는 피를 흘리지 않으며 이미 치료가 끝난 사람들로, 그 시절 극도로 위험했던 심장 수술을 정당화할 만큼 건강 문제가 위급하지도 않았다. 하지만 이 남자들은 가슴에 박힌 금속 조각을 끔찍하게 두려워했다. 그들은 이 파편이 온몸을 돌아다니고 결국 치명적 결과를 가져올 것이라 상상했다. 그래서 하켄에게 이 금속 조각을 제거해달라고 간청했다. 하켄은 이를 심장 노이로제라 불렀다. 그는 이런 수술이 환자의 영혼을 치유하는 데 도움이 될 뿐, 신체를 치료하는 게 아님을 명확히 알았음에도 몇몇 환자를 수술해주었다. 당시에는 아직 인공심폐기가 발명되기 전이라 이런 수술은 사망 위험이 매우 높았다.[2] 내 생각에, 하켄은 당시에 이미 그것이 사실상 영혼 수술임을 이해했던 것 같다. 심리적 트라우마가 있는 사람들은 신체 부상으로 몸에 남아 있는 끔찍한 파편을 하켄이 영혼에서 제거해주기를 바랐다.

트라우마의 기억력

폭력은 몸 깊숙이 파고들어 후생 유전으로 DNA를 변화시킨다. 2017년에 발표된 것처럼, 이렇게 변화된 DNA는 설상가상으로 자손의 세포에도 유전된다.[3] 간단한 타액 검사로, 임신 중 폭력을 경험한 임산부의 DNA 메틸화가 손자의 게놈에 어떤 영향을 미치는지 확인할 수 있었다. 그 결과, 심혈관 질환과 관련된 DNA도 바뀌었다. 이것 때문에 손자가 질병에 더 취약하거나 정신적으로 문제를 겪거나 폭력성이 더 큰지 여부는 아직 확실하게 판단할 수 없다. 하지만 기초가 되는 돌 하나는 놓였다고 볼 수 있다.

전쟁은 국가와 국민 전체에 상처를 입힌다. 집단 트라우마가 생긴다. 폭력 경험은 다시 폭력으로 이어지고 전쟁이 끝난 지 오래되었더라도, 폭력의 트라우마는 세대를 거쳐 계속 대물

림된다. 트라우마를 가진 부모의 자녀들은 종종 신체적, 정서적 폭력 속에 성장한다. 그리고 그들은 다시 그것을 자녀와 손자들에게 물려준다.[4] 이것을 대물림된 트라우마라고 부른다. 가정 폭력은 대개 3대째에 비로소 끝난다. 세계보건기구에 따르면, 전 세계 성인의 70퍼센트가 트라우마로 남는 사건을 경험했다.[5]

폭력 피해자들에게만 트라우마가 남는 것이 아니다. 폭력 피해자를 목격하는 것 역시 영혼을 산산조각 부술 수 있다. 전쟁터뿐 아니라, 응급실에서도 마찬가지다. 응급구조대, 경찰서, 소방서에서 사람들은 상상을 초월하는 잔인함과 폭력에 매일 노출된다. 그들은 고통스럽게 죽어가는 생명의 마지막 숨결을 자주 목격한다.

트라우마는 이들의 피에 지문을 남긴다. 이는 현재 연구 프로젝트에서, 그리고 앞으로 일상적 테스트를 통해, 객관적으로 수치화될 수 있다. 그런 트라우마 검사가 실험실에서 오용되지 않기를 바란다. 이를테면, 그것을 통해 우리의 과거를 조사하거나, 우리가 '손상되어' 질병에 더 취약하거나 적응력 및 실력이 부족한지 알아보는 데 사용되지 않기를 바란다. 트라우마 검사는 트라우마 희생자를 더 잘 식별하고 낙인과 편견으로부터 보호하는 데 더 많이 기여해야 한다. 필요하다면 그들에게 보상도 제공해야 한다. 트라우마 검사는 환자들이 숨은 상처를 발견하고 안전하고 적합한 치료를 받을 수 있게 지원할 수 있다.

상처 치유

수술의 역사는 상처 치유의 역사다. 외상 수술은 대단한 일을 해낼 수 있다. 외과 의사는 무엇보다도 손놀림이 섬세한 탁월한 생명 기술자여야 한다. 그러나 수술은 치유의 예술이기도 하다. 손기술만으로는 부족하다. 훌륭한 의사는 부상의 두 가지 유형을 모두 알아야 하고, 수술로 살과 피를 봉합할 뿐 아니라 조각난 영혼도 다시 온전해질 수 있게 해야 한다.

현대 치료 의학은 여러 분야를 서로 통합하는 지혜를 크게 상실했다. 외상 치료는 그냥 신체를 봉합하고, 트라우마 심리 치료는 영혼만 보듬는다. 끝! 기존 의학 세계에서 두 분야는 양쪽 끝에 멀리 떨어져 있다. 우리는 이제야 비로소 두 분야가 생각보다 연관성이 훨씬 더 많음을 점차 이해하기 시작했다. 두 분야를 연결해야 한다. 네덜란드에서 활동하는 심장외과 의사 에산 나투르Ehsan Natour 역시 이에 동의한다. 그는 자신의 책《생명이 멈춰 있을 때Wenn das Leben stillsteht》에서, 환자가 의사를 신뢰하면 심장 수술 후 합병증이 더 적다는 점을 인상 깊게 설명했다.[6] 환자가 의사를 신뢰한다는 말은, 그들이 수술 전에 서로 깊은 대화를 나눴다는 뜻이다. 불행히도 모든 환자와 의사가 이렇게 하는 것은 아니다. 에산 나투르는 직접 병실로 가서 환자를 데려오고, 때로는 수술실까지 환자의 손을 잡고 가기도 한다. 이렇게 했을 때 수술 동안 심장이 더 협조적임을, 그러니까 조직이 더 쉽게 열리는 것을 경험했다.

수년간의 수술을 통해 나는 상처를 잘 관리해야 한다는 것을 배웠다. 모든 심장 수술 병동에서는 매일 붕대를 교체해야 한다. 그리고 애정이 필요하다. 안타깝게도 많은 병원에서 치료 가능성에만 집중한 나머지, 질병뿐 아니라 아픈 사람도 있다는 사실과 아픈 사람이 힘을 되찾고 건강해지려면 보살핌과 시간이 필요하다는 사실을 간과하고 있다.

심리적 쇼크에서도 애정 어린 보살핌과 시간이 가장 필요한 골든아워가 있는 것 같다. 이 시기를 놓치면, 심리적 쇼크는 살과 피에 흔적을 남기고 그로 인해 다양한 질병이 발생할 수 있다. 그러나 트라우마를 겪은 모든 사람에게 한 가지 공통점이 있다. 그들은 원인이 되는 상처를 건드리기를 매우 두려워하고, 의식적이든 무의식적이든 방아쇠가 될 만한 상황을 피하고, 그런 상황을 상기시키거나, 아주 비슷하게 보이고 들리고 느껴지는 모든 것을 피한다. 종종 트라우마는 어린 시절과 청소년기부터 시작된다. 그리고 우리가 어른이 되었더라도, 어린 시절과 청소년기의 상처 받은 영혼은 여전히 우리 안에 갇혀 있다.

《도둑 호첸플로츠》와 《꼬마 마녀 소동》를 쓴 세계적으로 유명한 동화작가 오트프리트 프로이슬러Otfried Preußler의 경우도 마찬가지였다. 그는 자신의 소설 《크라바트》에서 악의 세력을 집중 조명하고, 젊은 시절 겪은 충격적인 전쟁 경험을 얘기한다. 현재 출판되어 있는 그의 유작들을 살펴보면, 그가 10년 넘게 이 문제와 씨름했음을 알 수 있다. 그는 50세가 넘은 나이에 다음과 같이 썼다.

"이것은 아무것도 모른 채 어둠의 세력에 매료되고 가담했던 한 젊은이의 이야기다. 이것은 나의 이야기인 동시에 우리세대의 이야기다. (⋯) 내가 보고 경험하고 이야기한 거의 모든것이 내게는 수수께끼로 남았다. 내 머리로는 풀 수 없는 수수께끼다⋯."[7]

그러나 몸이 이야기를 들려줄 수 있다. 트라우마가 몸에새겨져 있기 때문이다. 이것을 바탕으로 하는 치료 과정을 **신체 체험**Somatic Experiencing, SE이라고 부르는데 심리적 트라우마 전문가 피터 레빈Peter Levine이 개발했다. 레빈에 따르면, 심리적 트라우마는 사건이 아니라 사건에 대한 신체 반응에서 생긴다.[8] **신체 체험** 치료 과정에서는 신체와 신경계를 부드럽게 안내하여, 트라우마를 겪는 동안 (가속페달과 브레이크를 동시에 밟아서!) 차단되었던 에너지를 다시 방출하게 한다. 이는 환자에게 해방일수 있다. 그러면 환자는 유연해지고, 자기 자신을 만나고 세상과연결되며 환자의 삶은 조심스럽게 다시 흐른다.

신체를 중심에 두는 트라우마 심리 치료는 **신체 체험** 외에도 행동 치료, 심층 심리학 등 여러 방법이 있다. 이 책에서 이모든 것을 다룰 수는 없을 것이다. 그러나 트라우마 환자들은결국 이런 방법들을 만날 수밖에 없을 텐데, 향정신성 약물만으로는 도움이 되지 않기 때문이다. 전문가들은 약물만 처방하는 치료에 적극 반대한다. 약물 치료는 트라우마에 초점을 둔 심리 치료보다 효과가 적기 때문이다. 그것은 진통제처럼 비상수단에 불과하다. 약효가 떨어지면 통증이 다시 찾아오고, 시간이 지남에 따라 내성이 생겨 점점 더 많은 약물이 필요해진다. 악순환이다. 고통에 직면하려면 용기가 필요하다. 다시 다칠 각오가 되어 있어야, 상처를 마주할 수 있고, 상처를 가리는 방어기제와 행동 방식 밑에서 진정한 자아를 꺼낼 수 있기 때문이다. 어떤 사례에서는 영혼의 상처를 살필 때, 자연에서 얻은 약물의 도움을 받을 수도 있다. 예를 들어 실로시빈은 오늘날 임상 실험과 뇌 스캔으로 집중 연구되고, 이미 치료에 성공적으로 사용되고 있다.[9] 실로시빈은 **환각버섯**이라 불리는 버섯에서 얻을 수 있는 일종의 마약으로, 샤먼과 심령 치료사들이 수천 년 동안 사용해 왔다. 고대에서 전해 내려온 것, 자연에서 얻은 것, 심지어 우리 몸에서 나온 것이 모두 나쁜 것만은 아니다. 그것이 최선의 치료제일 때도 종종 있다.

　　파티 마약 엑스터시로도 잘 알려진 합성 활성성분인 MDMA(3, 4-메틸디옥시-메스암페타민) 역시 〈네이처 메디신〉에 발표된 최신 전향적 무작위 연구에서 PTSD에 탁월한 치료 효과를 보였다.[10] 모든 환각제는 공통적으로 혈액에서 유래하여, 혈액-뇌 장벽을 통과할 수 있고 그렇게 우리의 의식을 변화시킬 수 있다. 우리가 먹는 음식과 약의 98퍼센트는 이 장벽을 **통과하지 못한다.** 혈액-뇌 장벽은 신경세포로 이루어졌는데, 이

장벽은 전기를 전도하지 않고 특별 통제기관처럼 혈관을 감싸고 있다. 대사산물과 병원체가 예민한 신경세포를 해쳐 우리의 정신을 흐리게 하지 못하도록, 자연은 이런 장벽을 세웠다. 구글의 클린룸에서 서버가 외부 세계로부터 보호받는 것과 유사하게, 혈액-뇌 장벽이 뇌의 신경세포를 보호한다. 인공지능, 화학, 의학 그리고 영혼의 상처를 치유하는 전통 지식이 서로 배타적일 필요는 없다! 우리는 이 모든 지식이 통합될 수 있는 시대에 살고 있다. 이런 의미에서 혈액-뇌 장벽은 차단이 아니라, 영혼을 치유할 수 있는 다른 세계와의 특별한 연결이다.[11]

명상, 신앙, 사랑, 희망 그리고 가슴과 머리와 영혼의 연결이 심혈관 질환을 치료하는 묘약이라는 과학적 증거가 아주 많다. 이것들은 신체 차원에서 치료를 지원한다. 예를 들어, 면역 체계와 호르몬, 혈류, 자율신경계의 복잡한 연결을 재확립한다.[12] 시간이 흐르면서 상처가 아문다. 새로운 세포들이 돋아나고, 작은 흉터만 남는다. 그러나 이것으로 끝나지 않고 우리는 한 단계 또는 심지어 여러 단계 더 발전한다. 상처를 딛고 일어나 더 크게 성장할 수 있다. 인생에서는 물방울이 큰 물줄기로 바뀔 수 있기 때문이다. 상처는 변화와 전환의 기점이 될 수 있다. 트라우마 심리 치료사 크리스티네 자이델Christine Seidel은 자신의 책 《영혼이 치유를 거부한다면Wenn die Seele nicht heilen will》의 끝부분에서 시인이자 철학자인 칼릴 지브란Khalil Gibran의 말을 인용했다.

"고통은 가장 강력한 영혼을 만들어냈다. 가장 인상적인 특성은 흉터에 가려져 있다."[13]

15장. 피 소시지와 간 소시지

네 살쯤이었던 것 같다. 자다가 놀라서 벌떡 일어났던 그 날 아침을 나는 지금도 생생히 기억한다. 꽥꽥거리는 끔찍한 비명이 들렸다. 처음 들어보는 소리였지만, 생사가 달린 일임을 즉시 알아차렸다.

마당에서 할아버지의 트랙터 소리가 들렸다. 세 살 때 처음 타본 후로 어린 내 마음을 완전히 사로잡았던 짙은 녹색 트랙터였다. 처음 탔을 때, 조수석에 앉은 내 두 다리가 그네처럼 허공에서 흔들리며 할머니가 앉은 운전석을 툭툭 건드렸다. 디젤 엔진에 시동이 걸리자마자 시작된 갑작스러운 진동에 금방이라도 튕겨 나갈 것만 같아, 나는 철제 의자 끄트머리를 온 힘을 다해 붙잡고 있어야 했다.

트랙터의 둥근 헤드라이트에서 뻗어 나오는 불빛이 잠시 내 방을 훑었고 눈 밟는 소리가 뽀드득 뽀드득 났고, 외양간 문이 몇 번 쿵쾅거리며 닫혔고, 할머니가 동네 정육점 알프레트 아저씨에게 인사를 건넸다. 나는 밖에서 벌어지고 있는 일을 단 하나도 놓치고 싶지 않았다. 뚱뚱한 암탉처럼 나를 품고 있던 깃털 침대에서 조용히 나왔다. 내 방은 난방이 되지 않아서 할머니가 특별히 나를 위해 "우리 손자가 추우면 안 된다"라며 깃털로 지붕을 덮은 특별한 침대를 주문해주셨다. 나는 잠옷 바람에 맨발로 나무 계단을 내려가 부엌으로 갔다. 불이 켜져 있었고, 주석 난로에서도 불이 활활 타고 있었지만, 그곳엔 아무도 없었다. 난로 옆에 놓인 할아버지의 양가죽 슬리퍼를 신고, 벽에 걸린 외투를 입고, 모자를 쓰고 밖으로 나가 외양간 문을 열었다. 늘 그렇듯이 소똥 냄새, 우유 냄새, 건초 냄새가 났다. 나는 그 냄새를 좋아했다. 헬가, 발트라우트, 하델하이트 등 이름표가 소들의 머리 위에 하나씩 걸려 있었다. 나는 이 소들을 잘 알고 있었고, 바로 오늘 낮에 젖을 짰기 때문에 곧바로 알아볼 수 있었다. 며칠 전에는 송아지들이 태어나는 모습도 직접 보았다. 지금은 외양간 안에 마련한 작은 '아기방'에서 지내는 송아지 브루노에게 따뜻한 인사를 건넸다.

외양간 문에 몸을 바짝 기댄 탓에 문이 밀리면서 벌컥 열렸고, 나는 외양간과 배설물 더미 사이의 시멘트 바닥으로 미끄러지듯 뒷걸음쳤다. 이곳은 전쟁터라 불렸는데, 왜 그런 이름이 붙었는지는 알지 못했다. 하지만 이날 곧 알게 되었다. 이곳 전쟁터에는 평소 우유통이나 여기서 우유를 얻는 고양이들의 먹이 그릇이 있었다. 지금은 둘 다 보이지 않았다.

마당 반대편에 돼지우리가 있었다. 불이 켜진 그쪽으로 나는 조심조심 다가갔다. 소들은 이름이 있지만, 돼지들은 없다. 그렇다고 모든 돼지가 다 똑같은 것은 아니다. 한 마리는 자기만의 방에서 혼자 지냈고 항상 넉넉하게 먹이를 받았다. 할머니는 매일 아침 여물통 앞에 감자나 순무를 추가로 더 놓아두었고, 나는 그것을 이 특별 돼지에게 던져줄 수 있었다. 내가 다정하게 불렀던 '나의 돼지'는 먹이를 던져줄 때마다 꿀꿀대며 재빠르게 모두 먹어치웠다. 우리는 정말 좋은 친구였다. 내가 용기내어 가까이 다가가면, 나의 돼지는 먹이를 달라는 듯 콘센트처럼 생긴 코로 나를 쿡쿡 찔렀다.

마당 중간쯤 도착했을 때, 돼지우리 문을 붙잡고 있는 할머니가 보였다. 그 문으로 알프레트 아저씨가 나왔고 그 뒤로 돼지 한 마리가 나타났다. 돼지의 한쪽 다리에 밧줄에 감겨 있고, 알프레트 아저씨가 그 밧줄을 끌어당기고 있었다. 돼지 뒤에는 할아버지가 있었다. 이 행렬은 이글대는 눈으로 나를 지나쳤고, 아무도 나를 아는 체하지 않았다. 돼지는 다시 미친 듯이 꽥꽥 비명을 질렀다. 그때만 해도 그것이 '나의 돼지'일 수 있다는 생각은 전혀 하지 못했다. 어두웠고, 다 자란 돼지들은 모두 비슷하게 생겼기 때문이다. 나는 전쟁을 끝낸 행렬에 합류했다.

돼지에게 뭔가 먹을 것을 던져주자, 잠시 침묵이 흘렀고 돼지는 먹이에 흥미를 보이며 고개를 숙였다. 정육점 아저씨가 돼지의 등을 토닥인 뒤, 두꺼운 자전거펌프처럼 생긴 어떤 장비를 돼지의 이마에 대자 둔탁한 소리가 났다. 볼트건에 맞은 돼지는 그 즉시 의식을 잃고 기절했다. 이제 알프레트 아저씨는 돼지 위에 무릎을 대고, 긴 칼로 돼지 목을 찌른 뒤 양쪽으로 잘라나갔다. 치명상을 입은 목에서 피가 벌컥벌컥 쏟아져 그릇에 담겼다. 결국 피가 양동이 하나를 거의 채웠고, 돼지는 피를 흘리며 양동이 옆에서 죽었다.

나는 전쟁터 옆, 김이 피어오르는 배설물 더미 뒤에 몸을 숨기고 얼어붙은 듯 조용히 서서 삶에서 죽음으로 넘어가는 과정을 지켜보았다. 알프레트 아저씨가 나를 알아차렸다.

"얘야, 이리 오렴."

아저씨는 조용히 나를 불러 내 손에 커다란 주걱을 쥐여주었다. 그걸로 양동이의 피를 휘저으라고 했다. 피가 엉겨 붙어 덩어리지지 않도록 쉼 없이 계속 저어야 했다.

"무슨 얘긴지 알아들었지?"

아저씨는 미심쩍은 듯 내 표정을 살피며 물었다. 그리고 잠시 있다 덧붙였다.

"피 소시지와 간 소시지를 뭘로 만드는지 알려주려는 거야."

그 다음 얼른 할머니 쪽으로 몸을 돌렸다. 할머니가 끓는 물이 가득 담긴 양동이를 양손에 들고 조심조심 다가오고 있었기 때문이다. 죽은 돼지는 커다란 통에 던져져 삶아졌다. 이 마지막 목욕으로 털이 모두 빠졌고, 할아버지와 정육점 아저씨는 면도칼로 남은 솜털을 말끔히 밀었다. 그리고 나는 표면에 생기는 얇은 줄무늬에 매료되어 계속 피를 열심히 휘저었다. 주걱을 시계 방향으로 다시 시계 반대 방향으로 돌리면서 표면에 생기는 나선형 소용돌이를 관찰했다. 혹시 피가 튀어 오르나 보고 싶어 주걱으로 표면을 톡톡 두드려보았다. 그 다음 조금 더 과감해졌고, 탐구욕이 깨어나 처음에는 손가락 하나만 조심스럽게, 그 다음엔 손가락 전부를 피에 푹 담갔다. 의외로 따뜻했다. 다행히 덩어리는 없었고, 알프레드 아저씨가 매우 흡족해할 것 같았다. 그때는 몰랐지만 이때 나는 나중의 내 삶에 매우 중요한 것을 배웠다. 피는 흐르고 움직여야 한다! 너무 느리게 흐르거나 심지어 멈춰 있으면, 피는 엉겨 붙어 덩어리진다.

또한, 구성 성분의 균형이 깨져 피가 너무 진해지거나 혈관 내부와는 다른 어떤 것과 접촉하게 되면 응고가 발생한다. 의사 루돌프 피르호가 19세기에 이것을 발견했다. 그래서 피의 흐름을 막는 이 세 가지를 피르호 3요소라고 부른다. 이것은 오늘날에도 기본적으로 유효하고, 의사로서 일상적으로 만나는 순환장애 치료도 이것에 기초한다. 그러나 피가 엉겨 붙지 않도록 이리저리 소용돌이를 만들며 양동이의 피를 휘젓는 동안에는 이것을 전혀 몰랐다.

나이가 들어서야 나는 영혼의 닭고기 수프를 만들 때처럼 음식을 저으며 소망을 담을 수 있다는 것을 배웠다. 약초로 묘약을 만드는 마녀도, 다정한 엄마 아빠도 이미 오래전부터 그걸 알고 있었다. 사랑이라는 마법의 공식이 없으면, 기적은 일어나지 않고, 음식 맛도 좋지 않으며, 상처도 낫지 않는다. 어린 소년은 삶과 죽음에 대한 호기심을 담아 피를 휘저었다. 할머니도 할아버지도 나도, 동물을 먹어도 되는지 묻지 않았다. 그것은 당연한 일이었고, 삶이었다. 내가 자란 세상은 피 소시지와 간 소시지를 먹는 거친 세상이었다. 그것은 내게 아주 자연스러운 일이었고, 우리 모두의 볼이 빨간 이유이기도 했다. 이런 소시지에는 철분이 풍부했기에 우리는 빈혈을 모르고 살았다. 동물은 버릴 것이 하나도 없었고, 나는 가축의 뇌를 끓인 수프를 좋아했다.

　　오늘날 채식주의자는 비건으로 바뀌었고, 식이요법도 요리책만큼이나 많은 것 같다. 심지어 혈액형에 따른 식이요법도 있다! 안타깝게도 돼지고기와 특히 맛있는 비계는 의심의 눈초리를 받고 건강에 해로운 음식의 상징이 되었다. 어린 시절 돼지비계를 그렇게 먹었는데, 어떻게 나는 콜레스테롤 고지혈증으로 죽지 않고 살아남았을까, 종종 의아하게 생각했다. 돼지비계는 60퍼센트가 불포화지방산이고, 이중 10퍼센트는 심지어 다중불포화지방산이다. 나는 평생 돼지고기를 맛있게 먹었다. 하지만 언제나 좋은 품질과 행복한 돼지였는지 확인했다.

그날 저녁 나의 돼지에게 먹이를 주러 갔을 때, 비어 있는 우리를 보고, 내가 휘저었던 피가 '나의 돼지'가 흘린 것임을 알게 되었다. 나는 지금도 가슴을 찌르는 그때의 통증을 느낀다. 그때 나의 영혼이 처음으로 피를 흘렸던 것 같다. 그제야 나는 저녁에 먹을 피 소시지가 어디에서 왔고, 얼마나 비싼 값을 치렀는지 알게 되었다.

가엾은 돼지

'나의 돼지'가 도살되어 먹혔더라도, 나의 돼지 사랑은 변하지 않았다. 우리 인간은 돼지에게 감사할 것이 아주 많다. 돼지는 우리에게 식량을 제공하는 동시에 생명도 구해준다. 돼지를 대상으로 한 동물실험이 없었더라면, 현대 의학은 존재할 수 없었을 터다. 나는 수년간 거의 매일 돼지 심장에서 떼어낸 심장판막을 이식했다. 이 책을 쓰고 있는 동안, 유전자 변형 돼지의 심장이 최초로 인간에게 이식되었다는 뉴스가 전 세계로 퍼지고 있었다.[1] 안타깝게도 돼지의 심장판막을 이식받은 환자는 두 달 만에 사망했지만, 이는 심장이식 역사에 한 획을 긋는 사건임에는 틀림없다. 연구자들은 2017년에 돼지 배아에서 인간 줄기세포를 증식시키는 데 성공했다. 인간의 몸에 거부반응을 일으키지 않는 장기를 길러내기 위한 첫 번째 단계를 성공한 것이다.[2] 돼지와 인간은 해부학과 생리학 측면에서 놀라울 정도로 유사하다.

2022년 돼지 심장의 이식과 시기적으로 거의 동시에, 돼지가 얼마나 세밀하게 의사소통할 수 있고 꿀꿀거림과 꽥꽥거림으로 얼마나 다양한 감정과 정서를 드러내는지 감동적으로 보여주는 연구가 발표되었다. 총 411마리의 돼지를 대상으로, 태어나서 죽기까지 이들이 들려준 총 7,414건의 소리를 분석하고 인공지능을 이용해 해석했다.[3] 그 결과, 짧고 깊은 꿀꿀 소리는 편안함을 표현하고, 길고 높은 꽥꽥 소리는 스트레스와 두려움을 나타냈다. 이 소리는 주로 거세를 할 때 또는 도살장에서 들렸다. 그러나 고립, 싸움, 새끼에게 젖 먹이기, 호기심, 껴안기, 놀라움, 재회의 기쁨 등의 상황과 그 외의 수많은 감정 표현에 적합한 '콧소리'가 항상 준비되어 있다. 전 세계 연구진은 양돈 농가가 돼지의 감정을 읽을 수 있는 알고리즘을 개발하고자 한다. 나는 네 살 때 이미 돼지의 감정을 읽을 수 있었노라고 말하고 싶지만, 그때 내가 구별해야 했던 소리는 대량 사육되는 수만 마리의 소리가 아니었다. 통계를 보면, 독일만 해도 대량 사육장에서 2,200만 내지 2,800만 마리가 비육용으로 사육되고 있다(전 세계적으로 9억 4,100만 마리). 가엾은 돼지! 우리 인간이 그들의 견디기 힘든 고통과 신음 소리를 마침내 들을 수 있기를 바란다.

2022년 바이에른 주의회의 녹색당이 조사한 내용을 보면,

2019년부터 2021년까지 바이에른에서 사육되는 돼지 다섯 마리 중 한 마리가 도살되기 전에 죽었다. 돼지도 사람과 마찬가지로 스트레스를 받는다. 최신 가축 행동 연구에서 알 수 있듯이, 면역 체계와 산화 스트레스 그리고 새끼 돼지가 어미와 분리될 때 겪는 어린 시절의 정신적 충격에 이르기까지 다양한 스트레스를 받는다.[4] 나 역시 돼지를 수술한 적이 있고, 그들을 이용해 인공심장 이식수술을 연습했다. 돼지의 심장은 매우 예민하다. 인간의 심장보다 훨씬 더 예민하여 만지는 순간 파르르 떨며 얼어붙을 수 있다. 타코츠보증후군은 1974년에 돼지한테서 처음 확인되었다.[5] 그러므로 돼지의 심장을 이식하기 전에 심장이 벌써 멈추지 않도록, 수술 중에 매우 조심해야 할 것이다. 이 지점에서 나는 도덕을 운운하고 싶지 않고, 동물을 죽이는 것이 기본적으로 비난받을 일도 아니라고 생각한다. 그러나 나는 현재 이런 상황을 매우 비판적으로 보고, 우리 모두가 생각을 바꿔 도살 과정을 포함하여 가축의 안녕을 최대한 보장하고 존중하기를 바란다.[6] 그들도 의식이 있고 기쁨과 두려움과 사랑을 느끼기 때문이다.

어떤 돼지들은 심지어 예술가로 활동한다. '피그카소 Pigcasso'는 생후 1개월 된 새끼 돼지인데, 도살장에서 구출되어 표현 예술가가 되었다. 남아프리카공화국 케이프타운 외곽 프란초크에서 피그카소는 주인에게 물감, 캔버스, 붓을 받아 활발하게 그림을 그린다. 피그카소는 입으로 붓을 잡고 머리를 움직여 캔버스에 색칠한다. 그의 작품은 현재 '황금 돼지' 못지않게 비싸다. 한 작품은 한화로 환산하여 3,100만 원에 팔렸다.[7]

'나의 돼지'의 생명도 당시 내게는 매우 소중했기에 나는 슬펐다.

"돼지의 생명은 죽어서 어디로 가요?"

그날 저녁 침대에 누우며 할머니께 물었다. 할머니는 길게 숨을 내쉬고 대답했다.

"나도 몰라."

할머니는 감정이 풍부하지 않은 사람이었다. 하지만 늘 매우 직설적이고 정직했다. 나는 할머니가 진실을 말하고 있음을 느꼈다. 그래서 이내 마음이 따뜻해졌다. 나는 돼지의 죽음에 관해 이야기할 수 있었고, 진심 어린 답변을 받았다. 그것은 마음의 상처가 치유되는 데 충분했고, 덕분에 나는 지워지지 않는 트라우마를 갖지 않아도 되었다. 할머니가 몰라도 괜찮았다. 내가 알아내면 되니까. 나는 추워서 할머니 품에 꼭 안겼다. 도살은 항상 추운 겨울에만 이루어졌다. 고기와 피는 쉽게 상하기 때문이다. 고기와 피는 우리 인간에게 맛있을 뿐 아니라, 박테리아와 벌레, 바이러스의 먹이이자 서식지이기도 하다. 물론, 어린 나는 그것 역시 아직 몰랐다.

16장. 패혈증

매일 오전 회진 중에 나는 동료들과 함께 중환자실에 가서 하미트를 살폈다. 상태가 점차 안정되어 마취를 조금씩 줄여나가기로 했다. 하미트 본인만이 대답할 수 있는 아주 큰 질문이 남아 있었기 때문이다. 그의 뇌는 이 모든 일을 잘 견뎌냈을까?

우리의 뇌는 굉장히 민감하다. 과다 출혈과 지속적인 저혈압으로 쇼크가 발생할 경우, 뇌졸중에 걸렸을 때처럼 충분한 산소가 뇌에 공급되지 않아 세포가 죽을 수 있다. 게다가 하미트는 수술 중에 심실세동이 있었고, 상처 봉합 때 마지막 한 땀을 남겨두고 잠시 심정지까지 있었다. 쇼크 상태에서 그의 심장과 혈관은 최소한의 혈류를 유지할 수 있었을까? 하미트는 평범한 삶으로 돌아갈 수 있을까? 아니면 중증 장애인으로 남게 될까?

그것이 나의 가장 큰 관심사였다. 점심때 전화기가 울렸다.

"깨어났어요. 전부 다 움직일 수 있어요."

중환자실 담당의가 전했다. 살다 보면, 마음의 짐 하나를 벗어 한결 가벼워지는 것이 아니라 짐 10개를 내려놓아 하늘을 날 것 같은 그런 순간이 있다. 나는 벌떡 일어나 하미트에게 달려갔다. 그는 여전히 입에 호흡기를 물고 있었고, 고개를 돌려 나와 담당의를 바라보았고, 손가락과 발가락을 움직여 보였다.

저녁 무렵에는 인공호흡기를 완전히 뗄 수 있었다. 하미트는 여전히 말하는 데 어려움을 겪었다. 침대 맡에 앉아 뛸 듯이 기뻐하는 라라에게 옅은 숨소리 같은 몇 마디를 겨우 말하고 다시 눈을 감았다. 그에게는 아직 모든 것이 매우 힘겨웠다. 그러나 모든 상태로 볼 때 그는 중증 장애인이 되지 않을 것이고 뇌 장애로 사망하는 일도 없을 것이다.

그렇더라도 그는 아직 안전한 항구에 도달하지 못했고, 예후가 아무리 좋더라도 여전히 암초가 가득한 탁한 바다를 항해하고 있었다. 보이지 않는 곳곳에 위험이 도사리고 있었다. 그중 가장 큰 적은 그의 핏속에 있었다. 수많은 바이러스와 박테리아에게 인간의 피에서 헤엄치는 것보다 더 멋진 일은 없다. 그들에게 인간의 피는 젖과 꿀이 흐르는 낙원이다. 적당히 따뜻하고 영양분과 산소가 풍부하니, 이보다 더 이상적인 조건이 어디 있겠는가. 우리가 아플 때만이 아니라 건강할 때조차도 그렇다. 우리가 인지하지 못하더라도, 우리의 면역 체계는 심장처럼 쉼 없이 제 임무를 수행한다.

　하미트의 심장에 박혔던 생선칼에 어떤 박테리아가 있었는지 우리는 알지 못했다. 가해자가 생선 내장을 손질하다 손을 다쳤다면? 그에게 전염병이 있었다면? 벌레가 있는 내장과 아가미 점액이 칼날에 묻어 있었다면? 오래전에 생선을 손질한 후 제대로 닦아두지 않아 칼날에 이미 부패균이 우글거렸다면? 범행 도구와 함께 하미트의 몸에 침입한 것이 무엇이든, 그것은 피와 함께 온몸에 퍼졌다. 그의 면역 체계는 침입자를 방어해야 했지만, 부상과 수술, 대량 수혈로 많이 약해져 있었다. 높아진 염증 수치에서 우리는 그의 핏속에서 전쟁이 벌어지고 있음을 알 수 있었다. 죽느냐 사느냐가 걸린 전쟁이었다. 면역 체계가 패하면, 피가 독소에 중독되는 치명적인 질병이 발생할 가능성이 매우 높다. 이 병을 의사들은 패혈증 또는 셉시스sepsis라 부른다. 셉시스라는 단어는 마치 독사의 이름처럼 들리고, 중환자실은 이 병을 독사만큼 두려워한다.

　패혈증에 걸리면 독소가 피를 타고 온몸에 퍼진다. 면역 방어 때 생기는 물질과 박테리아의 독소가 장기를 공격하고, 그 결과 장기들이 작동을 멈춘다. 이를 방지하기 위해 대형 정맥 카테터를 통해 하미트에게 항생제를 투여했다. 수술만이 중상을 입은 환자를 구하는 것은 아니다. 1928년 알렉산더 플레밍Alexander Fleming이 페니실린을 발견하기 전에는, 큰 수술로 인한 사망률이 90퍼센트에 달하는 경우가 많았다. 솜씨 좋은 심장외과 의사 하쿈도 페니실린 항생제가 없었더라면, 전쟁 중에 그렇게 많은 군인을 살릴 수 없었을 것이다. 하미트는 페니실린 외에 다른 여러 항생제도 같이 투여받았다.

나는 매일 하미트와 몇 마디를 나누었고, 이 청년을 점점 더 좋아하게 되었다. 여전히 말하는 데 어려움이 있었지만, 우리는 대화를 나눌 수 있었고 나는 그에 관해 많은 걸 알게 되었다.

그러나 그날 오전에 하미트는 기운이 없고 매우 우울했다. 말하기가 평소보다 훨씬 힘겨워 보였다. 나는 그의 말을 거의 알아들을 수가 없었다. 그는 떠듬떠듬 내게 설명했다. 그는 계획이 아주 많았었다고 한다. 박사 학위를 마치고, 철인 3종 경기에 참가하고, 라라와 결혼하여 아이를 적어도 셋을 낳고, 온 가족을 결혼식에 초대하고, 조카에게 말을 선물하고, 집을 짓고 싶었다. 이제 그가 정말로 원하는 건 단 하나, 죽지 않는 것이었다. 직업계획을 설명할 때, 그는 잠시 정신이 더 또렷해졌다.

"언젠가는, 박사님…."

그는 나를 이렇게 불렀다.

"아프가니스탄에 가서 재건을 도울 거예요. 그곳에서 뭔가 좋은 일을 하고 싶어요. 제가 공부하는 이유도 그거예요."

그는 나를 바라보았고, 이내 그의 시선은 불안하게 병실을 떠다니기 시작했다. 그가 갑자기 내게 물었다.

"박사님은요? 언제 의사가 되기로 결심했어요?"

"아주 어렸을 때요."

나는 그의 질문에 대답하며 내 인생에서 아주 중요했던 순간을 얘기해주려 했다. 그러나 하미트는 눈을 감고 있었고 숨쉬는 것이 눈에 띄게 힘들어 보였다. 바이탈사인 모니터를 보니, 체온이 38.5도나 되었다.

하미트의 소변 주머니는 거의 비어 있었고, 그 안에 담긴 약간의 액체는 묽으면서 색은 어두웠다. 혹시 줄이 꼬였나 싶어 확인해봤지만, 아니었다. 황금색 노란 소변이 나오지 않았다. 쇼크나 패혈증으로 신체가 문제를 겪으면, 가장 먼저 신장이 기능을 멈춰 소변 흐름이 중단되는 경우가 많다.[1] 신장은 네프론이라는 아주 작은 필터를 사용하여 하루 1,000리터가 넘는 피를 깨끗하게 걸러낸다. 신장은 극도로 예민해서, 신장이 일을 멈추면 중환자실 의사들은 초비상 상태가 된다. 그러나 하미트는 단지 체액이 너무 적고 건조한 상태라 갈증을 해소할 소중한 한 모금을 공급할 수 있게 그저 신장을 '살짝 밀어주기'만 하면 될 수도 있다.

"수액을 약간 더 주시고 푸로세마이드를 투여하세요."(푸로세마이드는 이뇨제다).

나는 간호사에게 지시하고, 심장판막 교체 수술을 위해 수술실로 갔다. 이때 내가 바랐던 소망은 이루어지기 어려운 헛된 꿈이었고, 나 역시 그것을 알고 있었다. 불안한 마음을 달랠 길이 없어 나는 다른 생각을 하려 애썼다. 옷을 갈아입을 때, 하미트에게 말해주었더라면 좋았을 장면이 떠올랐고, 나중에 꼭 얘기해주리라 다짐했다. 내가 의사가 되겠다고 결심한 것은 엄격히 말해 수의사 때문이었다. 당시 그는 농장에 와서 도살된 동물의 살점을 현미경으로 검사했다. 그때 나는 처음으로 현미경을 들여다볼 수 있었고, 비밀로 가득한 또 다른 숨은 세계를 보았다.

고기 검사

수의사 빔머 아저씨는 커다란 나무 상자를 식탁 위에 놓고 조심조심 현미경을 설치했다. 할아버지가 돼지고기 한 점을 그릇에 담아 양손으로 소중히 들고 부엌으로 들어왔다. 마치 경건한 의식을 치르는 것처럼 보였다. 빔머 아저씨는 특수 절단 장치로 분홍색 고기를 아주 얇게 잘라내 현미경 아래에 조심스럽게 놓았다. 그 다음 안경을 벗고 현미경에 눈을 대고 렌즈를 조절하며 혼잣말을 했다.

나는 그의 동작을 하나도 놓치지 않고 초집중하여 모든 것을 따라가느라 입을 다무는 것조차 잊었다. 이렇게 입을 벌리고 멍하니 바라보는 것을 당시에는 턱 빠진 원숭이라고 불렀는데, 나는 뭔가에 푹 빠져 관찰할 때마다 어른들로부터 이 말을 자주 듣곤 했다. 할아버지는 말없이 식탁 옆에 서 있었고, 할머니는 싱크대 앞에 서서 묵주를 돌리며 중얼중얼 기도문을 읊었다. 벽

시계가 똑딱거렸지만 시간이 멈춘 것 같았다. 돼지고기에서 트리키나 기생충이 발견되면, '고기 농사'는 완전히 망한 것이다. 빔머 아저씨는 작은 벌레의 흔적을 찾아 찬찬히 세 조각을 더 검사했다. 그 다음 고개를 들고 안경을 다시 쓴 후 흡족한 미소를 지었다.

"건강한 돼지였네요. 다 괜찮습니다."

"그럼 그렇지."

할아버지는 직접 내린 증류주 한 병을 기분 좋게 식탁 위에 올려놓았다. 긴장이 완전히 가시지 않은 얼굴이었다. 어른들은 이 멋진 순간을 기리며 조용히 증류주를 한 모금씩 즐겼다. 나는 턱 빠진 원숭이로 있었던 탓에, 나의 아침 우유에 얇은 막이 생겨 손가락으로 건져내야만 했다. 우유에도 혈액 응고와 똑같은 메커니즘이 작용한다. 단백질의 모양과 성질이 바뀌어 서로 엉겨 붙는다. 빔머 아저씨가 술잔을 내려놓을 때, 놀람과 호기심이 가득한 어린 나의 눈과 그의 다정한 시선이 마주쳤다.

"너도 한번 볼래?"

나의 호기심을 알아차린 빔머 아저씨가 물었다. 피가 머리로 쏠렸고, 나는 흥분하여 고개만 끄덕였다. 나는 쭈뼛쭈뼛 소파를 넘어 빔머 아저씨에게 갔고, 그는 나를 자기 무릎에 앉혔다. 그의 재킷에서 익숙한 축사 냄새와 낯선 클로로포름 냄새가 났다. 나는 눈을 가늘게 뜨고 현미경을 들여다보았다. 흐릿한 분홍색이 보였다. 빔머 아저씨가 조절기를 약간 돌리자 갑자기 작은 세상이 모습을 드러냈다. 나는 고기의 개별 섬유조직과 각기 다른 크기와 색깔의 세포들을 볼 수 있었다.

"트리키나 기생충은 없어요."

나는 자신 있게 말했다. 어른들이 웃자 나는 부끄러웠다. 내가 뭘 잘못 말했나? 하지만 나는 마음 깊이 아주 중요한 사실을 이해했다. 허락된 몇몇만 볼 수 있는 숨겨진 세계들이 있다! 그런 세계를 보려면 현미경이나 망원경이 필요하고 탐험심과 호기심이 많아야 한다. 나는 숨겨진 세계의 피 맛을 보았고 지식에 목말랐다.

나는 이 세계를 탐험하고 생명의 비밀을 알아내고 싶었다. 그 열쇠가 피의 흐름에 있다는 것을 그때 이미 나는 감지했다.

"고기와 피는 건강할 수도 있고 아플 수도 있어."

빔머 아저씨가 내게 설명했다.

"그리고 그 안에서 기생충 같은 것이 번식할 수 있어. 동물에서 사람에게 전염되는 질병을 인수공통감염병이라고 부르는데, 이것을 찾아내 아무도 병에 걸리지 않도록 하기 위해, 루돌프 피르호 의사의 주도로 1900년경에 육류검사법이 만들어졌단다. 그는 훌륭한 의사였고 많은 생명을 구했지."

그래 그거야, 나는 생각했다. 의사! 사람을 위한 의사.

나는 빔머 아저씨와 시골에서 보낸 유년기 덕분에 자연, 피의 흐름, 삶과 죽음에 경외심을 갖게 되었다. 수년 후, 미국 다트머스의과대학 혈액학과 학생으로 피 한 방울을 현미경으로 조사하며 다시 한번 다양한 크기, 색상, 모양의 세포로 이루어진 숨겨진 세계에 빠져들 때마다, 그날 아침을 회상하곤 했다. 나는 할머니 할아버지의 부엌과 다트머스의과대학에서, 현미경으로 보는 것은 직소 퍼즐의 빈 부분을 메울 퍼즐 조각일 수 있음을 배웠다. 이 조각들을 올바른 자리에 끼우고 제대로 해석하면, 그것은 올바른 진단의 열쇠가 된다. 그러나 이 작은 세계에 매몰되어 전체 큰 그림을 잊으면 안 된다. 의대생들은 이른바 인체해부학 수업에서 눈에 보이는 인체 해부를 배운다. 그러나 우리 의대생들은 인체의 물질, 해부, 세포, 유전자, 분자로부터 그 사람 전체를 알 수는 없었다. 그가 누구였고, 어떻게 살았고, 무엇을 느꼈고, 어떤 삶을 꾸렸고, 어떤 친구를 가졌는지는 알 수 없었다. 미래의 연구자들은 컴퓨터데이터와 인공지능을 이용해 한 사람의 삶을 사후에 재구성하려 시도할 것이다. 이런 최후의 창조 행위가 과연 가능할까? 나는 그렇지 않을 거라 생각한다. 그렇게 재구성된 존재의 영혼은 어디에 있는가?

혈액 투석

밤새 고열에 시달리더니 다음 날 아침 하미트의 상태는 극적으로 악화되었다. 처음에는 피가 너무 차가워서 문제였는데, 이제는 너무 뜨거워서 문제였다. 두 경우 모두 그의 의식에 악영향을 미쳤다. 몸이 불덩이처럼 달아올랐고, 비몽사몽 속에 정신이 혼미해져 하미트는 우리를 알아보지 못했다. 간호사들은 헌신적으로 그를 보살폈다. 종아리를 냉찜질하고, 찬 수건으로 이마를 식혀주었다. 하지만 소용없었다. 하미트의 체온이 40도를 넘겼다. 숨쉬기가 힘들었고 폐의 산소 교환이 원활하지 못했으며 심각한 폐렴을 의심케 하는 흰 그림자가 엑스레이에 나타났다. 대량 수혈은 항상 폐에 좋지 않은데, 액체 일부가 조직으로 스며들어, 공기가 있어야 할 곳에 조직액이 차기 때문이다. 이런 폐부종은 감염을 촉진한다. 간호사들은 호흡을 돕기 위해 하미트를 일으켜 앉히고, 마사지하고, 씻기고, 크림을 바르고, 마실 것을 주고, 음식을 먹이려 애썼다.

그러나 아무것도 도움이 되지 않았다. 하미트는 패혈증의 전형적인 증상을 보였다. 극적인 악화로 혈액뿐 아니라 장기까지도 점차 제 기능을 수행하지 못했다. 자가 호흡이 더는 불가능하여 다시 마취를 하고 인공호흡기를 달아야 했다. 수의사 범머 박사 이야기와 내가 의사가 된 이유를 들려줄 수가 없었다. 그럴 기회가 다시 올 수 있을까? 다음 회진 시간에 하미트를 봤을 때, 그의 침대 옆에는 피로 가득한 튜브가 잔뜩 달린 커다란 기계가 놓였고, 이 기계의 작은 회전펌프가 낮은 소리로 윙윙거리며 돌고 있었다. 투석기계가 신장 기능을 대신하고 있었다. 사타구니 정맥에 삽입된 상당히 두꺼운 카테터를 통해 피가 분당 400밀리리터씩 몸에서 빠져나와 필터에서 깨끗하게 '세척되어'

같은 카테터를 통해 다시 몸으로 흘러들어갔다. 혈액 투석이라고 불리는 이 과정을 통해, 보통 소변과 함께 배출되는 물질(대표적으로 요소, 요산, 크레아티닌, 전해질)이 혈액에서 제거된다. '깨끗하게 세척된다'고 표현하여, 박테리아까지 제거될 것처럼 들리지만, 그렇지 않다.

인간은 자신의 세포보다 열 배 더 많은 박테리아와 공생한다.[2] 박테리아뿐 아니라 바이러스와 곰팡이도 우리와 함께 산다. 이런 미생물들은 우리의 피부, 점막, 폐, 비뇨기, 생식기 그리고 장에 산다. 수십억 개에 달하는 이들을 통칭하여 인간 마이크로바이옴이라고 부른다. 집계된 것만 해도 벌써 1만 종이 넘는다. 이들은 열대우림처럼 자체 생태계를 형성하고 있다. 이들 대부분은 우리를 보호하고 지원한다. 장내 미생물 무리가 없으면 우리는 살 수도 없고 소화도 할 수 없다. 장뿐 아니라 피부에도 수많은 박테리아, 곰팡이, 바이러스로 구성된 마이크로바이옴이 있고 이들은 병균이 우리 몸에 서식하지 못하게 방어한다. 마이크로바이옴은 우리의 면역 체계를 지원하고, 장-뇌 신경로를 통해 뇌의 건강과 기분, 생각에도 영향을 미친다.[3]

그러나 핏속에는 미생물의 자리가 없다. 건강한 피에는 병균이 없다. 그러나 이는 유지하기 어려운 이상적 상황이기도 하다. 이를 닦을 때나 사랑하는 사람과 포옹할 때, 점막과 호흡을 통해 그리고 일상의 여러 가지 작은 부상을 통해 병균이 몸 안으로 들어올 수 있다. 일반적으로 이것은 문제가 되지 않는데,

이럴 때를 대비해 면역 체계가 있기 때문이다. 면역 체계는 우리가 인식하지 못하는 사이에 자기 임무를 수행한다. 심장과 마찬가지로 평생 동안 밤낮으로 일한다.

그러나 하미트의 면역 체계는 지원군이 필요했다. 항생제를 투여하여 하미트의 피와 폐에 있는 병균을 무찔러야 했다. 어떤 병균인지 알고 거기에 가장 적합한 항생제를 사용해야 가장 효과적으로 무찌를 수 있다. 혈액과 기관지 분비물을 이미 여러 차례 채취하여 미생물 검사실로 보냈다. 거기서 그것들은 '부화'된다. 이렇게 표현하지만, 당연히 닭이 품고 있는 게 아니라, 따뜻하고 습한 여러 배양액에 잠긴다. 병균이 이런 '부화실'에서 충분히 증식하면 그것을 식별할 수 있게 된다. 안타깝게도 의미 있는 결과를 얻기까지 대개 며칠이 걸리고, 항상 성공하는 것도 아니다. 그때까지 우리가 할 수 있는 일은, 가능한 한 광범위한 병균을 포괄하는 광범위 항생제를 사용하여 알려지지 않은 병균을 막으려 노력하는 것뿐이었다. 이런 치료법은 나쁜 병균을 무력화하기를 바라는 마음으로 사방에서 무차별 폭격을 가하는 것과 같다. 미생물 검사실에서 정확한 데이터를 받아야 비로소 항균 화학 요법을 재조정하고 더 정확히 조준하여 다시 공격할 수 있다.

패혈증의 엔진

미생물학의 시조인 로베르트 코흐Robert Koch도 패혈증을 설명할 때 '썩은 피'를 이야기했다.[4] 오늘날 우리는 독소, 항체, 복잡한 면역반응을 이야기하지만, 그럼에도 코흐의 표현이 딱 들어맞는다. 썩은 피는 쉽게 죽음으로 이어지기 때문이다. 매년 전 세계적으로 3,000만 명 이상이 패혈증을 앓고, 그중 500만 명, 그러니까 대략 다섯 명 중 한 명이 사망한다.[5] 패혈증은 독일에서 세 번째로 흔한 사망 원인이기도 하다. 독일에서는 매년 15만 4,000명이 패혈증을 앓는다. 그중 3분의 1이 사망한다. 독일의 치료법이 나빠서가 아니라, 아마도 더 정확히 통계를 내기 때문일 것이다. 몇 달씩 중환자실에 있다 회복된 사람들은 많은 경우 계속 간호가 필요한 상태이거나, 몸과 마음에 깊은 상처가 남아 있다.

하미트는 어떻게 될까? 아무도 모른다. 하지만 우리는 할 수 있는 모든 것을 했고 말 그대로 목숨을 건 전투를 벌였다. 그러나 시간은 우리 편이 아니었다. 하미트의 모습이 극적으로 변했다. 피부가 검푸른 색으로 얼룩덜룩해졌고 대리석처럼 차가워졌다. 혈액순환장애와 쇼크의 징후였다. 얼굴과 몸 전체가 푸석푸석하게 부어올랐다. 병균의 독소가 체계적으로 그를 잠식해 들어갔다. 몸이 붉게 달아오르고 열이 난다면, 면역 체계가 침입자를 방어하고 있다는 뜻이다. 그러나 하미트의 면역 체계는 전투에서 패하고 있었다. 병균이 그의 미세 순환을 마비시켰고, 장기들은 점점 더 적은 피를 공급받아 생명에서 단절되었다. 하미트는 패혈성 쇼크로 혈압이 떨어져, 혈액순환을 유지하기 위한 약물 치료가 필요했다.

우리가 뭘 더 할 수 있을까?

"카테터를 교체해봅시다."

중환자실의 한 의사가 제안했다. 확실히 좋은 생각이다. 병균은 혈관에 연결된 이질적인 플라스틱 호스에서 가장 잘 자라기 때문이다. 인턴들이 곧장 긴 바늘로 새로운 정맥 라인과 동맥 라인을 잡았다. 병균을 정확히 판별하기를 바라며, 제거된 이전 카테터들도 미생물 검사실로 보냈다.

하미트는 생존 확률이 매우 낮은 다장기부전으로 가고 있었다. 폐가 제대로 작동하지 않았고, 신장도 마찬가지이며, 혈액순환을 지원하기 위한 약물이 점점 더 많이 필요했다. 혈액순환과 기관 내 산소 공급이 밤사이 매시간 계속 떨어졌다. 하미트의 점점 악화되는 상태와 젖산 수치 상승에서 그것을 확인할 수 있었다. 그대로 두면 결국 모든 기관과 생명 기능이 중단된다. 신장이 기능을 멈추면 간과 폐, 심장, 뇌, 조혈 시스템이 뒤따라 기능을 멈출 것이다. 심혈관 기능 데이터를 보다 정확히 얻기 위해 오른쪽 심장에도 카테터를 삽입했다. 시간이 지날수록 하미트 주변에 장치와 튜브가 잡초처럼 무성하게 자라나 점점 빽빽하게 그를 둘러쌌다. 다음 날 아침 그에게 갔을 때, 잡초들이 조만간 하미트보다 더 높이 자랄 것만 같았다. 그러나 이 무성한 잡초들은 모두 하미트를 살리기 위한 것들이었다.

측정된 심박출량(1분간 심장에서 동맥으로 나가는 피의 양)은 15리터로, 정상 수치의 약 세 배였다. 동시에 심장 초음파에서는 패혈성 심장근육 약화(심근병증)로 인한 펌프력 감소가 확인되었다.

중환자실의 패혈성 쇼크 환자 대다수가 이런 증상을 보인다. 심장이 펌프질을 제대로 못하는데도 역설적이게 더 많은 피가 순환한다. 심박출량이 몇 배씩 증가한다. 도대체 무엇이 피를 운반하는 걸까? 이렇게 극도로 많은 피가 도는 데도 모세혈관과 세포에서는 산소 교환이 이루어지지 않는다. 이에 대한 타당한 설명이 있을까?

심장보다 모세혈관이 신체 조직의 국소 혈류를 더 많이 조절한다는 것을 우리는 이제 알고 있다. 말하자면, 기관과 모세혈관이 피와 산소 및 영양분의 양을 자신에게 적합하게 스스로 조절하여 받아들인다는 뜻이다. 어찌 보면 당연한 얘기다. 현장에서 무엇이 필요한지는 현장에 있는 그들이 가장 잘 알고 있기 때문이다. 심장 펌프의 중앙집중식 전달은 이런 개별화된 요구를 충족할 수 없을 것이다. 패혈증은 말단기관을 통과하는 혈류의 자동조절 기능을 파괴한다. 병균의 독이 모세혈관 가장 안쪽 층인 내막을 손상시킨다. 내막에 균열이 생기기 시작하고, 혈관 외부 조직에 피가 고여 부종이 형성된다. 그래서 하미트의 얼굴이 그렇게 부어올랐던 것이다. 그러면 부은 조직이 작은 모세혈관을 눌러 피의 흐름을 방해한다. 게다가 아드레날린 같은 신체 자체 스트레스호르몬 때문에 모세혈관은 이미 최대치로 좁아져 있는 상태다. 설상가상으로 염증과 느려진 혈류가 혈액응고를 지원한다. 결국 미세혈전이 모세혈관을 막아버릴 수 있다. 하미트의 미세 순환 혈류가 점점 더 차단되었다.

패혈성 쇼크에서는 피를 계속 순환시키기 위해, 그러니까 피가 멈춰 곧바로 죽음에 이르지 않게 하기 위해, 다른 영역의 동맥과 모세혈관이 크게 확장되고 소위 션트라고 불리는 단락회로가 만들어진다. 단락회로에서는 세포 차원의 산소 및 미립자 교환 없이 피가 동맥에서 정맥으로 곧장 전달된다. 그러므로 산소가 소모되지 않아 정맥의 피에 산소가 정상보다 훨씬 더 많이 들어 있다. 결과적으로 피는 산소 공급이 필요 없거나 덜 필요하기 때문에 폐에서 더 빠른 션트 흐름이 생긴다. 패혈성 쇼크의 경우, 심장의 실제 수행 능력이 떨어졌음에도 션트 때문에 터보 순환이 발생한다. 그러므로 패혈증의 엔진은 심장이 아니라, 미세 순환의 장애다.[6] 이 모든 것이 매우 복잡하기는 하지만, 여기서 우리는 심장 외에 피를 움직일 수 있는 다른 힘이 있다는 것을 알 수 있다. 더 나아가 어쩌면 피를 움직이는 것이 심장이 아닐지도 모르고, 심장이 펌프질과 전혀 다른 역할을 한다고 결론 내릴 수도 있다. 이어지는 17장에서 현대의 순환 이론을 다룰 예정이다.

션트를 위해 더 큰 동맥이 확장되기 때문에 혈압이 떨어지고, 대순환 속도가 빨라지는 반면에 미세 순환과 모세혈관 영역의 혈류가 부족하여 장기가 괴사한다. 순환 연구자들은 이것을 대순환과 미세 순환의 분리 또는 항상성(두 순환 간의 연결) 상실이라고 부른다. 그렇다면 패혈성 쇼크 치료에서 이 모든 것은 무엇을 의미할까? 다양한 선택지가 있지만 이상적인 선택은 없다. 모든 선택에는 심각한 단점이 함께 있기 때문이다. 대순환과 미세 순환 사이의 복잡한 연관성이 아직 덜 밝혀졌을 때, 중환자실 의사들은 아드레날린 같은 물질로 심장을 더 강하게 자극하여 적혈구가 모세혈관을 통과하도록 밀어 넣어보려 시도했었다. 물론 이것은 혈압을 높이는 좋은 효과가 있다. 그러나 그것을 위해 중환자실 의사가 치러야 할 대가는 아주 크다. 아드레날린 같은 물질은 모세혈관을 더욱 좁히고 이미 심각한 미세 순환장애를 더욱 악화시키기 때문이다. 마치 가쁜 숨을 몰아쉬는 세포의 목에 올가미를 걸고 천천히 조이는 것과 같다. 여러 연구가 밝혔듯이, 심장 수축을 높여 필요하다면 '강제'로라도 혈액순환을 높일 수 있다는 기계론적 사고가 중환자실의 많은 환자에게 치명적인 타격을 입혔다. 잠시 동안 혈압이 오르지만, 눈속임일 뿐이다.

  지난 10년 사이에, 우리는 미세 순환을 개선하려면 모세혈관을 확장하여 '열어야 한다'는 것을 알게 되었다. 그러나 혈관확장제를 사용하면 미세 순환의 모세혈관뿐 아니라 대순환의 큰 혈관도 확장되기 때문에 혈압이 더 떨어진다. 또한, 이미 장애를 겪는 기관의 흐름(관류)에도 좋지 않다. 어떤 선택을 하든 각각의 전략에는 대가가 따르고 심각한 부작용이 있다. 그러므로 치료법은 지속적으로 조절되고 재조정되어야 한다.

저승사자가 다시 하미트의 침대 맡에서 기다리고 있는지, 누구도 확실히 말할 수는 없었지만, 모두가 본능적으로 그것을 느끼고 있었다. 나는 하미트의 여자 친구 라라에게 하미트의 생존 기회가 50:50이고 당장 내일 죽을 가능성도 매우 높다고 말했다. 하지만 라라는 흔들림 없이 매우 용감했다. 하미트는 죽음을 이기는 막강한 카드를 가지고 있었다. 젊음과 힘. 젊은 사람은 때때로 가장 절망적인 상황에서도 살아남고, 하미트는 이미 자신이 강인한 남자이고 전사 기질을 타고났음을 입증했다.

"하미트가 모든 걸 알고 있을까요?"

라라가 내게 물었다.

"그래서 괴로워하고 있을까요?"

"글쎄요."

내가 대답했다.

"아마 아무것도 모를 겁니다. 하지만 아무도 확답할 수 없습니다."

"나중에 직접 물어보죠, 뭐."

라라가 희망차게 말했다.

"네. 어쩌면. 그럴 수 있길 바랍니다."

하미트가 이 상황을 이겨내고 살아남더라도 아무것도 기억하지 못할 확률이 매우 높았지만, 나는 이렇게 대답했다.

하미트가 자신의 목숨이 달린 싸움을 벌이는 동안, 나는 친애하는 독자 여러분을 병원 복도의 플라스틱 의자로 초대하고 싶다. 이 장소를 아마 잘 알 것이다. 직접 경험한 것이 아니라 그저 영화에서 본 것이기를 바란다. 차가운 네온사인, 긴 복도 그리고 복도 어딘가에 덩그러니 놓인 식판 반납대. 다음 장에서 나는 마음을 터놓고 이 특별한 액체, 피에 내가 얼마나 매료되었는지를 여러분에게 들려줄 예정이다. 그러니 하미트는 잠시 쉬도록 내버려둔 뒤, 나중에 다시 살피기로 하자. 지금 그는 휴식이 필요하다.

2부

생명

가장 어려운 일은 무엇인가?
그대에게 가장 쉬운 일:
눈앞에 보이는 것을
눈으로 보는 것.

— 요한 볼프강 폰 괴테 Johann Wolfgang von Goethe

17장. 샘

옛 고향을 방문할 때마다 나는 블라우토프 샘 주변을 산책한다. 눈앞에 펼쳐진 푸른 석호 밑바닥에서 샘물이 솟아오른다. 강수량에 따라 초당 250~3,000리터씩 솟는다.[1] 지름이 40미터나 되는 넓고 둥근 석호 안을 들여다보면 신비로운 마법의 호수 같다. 샘솟은 물은 여기서 출발하여 40킬로미터를 흘러 울름을 지나 도나우강에 합류하여 멀리 흑해까지 간다. 블라우토프 샘이 있는 이곳 블라우보이렌은 내가 태어난 슈바벤 바이센호른에서 그리 멀지 않아 자주 방문했었다. 샘물은 바다처럼 푸른 눈동자로 나를 빤히 보고, 물을 뿜어내는 바닥은 청록색으로 빛난다. 빛의 물리적 산란이 물에 이런 매혹적인 색을 입히는 거라고, 학교에서 이 마법의 장소로 소풍 왔을 때 물리 선생님이 설명해주셨다. 빛은 하늘을 파랗게 만들고, 달을 핏빛으로 물들이는 자연의 위대한 예술가다. 빛은 8분에 1억 5,000만 킬로미터를 이동하여 지구에 닿아 온기를 전달한다. 태양은 지구가 너무 뜨거워지지도 않고 꽁꽁 얼어붙지도 않을 만큼 아주 적절한 거리에 있다.

태양계 중앙에 있는 이 빛나는 별은 주로 헬륨과 수소로 이루어졌다. 이들의 끊임없는 핵융합에서 우리는 삶의 에너지를 얻는다. 이 별은 자신의 빛으로 지구를 비옥하게 만든다. 모든 나뭇잎과 풀, 해조류와 물풀까지도 태양을 향해 자라고 햇빛으로 광합성을 한다. 광합성은 식물이 광자(빛 입자)를 합성하여 포도당을 만들고 사람과 동물이 숨 쉬는 데 필요한 산소를 방출하는 과정이다. 우리가 숨 쉬기 위해서는 산소뿐 아니라 물도 필요하다. 대기에 있는 산소의 절반은 바다의 작은 해조류에서 생산되기 때문이다. 태양에너지는 지구의 배터리이자 생명의 샘이다.

어떤 문화권은 태양을 숭배한다. 생명을 주는 햇빛과 지구가 조화를 이루지 못한다면, 풀 한 포기도 푸르게 자랄 수 없을 것이다. 햇볕을 몇 분만 쬐어도 기분이 벌써 좋아진다. 왜 그럴까? 건강에 좋기 때문이다! 햇빛은 우리를 기분 좋게 하고, 비타민 D를 생성하게 해준다. 최근 한 연구가 처음으로 뇌의 비타민 D 수치를 조사했고 놀라운 사실을 발견했다. 비타민 D는 우리의 뇌 기능을 개선하고 치매 위험을 최대 33퍼센트나 줄일 수 있다.[2] 비타민 D는 건강한 심장 기능에도 필수다. 비타민 D 결핍은 심부전, 관상동맥 심장 질환, 고혈압 위험을 높인다.[3] 그렇다고 햇빛이 심장에만 필요한 것은 아니다. 비타민 D는 성장, 뼈 발달, 면역 체계에도 필수다. 빛나는 태양은 별 전문가들 사이에서 난쟁이별로 통한다(예를 들어, 스티븐슨 2-18은 초거성으로 태양보다 2,000배 이상 더 크다). 그렇더라도 태양은 지구의 큰 물 순환의 원동력이기도 하다. 햇빛은 바다의 물을 기체로 증발시켜 하늘로 올라가게 한다. 하늘로 올라간 수증기는 구름에 저장되어 있다가 언젠가 비가 되어 땅으로 내려온다.

비가 없으면, 꽃도 없다. 모든 생명은 흐르는 물에서 비롯되는 것이 분명하다. 우주의 태양과 은하계에서 물은 뜨거운 증기나 차가운 얼음으로만 존재한다. 우주에서 물이 흐르는 곳은 오직 지구뿐이다. 외부에서 보면 우리의 푸른 행성은 우주에 떠 있는 물방울처럼 보인다. 지구地球는 70퍼센트가 물로 덮여 있으므로, 오히려 수구水球라고 불러야 더 맞을 것이다. 사람, 동물, 식물 등 모든 살아 있는 생명체는 흐르는 물과 떼려야 뗄 수 없는 관계다.

우리는 음식 없이 40일을 버틸 수 있지만, 물이 없으면 3일 안에 탈수된다. 물의 순환은 지구에만 있는 것이 아니다. 우리도 그 순환의 일부다. 물은 우리를 관통하여 순환한다. 신생아의 몸은 95퍼센트가 물이고, 성인의 몸은 70퍼센트가 물이다. 노년이 되면 그 수치는 50퍼센트 넘게 떨어진다. 성인의 몸은 24시간 동안 타액 1.5리터, 위액 2.5리터, 장액 3리터, 담즙 0.5리터, 췌장액 0.7리터를 생산한다. 물이 넘치지 않게 건강한 성인은 24시간 동안 신장, 장, 피부, 폐를 통해 2~2.5리터를 배출한다. 뇌는 90퍼센트가 물이고, 24시간 동안 뇌 주위로 흐르는 물이 약 1,400리터다. 물이 없으면 피는 흐르지 않고, 우리의 정신도 메마른다. 탈수 증상의 첫 번째 징후는 주로 정신 혼란이다. 그 뒤로 두통, 주름지고 푸석한 피부, 변비가 뒤따른다. 나중에는 피가 덩어리지면서 혈전증과 색전증이 촉진된다. 그 다음 신부전이 이어지고 결국 생명의 샘이 고갈된다. 인간은 물의 생물이다. 촉촉함과 신선함, 넘치는 에너지를 유지하려면, 우리는 물이 필요하다. 부처가 말했다.

"살아 있는 물, 생수가 유일한 치료법임을 인류는 언젠가 깨달아야 할 것이다."

자, 물 한 모금 마시고 오자. 지금!

지구의 피

정말 아주 오랜만에 이곳에 왔지만, 발에 닿는 샘물은 옛날 그대로인 것 같다. 그러나 샘솟는 물은 매순간 새롭고 신선하고 늘 움직인다. 흐르면서 변하는 것이 물의 속성이다. 이것을 가장 잘 설명한 사람이 바로 헤라클레이토스다.

"같은 강에 발을 두 번 담글 수 없다."

진리를 사랑한 이 철학자는 복잡한 연관성을 이렇게 한 문장으로 설명할 수 있었다. 물은 자연의 샘에서 솟아나고, 생각은 뇌에서, 말은 입에서, 액체 기관인 피는 심장에서 솟아난다.

약 400년 전에 윌리엄 하비가 혈액순환을 발견한 이후로, 의사들은 혈액순환이 심장근육의 움직임으로 이루어진다고 믿어왔다. 그래서 우리는 일반적으로 심장을 생명의 샘으로 여긴다. 물의 순환이 자연의 샘과 연결되듯, 피의 순환이 심장과 연결된다. 그런데 이 생명의 샘은 도대체 무엇일까? 심장은 생명의 기원이 아니고, 피나 물이 생성되고 만들어지는 곳도 아니다. 심장은 순환의 역동성과 힘이 가시화되고, 일정한 흐름이 압력을 받아 솟아오르고 소용돌이치고 꿀렁꿀렁 소리를 내며 흐르기 시작하는 곳이다. 이 압력이 심장판막을 여닫고, 두-근 두-근 심장 뛰는 소리를 만들어낸다.

물은 지구의 피이고, 물이 흐르는 곳에 생명이 있다. 피의 흐름과 다르게, 지구의 물은 아주 먼 거리를 이동한다. 샘에서 바다로 흘러들어간다. 그러나 심장의 피와 똑같이, 물은 다시 출발지, 샘으로 돌아간다.

피의 출발지, 피의 샘이 우리 몸에 있다면, 그것은 심장이 아니라 골수의 어두운 동굴일 것이다. 그곳에서 모든 세포의 어머니인 줄기세포가 끊임없이 혈액세포를 만들어 생명의 순환에 공급한다. 블라우토프 주변 지역은 삶의 발원지이기도 하다. 이곳에는 우리의 선조들이 살았던 커다란 석회동굴이 아주 많다. 발굴된 여러 유물이 빙하기 사람들의 예술성을 증언한다. 여기서 멀지 않은 셸클링겐에서 무엇보다 홀레펠스의 비너스가 발견되었다. 이 작은 조각상은 태초의 어머니를 표현한 것으로, 둥글둥글 살이 찐 풍만한 여성의 모습을 하고 있다. 골수에 있는 다재다능한 줄기세포는 태초의 어머니와 같다. 줄기세포는 매일 새로운 혈구를 2,000억 개씩 생산한다. 이는 대략 1초에 200만 개를 생산한다는 뜻이다. 인류의 요람은 큰 강가에 있었다. 인류가 처음 읽은 것은 물과 하늘의 메시지였다. 다산, 삶, 죽음은 물과 뗄 수 없는 관계였다. 인류는 의사소통을 위해 세계 에너지의 흐름을 해석학적으로 모사한 기호를 공통 언어로 사용했다. 그런데 물은 어떻게 피가 될까?

이슬비가 가볍게 내리기 시작했고, 내가 생각에 잠겨 있는 동안, 내 신발도 진흙 속에 잠겨, 물이 발밑으로 흘러들었다. 물은 어디로 흘러갈까? 물방울도 죽을 수 있을까? 분명 사라지는 것처럼 보이지만, 물은 죽지도 사라지지도 않는다. 그것은 말 그대로 **재활용**되어, 삶의 순환에 새롭게 동참한다. 그러므로 재활용은 현대 폐기물 관리의 발명품이 아니라 모든 존재의 본질이다. 재활용 과정에서 물 분자는 단 하나도 손실되지 않는다. 물방울이 새롭게 형성되고 계속해서 다른 물 분자와 혼합된다. 이 모든 일이 내 발밑에서 일어난다. 땅속 깊은 곳 수백 킬로미터에 걸쳐 물방울이 모여, 지하 흐름과 알 수 없는 길을 따라 눈에 보이지 않게 흐르다가 갑자기 기적처럼 샘에서 신선하게 정화되어 새로운 물, 새로운 생명으로 시원하고 맑고 깨끗하게 솟아난다.

순환의 특징은 시작과 끝이 없다는 것이다. 물이 증발하는 바다가 물 순환의 시작인지, 아니면 나뭇잎에서 내 머리 위로 떨어지는 빗물이 시작인지 명확히 말할 수 없다. 다만 한 가지는 확실하다. 이런 물 순환이 없으면 나는 존재할 수 없다. 물 순환은 여러 물리적 힘으로 생기는데, 샘을 제외하면 이 힘은 우리 눈에 거의 보이지 않는다. 지구의 모든 수자원이 이 순환과 연결되어 있다. 물의 총량은 언제나 그대로다. 단 한 방울도 더하거나 뺄 수 없다. 우리는 피를 기증할 수 있지만 지구에 물을 기증할 수는 없다. 물 기증센터를 운영하는 다른 행성이 없다. 우리가 물을 낭비하는 것은, 지구가 피를 흘리는 것과 같다. 다른 지역에서 물 부족으로 극심한 가뭄을 겪는다. 순환장애 때처럼 생명이 점차 몰락한다. 우리가 물을 오염시키고 중독시키면, 대순환과 우리 자신도 오염되고 중독된다. 우리는 지구와 별개로 존재하는 것이 아니다. 우리는 지구와 공존한다. 우리의 생태계가 병들면 우리도 병든다. 예를 들어, 납 같은 독소는 관상동맥을 막아 심장의 혈류에 치명적인 결과를 초래할 수 있다. 상대적으로 새로운 하위 분야인 환경병리학이 환경과 질병의 이런 연관성을 연구한다.[4]

땅속의 물 저장소와 하늘의 구름은 지구의 심실이다. 그러나 지구의 피에는 심장 같은 펌프가 없다. 그러나 수많은 힘이 물 순환에 작용한다. 혹시 인간의 경우도 그렇지 않을까? 미국의 심장마취학 교수인 브랑코 퍼스트Branko Furst는, 무엇이 피를 흐르게 하고 심장이 정말로 펌프인지에 관해 가장 깊고 세심하게 연구했다.[5] 그는 심장 부상과 심장마비로 응급실과 수술실에 오는 사람들을 살리고, 쇼크 상태의 순환 기능을 관찰했다. 당시에는 심장의 펌프 기능을 지원하기 위해 환자의 대동맥 안에 풍선펌프IABP를 이식하는 것이 50년 넘게 일반적인 관행이었다.

2015년 급성 심장마비 환자 3,226명을 조사한 메타 분석이 발표되었다.[6] 급성 심장마비의 경우, 심장근육의 혈류가 감소한다. 그래서 심장근육의 수축성도 감소하여 최악의 경우 마비된 심장 부위가 더는 작동하지 않아 생명을 위협하게 된다. 놀랍게도 IABP 없이 치료받은 환자보다 이것을 이식한 환자의 생존 확률이 높았다는 증거는 없었다. 쇼크 상태의 심장마비 환자에게 IABP를 이식하라는 미국 및 유럽 심장학회의 권유가 약화되었다. 죽어가는 펌프를 인공 펌프로 지탱할 수 없다면, 당연히 다음과 같이 질문할 수 있다. 심장이 정말로 펌프일까? 물의 대순환처럼 여러 힘이 작용하는 복잡한 심혈관 시스템을 펌프 패러다임으로 순진하고 기계적으로 단순화한 것은 아닐까? 데카르트가 400년 전에 심장을 단순히 펌프로 폄하한 이후로, 아무도 이 관점에 의문을 제기하지 않았다.

그러나 퍼스트는 《심장과 순환: 통합 모델The Heart and

Circulation: An Integrative Model》이라는 인상 깊은 책에서 과감하게 의문을 제기했다.[7] 이 책의 독일어판 서문을 저명한 심장외과 전문의 라이문트 에르벨Raimund Erbel과 베를린 독일심장센터 센터장을 지낸 심장외과 전문의 롤란트 헤처Roland Hetzer가 썼는데, 그들도 퍼스트의 관점에 크게 놀라며 인정했다. 그들이 놀란 이유는 '혈액 이동의 자율성'이라는 개념 때문이었다. 이 개념에 따르면, 액체 기관인 피는 심장의 펌프질에 힘입어 이동하는 게 아니라 스스로 이동한다는 것이다. 같은 심장외과 전문의인 나 역시 이런 생각과 패러다임 전환에 거부감이 들기보다 오히려 피가 끓고 호기심이 생겼다. 나는 심장을 감각기관이라고 주장하는 책을 펴냈지만, 그때도 여전히 심장이 피를 흐르게 한다고 믿었었다. 그런데 이제는 아니란 말인가? 심장이 펌프도 아니고, 피를 흐르게 하지도 않는다면… 지금까지 내가 수술했던 심장은 도대체 무엇이란 말인가?

생명의 물레방아

심장은 몸에 피가 돌게 하는 물레방아일까? 아니면 실제 물레방아처럼 우리의 몸에서도 물레방아가 물의 힘으로 돌아가는 걸까? 직관적으로 생각하면, 후자의 경우가 훨씬 더 논리적인 것 같다. 그리고 오늘날 많은 과학 데이터가 이것을 입증하

는 것 같다.[8]

　　수천 번 심장을 열어 수술한 나는 심장에서 생명의 모든 힘을 확인할 수 있다고 자신 있게 말할 수 있다. 심장근육이 수축하면 좌심실과 대동맥 상행부 사이의 대동맥판막이 열리고, 산소가 풍부한 동맥혈이 먼저 머리를 향해 흐른다. 그 다음 대동맥궁에서 방향이 180도 바뀌어 체동맥의 하행부를 통해 가슴, 배, 다리로 이동한다. 심장이 다시 이완되면, 중력과 흡인 효과로 대동맥의 상행부 혈류가 일시적으로 역전되어 심장 쪽으로 다시 흐른다. 그러나 외풍으로 문이 닫히는 것처럼 혈류의 역류에 의해 대동맥판막이 닫히기 때문에 피가 좌심실로 흘러 들어가지 않는다. 되돌아온 이 피는 대동맥판막 바로 위에서 시작되는 관상동맥에 도달한다. 심장이 엔진이라면 관상동맥은 연료관일 것이다. 관상동맥은 심장의 강한 근육에 붙어 심장이 수축하는 데 필요한 모든 것을 공급한다. 심장이 이렇게 이완 상태에서 아무런 노력 없이 피와 산소를 저절로 공급받는 방식은 매우 흥미롭다. 펌프질 없이, 그저 흐름만 역전시키면 된다. 자연에서는 흐름이 바뀌는 일이 드물긴 하지만 전혀 없는 건 아니다. 캄보디아의 톤레삽강 역시 1년 주기로 흐름의 방향을 바꿔 발원지인 톤레삽 호수로 되돌아간다. 잘 알려지지 않은 이런 자연현상은 지역에 풍요와 새로운 생명을 가져오고, 사람들은 캄보디아 최대 축제인 본옴뚝 물 축제로 이것을 축하한다. 이처럼 강 역시 발원지 쪽으로 흐를 수 있다. 다양한 물리적 힘과 리들의 복잡한 상호작용이 이런 매혹적인 기적을 만든다.

인체의 순환 역시 내게는 기적이다. 또한, 피를 움직이는 힘이 과연 심장의 수축에서만 나올까, 의구심이 든다. 우리 몸 왼쪽 한편에 위치한 250밀리리터가 조금 넘는 피를 담을 수 있는 주먹만 한 심장이 혼자서 총 10만 킬로미터에 달하는 혈관을 통해 매일 4~10톤이나 되는 피를 움직일 수 있을까? 게다가 혈관은 점점 가늘어지기 때문에 혈류에 가해지는 물리적 저항이 점점 커진다. 그뿐이랴. 적혈구는 대부분의 모세혈관 지름보다 크다. 그리고 16장에서 이미 설명했듯이 패혈성 쇼크 상태에서는 심장의 펌프 기능이 감소하더라도 혈류는 역설적으로 2~3배 증가할 수 있다. 운동선수의 경우 혈류가 분당 30리터 이상으로 증가할 수 있다. 심장근육의 수축력이 증가하더라도, 이론적으로 심장의 펌프력은 최대 두 배 증가한다. 물론 심장이 더 빨리 뛸 수는 있다. 그러나 심박수가 높을수록 심장이 채워지는 시간, 즉 이완기가 짧아진다. 적게 채워지면 적게 배출될 수밖에 없다. 피를 운반하는 데 골격근도 기여하지 않을까 오랫동안 논의해왔지만, 현재 이 가정은 수용되지 않는다.[9] 아무튼, 심장 혼자서 피를 움직이기는 힘들 것 같다!

파도타기

우리는 인체의 순환계를 매우 기계론적으로 생각한다. 물이 빠져나오지 않고 계속 순환하는 중앙난방 시스템의 보일러 관처럼, 인체의 순환계도 완전히 폐쇄되었을 거라 믿는다. 중앙난방 시스템의 중앙에는 심장과 유사하게 펌프가 달린 보일러가 있는데, 이 펌프는 수압을 이용해 끓는 물을 보일러관으로 보내고 이 물은 모든 관을 돌아 다시 펌프로 돌아온다. 인체의 순환계를 열역학적 폐쇄 시스템으로 보는 견해는 의사와 많은 사람의 '집단 무의식' 속에 자리 잡았다.[10]

그러나 생명은 훨씬 더 정교하다. 자연의 물 순환과 마찬가지로 인체의 순환계는 개방적이고 역동적이다. 피가 발원지에서 몸 전체로 흘렀다가 다시 발원지로 돌아오도록 지원하는 보이지 않는 힘과 조력자가 많이 있다.

피는 심장의 근육 운동에 힘입어 동맥으로 흘러들어간다. 심장이 수축할 때마다 동맥은 용수철처럼 늘어나고, 심장이 이완하면 줄어든다. 동맥은 탄력적이고 내벽에 근육이 있기 때문이다. 심장에서 나오는 진동 에너지는 동맥벽에 저장되고 전달되며, 이는 피의 흐름을 지원하는 효과적인 방법으로 알려져 있다. 적혈구가 파도를 탄다고 상상하면 이해하기 쉬울 것이다. 양자물리학의 파동-입자 이중성이 기본적으로 피에 내장되어 있다. 맥박을 잴 때, 맥파가 진동하며 퍼지는 것을 감지할 수 있다.

맥파는 음악처럼 조화로운 진동 법칙을 따른다.

나는 블라우토프 산책길에서 오래된 대장간을 발견했고, 리드미컬한 소리에 이끌려 먼지 낀 뿌연 창문 안을 들여다보았다. 이 대장간은 옆에 흐르는 강물을 이용한다. 망치가 모루 위로 떨어지는 리드미컬한 소리가 마치 강물의 심장박동처럼 들린다. 심장도 압력으로 흐름을 바꾼다. 의사는 맥박에서 많은 것을 알아낼 수 있다. 대동맥판막이 새는 경우(대동맥판막 부전), 이른바 수격 현상*이 감지된다. 이때는 맥박이 느리고 매우 강력하다. 심장이 적정량보다 더 많이 채워지고, 맥박이 뛸 때마다 정상보다 더 많은 피가 배출되기 때문이다. 반대로 맥박이 빠르고 약하면, 대동맥판막이 석회화되어 제대로 열리지 않을 수 있다. 심장은 빠르게 뛰며 거의 닫혀 있는 판막의 비좁은 틈새로 더 빨리 많은 피를 밀어 넣으려 애쓴다. 피가 자유롭게 흐를 수 있을 때는 아무 소리 없이 조용히 흐른다. 흐름이 방해를 받으면 유속이 빨라진다. 대장간의 물레방아를 돌리는 작은 폭포처럼 빠르게 흐르며 쉭쉭 소리를 낸다. 의사는 청진기로 이 소리를 듣고 진단을 내릴 수 있다.

그러므로 혈액 정보는 피검사 결과뿐 아니라 혈압과 혈류 상태에서도 얻을 수 있다. 맥박을 토대로 진단하는 진맥은 수천

---

* water hammering. 흐름의 급격한 변화로 압력파가 발생하여 소음과 충격이 생기는 현상.

년 동안 중국 한의학 전통에서 가장 중요한 진단법이었고, 현대 의학도 이를 재발견하고 있다. 맥파가 신체를 통과할 때마다 피부도 눈에 보이지 않게, 머리카락 한 올만큼 살짝 솟는다. 함부르크공대 연구진은 새로 개발된 맥박 레이더를 사용하여 접촉 없이 옷이나 담요 또는 매트리스를 투과하여 서브마이크로미터 수준의 변화를 식별하여 맥파를 감지할 수 있었다.[11] 이런 방식으로 부정맥이나 동맥 질환을 멀리서도 감지할 수 있다. 이 기술은 현재 아직 연구 프로젝트 단계에 있지만, 언젠가는 연기탐지기처럼 천장에 설치하여 심혈관 질환의 조기경보 시스템으로 사용할 수 있을 것이다. 맥파가 신체를 미세하게 진동시키고, 맥박 레이더가 이것을 감지할 수 있다. 이처럼 우리의 몸은 주파수에 좌우되고 비선형적이며 점성과 탄성을 동시에 가진 공명체다. 우리의 몸은 조율이 잘된 악기처럼 조화롭게 진동하거나 혈관이 뻣뻣해져 박자가 어긋나고 불협화음을 낼 수도 있다. 혈관의 피와 조직의 물을 통해 전달되는 맥파 때문에 우리의 몸이 진동한다.

피는 흐르는 속도와 관계없이 항상 같은 농도와 점도를 유지하는 뉴턴액체(예: 물)가 아니라, 고체 성분과 액체 성분으로 구성된 비뉴턴액체(예: 케첩)로, 흐르는 속도와 지속 시간에 따라 점도가 변한다. 다시 말해, 피의 구성, 물리적 특성, 흐르는 속도가 상황에 따라 바뀌고 현재 어느 부위의 혈관계가 맥동하고 맥파가 혈관벽에 어떻게 반사되느냐에 좌우된다. 이 모든 것이 너무 복잡하여 이것만 연구하는 분야가 따로 있다. 흐름의 변화를 연구한다는 뜻으로 유변학 또는 레올로지rheology라고 하는데, 이는 시간과 세대의 영원한 흐름을 관장하는 그리스 여신 레아의 이름을 딴 것이다. 레아는 '흐름'이라는 뜻의 그리스어다. 피는 손상되지 않은 혈관 안에서 충분한 속도로 움직일 때만 정상적으로 흐를 수 있다. 속도가 너무 느리거나 부상의 기미가 있으면, 응고되는 경향이 있다. 피는 주변 상황을 매우 정확하게 감지할 수 있고, 물 같은 비활성 액체가 아니다. 물은 반응 대상을 만났을 때만 아주 조금 활동하지만, 피는 정반대로 자신이 관통해서 흐르는 혈관 및 기관과 끊임없이 교환하는 활동적이고 역동적인 매체다.

강둑 식물

혈관 벽은 풀과 온갖 식물로 뒤덮인 강둑을 닮았다. 강둑은 물과 땅 사이에서 양쪽을 조절하는 중간 지대이고, 많은 동식물의 서식지로서 생물학적 의미도 높다. 뿐만 아니라 강둑의 식물들은 침식을 방지하고 물을 도와 오염 물질을 제거한다. 전문가가 아니더라도 흐르는 물에 서식하는 다양한 동식물과 생물 다양성을 통해 강의 건강 상태를 알 수 있다.

의학 교재의 그림 설명에서 혈관은 일반적으로 내부가 거울처럼 매끄럽고, 사람 대신 적혈구와 백혈구가 미끄러지는 수영장 미끄럼틀 모양으로 묘사된다. 그러나 실제 혈관은 그렇지 않다. 혈관 벽은 수도관처럼 물샐틈없이 막혀 있지 않고, 구멍이 무수히 많다. 내피라고도 불리는 가장 안쪽 세포층 벽에는, 혈류에서 조직으로 또는 조직에서 혈류로 물질과 가스를 영구적으로 교환할 수 있는 창이 있다. 매일 모세혈관에서 8만 리터라는 엄청난 양이 교환된다. 이 사실에서 우리의 순환 시스템이 얼마나 활동적이고 개방적인지 알 수 있다. 우리의 순환 시스템은 조직의 정원에 물을 주고 물질대사와 생화학 반응을 보장한다.

혈관의 내피는 강둑과 유사하게 안쪽이 무성하게 덮여 있다. 강둑에는 식물이 덮여 있지만, 혈관 내피에는 글리코칼릭스라고 불리는 미세한 머리카락 모양의 단백질이 덮여 있다. 강쪽으로 뻗은 풀처럼, 글리코칼릭스는 혈류에 따라 움직이며 정보를 흡수한다. 글리코칼릭스는 혈관의 센서이자 안테나로서, 피의 구성과 흐름, 압력을 미세하게 감지하여 혈관이 적절히 반응할 수 있게 해준다. 우리의 혈관은 둔탁하고 단단한 파이프가 아니라 민감하고 복잡한 기관이다. 강이 오염되면 강둑 식물은 죽는다. 혈관의 글리코칼릭스 역시 오염에 매우 취약하다. 흡연, 당뇨, 고혈압 그리고 스트레스성 활성산소는 글리코칼릭스를 파괴할 수 있고, 출혈, 만성혈관염증, 응고활성화로 인한 혈전 형성을 유발할 수 있다. 그러면 혈액순환이 중단되고, 혈관폐색, 심장마비, 뇌졸중이 발생한다.

붉은 루비

피가 올바른 장소로 적절히 흐르고 필요한 압력을 유지하도록 하기 위해, 혈관은 신체의 요구 사항에 맞게 계속해서 굵기를 조절할 수 있다. 예를 들어, 압력이 너무 높아 피의 마찰력과 전단력剪斷力*이 증가하면, 내피세포가 산화질소를 방출하고 혈관이 확장된다. 의료진도 이 효과를 이용한다. 혀 아래에 뿌리는 이른바 니트로링구알 스프레이는 심장병 환자들에게 생명의 은인으로 잘 알려져 있다. 심장마비 위험이 있을 경우, 이 약물은 산화질소를 방출하여 심장 혈관을 확장한다. 그러나 혈관 확장이 심장뿐 아니라 머리에서도 발생하므로 이 약물의 가장 흔한 부작용이 두통이다. 이 약물은 수십 년 전부터 애용되었다. 모든 약물이 그렇듯, 모든 효과에는 불행히도 여러 부작용이 따르기 마련이다. 약물 투여는 생명의 미묘하고 지적인 생화학 작용에 총체적으로 개입하는 것이기 때문이다.

의사들도 대부분은 적혈구가 자신의 흐름과 조직의 산소 공급을 얼마나 노련하게 조종하는지 잘 모를 것이다.[12] 생명의 작은 붉은 루비는 산소와 이산화탄소를 운반할 뿐만 아니라 앞길을 막는 장애를 스스로 해결한다. 모세혈관이 너무 좁아 제대로 빠져나갈 수 없으면, 적혈구는 산화질소를 방출하여 혈관

---

* 표면에 평행하게 작용하여 표면의 한 부분이 밀리거나 변형되게 하는 힘.

을 넓히고, 생명에 필수인 산소를 제시간에 정확히 배달한다. 적혈구는 세포를 위한 산소뿐만 아니라, 혈관을 크게 확장하는 데 필요한 에너지도 공급할 수 있다.[13] 적혈구는 인체에 에너지를 공급하는 아데노신삼인산ATP이라는 유기화합물을 방출하여 동맥이 기존의 흐름 방향과 반대인 위쪽으로 확장되게 한다. 필요한 경우 산소가 많이 함유된 피를 현재 가장 긴급하게 필요로 하는 기관과 조직으로 흘러가게 할 수 있다.

그러므로 적혈구는 혈액 가스를 담는 수동적 컨테이너가 결코 아니다. 적혈구는 혈류의 자율적 제어에 적극적으로 참여하고, '이동식 센서' 역할을 한다.[14] 현재 기본 혈류의 20~25퍼센트가 적혈구에 의해 조절되는 것으로 추정된다.[15] 이런 복잡한 상호작용을 기반으로 적혈구 전체를 통합하여 기관으로 인정하고, 아마 들어본 적이 없을 테지만, 에리트론 또는 적혈구계라고 부른다. 이는 골수에서 혈액을 만드는 조혈세포와 그들의 자녀인 적혈구로 구성된다. 적혈구는 엄밀히 말해 세포라고 부를 수도 없는 미미한 존재다. 세포핵도 없고, 그래서 유전적 정체성도 없기 때문이다. 그럼에도 그들은 100일 동안 살며 완벽하게 기능하는 세포다. 그들은 자기에게 필요한 에너지를 얻기 위해, 생명의 산소 분자를 단 하나도 사용하지 않는다. 그들은 에너지를 무산소로, 그러니까 산소를 소비하지 않고 얻는다. 산소는 체세포를 위한 것이기 때문이다. 적혈구는 체세포에 산소를 배달하고 이산화탄소를 받은 후 다시 심장과 폐로 돌아간다.

큰 흐름

이제 적혈구는 동맥의 맥박 파도타기를 그만두고, 정맥의 넓고 느린 흐름으로 넘어간다. 블라우토프 밑바닥의 수맥에서처럼, 우리의 피는 먼저 무수한 정맥 모세혈관에 모인 다음 다같이 소정맥으로 흘러가서 피부 아래에 보이는 더 큰 파란 정맥을 지나 엄지손가락보다 더 굵은 하대정맥과 상대정맥으로 흘러 발원지인 심장으로 들어간다. 정맥은 신체의 큰 혈액 저장소다. 총 혈액량의 15퍼센트만이 동맥의 고압 시스템에 있고, 80퍼센트 이상은 정맥에 있으며, 이 중 적어도 절반은 정맥 모세혈관과 소정맥 네트워크에 있다. 이런 정맥혈이 발가락 끝에서 폐와 심장까지 가려면 거의 수직으로 상승해야 하는데, 도대체 어떻게 운반되는 걸까? 앞에서 보았듯이, 혈액 및 순환 시스템은 폐쇄적이거나 유압식으로 흐르는 것이 아니라 개방적이고 매우 역동적으로 반응한다. 동맥과 정맥은 서로 독립적으로 흐를 수 있다.[16] 심장 혼자 오로지 유압식으로 피를 계속 밀어낼 수는 없다. 분명 다른 힘이 작용할 것이다.

큰 동맥의 압력은 양압이다. 반면 간질조직, 즉 모세혈관과 세포 사이의 공간은 음압이다. 이 음압 때문에 정맥혈에 흡인력이 생긴다.[17] 그래서 피부 속에 조직액이 머물고, 물을 많이 마시면 주름이 펴진다. 대기보다 기압이 낮은 음압 덕분에 폐가 열려 있고 숨을 들이쉴 때마다 공기가 흡입된다. 그러나 호흡은 공기뿐 아니라 피도 운반한다. 숨을 들이쉴 때마다 흉곽의 압력은 음압이 되고, 이 음압은 정맥혈이 심장으로 돌아가도록 지원한다. 정맥혈은 심장에서 우심방으로 흘러들어가고, 우심방이 채워지는 정도에 따라 심장의 펌프력이 결정된다. 정맥을 통해 우심방이 많이 채워질수록, 심장의 배출 능력이 높아진다. 이제 순환 연구자들도 이해하기 쉽지 않은 내용이 나온다. 우심방이 채워질수록 그 안의 압력이 높아지기 때문에 심장으로 돌아가는 정맥혈의 흐름이 방해를 받는다. 그러니까 작업량이 증가함에 따라 심장은 유입되는 정맥혈에 더욱 큰 저항을 가한다. 심방이 가득 찰수록 압력이 높아지고 정맥혈이 더 적게 유입된다. 이런 식으로 스스로 자기 길을 방해하는 펌프를 설계할 사람은 아마 없을 것이다. 이런 메커니즘은 펌프에 아무 의미가 없다. 그러나 유압램 원리에는 의미가 있다.[18]

18장. 유압램

유압램은 조제프 미셸 몽골피에Joseph Michel Montgolfier가 1796년에 발명한 간단하면서도 기발한 펌프다. 이 뛰어난 발명가는 동생 자크 에티엔 몽골피에Jacques Étienne Montgolfier와 함께 열기구를 발명한 것으로도 유명하다. 물 순환식 펌프인 유압램은 흐름을 압력으로 변환하여 물을 높은 곳으로 운반할 수 있다. 예를 들어 산간 지역 농부들이 계곡의 냇물 바닥에 유압램을 설치하여 산악 목초지로 물을 운반한다. 이 펌프는 흐르는 물의 힘만으로 작동한다. 유압램과 일반 펌프의 차이점을 말하자면, 전자는 이미 흐르고 있는 물에서 운동에너지를 얻어 작동하는 반면, 일반 펌프는 근력이나 전기를 통해 에너지를 공급받아야 한다는 것이다.

유압램은 개폐식 뚜껑 2개, 반동밸브 2개, 챔버 2개로 이루어져 있다. 구동 파이프라 불리는 관으로 물이 유입되는데, 인체로 보자면 정맥혈이 심장으로 흘러들어가는 것과 같다. 유입되는 물(정맥혈)이 반동밸브(심방과 심실 사이의 판막)를 밀어 연다. 이 밸브는 용수철(심실 수축)에 의해 다시 닫힌다. 이 과정에서 리드미컬한 반동이 생성되어 유입된 물이 상승관(상향하는 대동맥)으로 밀어 올려져 위쪽으로 이동한다. 심장과 마찬가지로, 유입된 물의 일부만 이동한다. 위로 올려진 물이 역류하지 못하도록 상승관 입구에도 반동밸브(대동맥판막)가 있다.

어쩌면 당신은 지금, 심장에는 반동밸브와 챔버가 2개가 아니라 4개라고 따지고 싶을 것이다. 정당한 이의 제기다. 맞다. 심장은 유압램 두 개가 직렬로 연결된 것과 같다. 복잡한 생물학적 현상을 기계 시스템에 비유하는 것은 언제나 제한적일 수밖에 없다. 그러나 여기서 명확히 짚어둘 것이 있다. 유압램은 설치된 구역의 물을 움직이는 것이 아니라, 물의 기존 흐름을 압력으로 변환한다는 사실이다.[1] 시계가 시간을 움직이지 않고, 물레방아가 물을 움직이지 않는 것과 같다.

심장 속 소용돌이

피가 심방으로 흘러들어가면 소위 볼텍스라 불리는 소용

돌이가 형성된다.[2] 이는 마치 자기 자신을 축으로 회전하는 것처럼 보이는 나선형 구조로, 해바라기 꽃잎의 배열, 예쁜 조개껍데기의 나선형 무늬, 솟아오르는 샘물의 소용돌이 등등 자연 곳곳에서 볼 수 있다. 산림관리인이자 자연철학자인 빅토르 샤우베르거Viktor Schauberger는 샘물의 소용돌이를 연구하는 데 일생을 바쳤다. 살아 있는 물, 생수의 개념은 그의 연구에서 비롯되었다. 생수는 샘, 강, 시내에서 '마음껏' 움직일 수 있고 에너지볼처럼 사이클로이드* 곡선을 그리며 움직인다는 것이다.[3] 물뿐아니라 이동성 저기압, 회오리바람, 토네이도 역시 소용돌이 모양을 띤다. 이런 소용돌이의 특성은 자신을 비우고 자신의 에너지를 주변에 방출하는 것이다. 환자에게 전달해야 하는 치유 에너지의 상징으로서, 의술의 상징인 아스클레피오스의 지팡이를 뱀이 나선형으로 감고 있는 것은 확실히 우연이 아니다.

피 소용돌이는 고대부터 알려져 있었다. 레오나르도 다빈치는 1513년에 이미 심장에서 나오는 피가 조화롭게 소용돌이치며 대동맥판막을 통과하는 장면을 그림으로 설명했다. 그러나 심장 깊은 곳, 심실의 혈류를 볼 수 있게 된 것은 불과 몇 년 전부터다. 4차원 자기공명영상이 그동안 숨겨져 있던 아름다운 소용돌이를 보여준다. 피는 위에서(머리 쪽에서) 좌우 심실로 들

---

* 원이 직선 위를 구를 때 원 위의 한 점이 그리는 곡선. 하강할 때 가장 빠른 속도를 내는 특별한 성질 때문에 최단강하곡선이라고도 한다.

어온 후, 나선형으로 소용돌이치며 거의 180도 방향을 틀어 다시 위쪽으로 이동한다. 이때 방출된 에너지는 심실을 확장하고 채우는 데 사용된다. 소용돌이 중심의 음압 역시 심실을 채우는 데 도움을 준다. 심장이 이완할 때 이미 에너지 소모량의 30퍼센트가 열로 방출된다. 심장이 수축할 때는 에너지의 75퍼센트가 열로 바뀐다. 그 나머지가 펌프력에 쓰인다. 따라서 심장의 기계적 에너지 효율은 10~15퍼센트에 불과하다. 펌프라고 하기에는 그다지 좋은 수치가 아니다. 그러나 심장의 온기를 생명의 묘약, 자신과 타인에게 줄 수 있는 마음 에너지로 본다면, 모든 것이 이해가 된다.[4]

대다수 디자이너가 따르는 기본 원칙이 있다. form follows function. 기능이 형태를 정한다. 자연은 이 원칙의 훌륭한 모범이다. 그래서 심장 안에서 피가 나선형으로 소용돌이칠 뿐 아니라, 심장 전체가 소용돌이 모양이다. 심장은 나선형으로 서로 꼬여 있는 여러 층의 근육으로 구성되어 있다. 수축할 때마다 근육섬유들이 조금 더 세게 비틀어졌다가, 이완될 때 반대 방향으로 풀린다. 고무 밴드 두 개를 서로 꼬아놓은 것과 같다. 고무 밴드를 꼬려면 힘(심장 수축)이 필요하다. 힘을 풀면 (심장 이완) 꼬임이 풀리면서 에너지가 방출되고 심장이 채워진다. 피의 소용돌이 때문에 심장 배아의 근육섬유가 나선형으로 배열되어, 밑이 뾰족한 암포라 항아리 형태의 심장이 만들어진다고 추정된다. 뾰족한 밑부분은 근육섬유가 많지 않고 얇아서

'펌프 기능'에 거의 도움이 안 된다.[5]

심장이 펌프라면, 특별히 잘 설계된 펌프는 아닌 것 같다. 심장의 정상적 방출 비율이 고작 50~60퍼센트라는 점을 생각해보라. 왜 100퍼센트가 아닐까? 또한, 피가 소용돌이친다는 것은 높은 마찰과 흐름의 손실을 뜻하는데, 이는 피를 방출하는 펌프에는 그다지 적합하지 않다.

이런 소용돌이의 조화와 장애는 심장의 건강과 질병에 관해 많은 것을 말해준다. 심방세동 같은 리듬 장애와 심장판막 질환은 피의 소용돌이를 방해한다. 소용돌이가 방해를 받으면 피가 응고하여 심장 안에 혈전이 생길 수 있다. 심장마비나 다른 원인으로 심장근육이 약화될 때도 마찬가지다. 이런 혈전이 그대로 동맥 모세혈관으로 들어가면, 뇌졸중과 색전증이 발생한다. 그러므로 이런 환자들은 항응고제를 복용해야 한다.

자연에서처럼 인체의 순환이 파괴되면 범람, 홍수, 가뭄, 발열로 이어진다. 그 결과, 혈액순환장애, 통증, 호흡곤란이 발생한다. 심장이 아주 약하게 뛰거나 판막이 제대로 열리고 닫히지 않으면, 정맥혈이 심장 앞에서 정체된다. 정체가 심해져 혈관이 터지고 기관의 조직이 피에 잠길 수 있다. 강물이 둑을 범람하여 주변이 침수되고 파괴되는 것과 같다. 이런 침수를 부종이라고 부르는데, 주로 다리에서 시작된다. 심한 경우 폐까지 영향이 미쳐 호흡이 힘들어진다. 환자는 계속해서 질식할 것 같은 기분을 느낀다. 심부전으로 인한 만성적 혈류 감소는 점차 모든 기관에 영향을 미친다. 일반적으로 뇌가 피의 30퍼센트를 쓰기 때문에, 만성적 혈류 감소는 치매도 촉진한다.

지친 심장

수십 년 동안 심장의 힘은 오로지 근육수축과 긴장 단계, 즉 수축기의 박출률로만 정의되어왔다. 박출률이 낮으면, 심장 약화 또는 심부전이라고 한다. 오늘날 우리는 이완기 심부전도 있다는 것을 안다. 심장근육이 제대로 이완하지 못하고 심장이 잘 채워지지도 않는 것을 이완기 심부전 또는 **수축기능 보전 심부전증**Heart Failure with Preserved Ejection Fraction이라고 한다.[6] 뭐라고 부르든, '수축기능 보전'이라는 말만으로도, 심장이 피를 순환하게 하는 펌프라는 패러다임에 의문이 제기된다. (펌프질이 보전되었는데 피가 어떻게 순환하지 않지?) 어떤 심장은 힘차게 수축하여 혈액을 내보내는 데 문제를 겪는다. 어떤 심장은 긴장을 풀고 혈액을 받아들이는 데 문제를 겪는다. 긴장과 이완의 절묘한 균형이 깨졌다. 긴장과 이완의 불균형은 심장뿐 아니라 많은 사람의 생활 방식에도 악영향을 미치는 것 같다.

전 세계적으로 3,000만에서 5,000만 명이 만성 심부전을 앓는다. 놀랍게도 그중 절반이 5년 이내에 사망한다.[7] 현대 의학의 놀라운 발전에도 불구하고, 다양한 형태의 심부전이 왜 생기는지는 완전히 밝혀지지 않았다. 여러 전문 학회가 인정하듯이, 현재 심부전은 객관적으로 정의내릴 수 없는 복잡한 질병이다. 그리고 확실한 치료법도 없다. 심부전 전문가 밀튼 패커Milton Packer는 2016년에 학술지 〈서큘레이션Circulation〉에 다음과 같이 썼다.

"심부전 치료에 관한 연구 결과 대부분은 해석하기가 곤란하거나 어렵다."[8]

펌프만 작동시키면 충분하다고 오랫동안 믿어왔고, 그래서 수축을 촉진하고 수축력을 증가시키는 도파민이나 아드레날린 같은 약물을 투여했다. 신체는 자체적으로도 이런 호르몬과 신경전달물질을 부신피질과 심지어 심장에서도 합성할 수 있다. 예를 들어, 사랑에 빠지거나 스트레스를 받을 때, 심지어 하미트처럼 생명을 위협하는 심각한 부상을 입었을 때 그렇다. 이런 물질은 단기적 응급처치로 우리의 생명을 구할 수 있다. 그러나 장기적인 심부전 치료에는 적합하지 않다.

2003년 환자 15만 명을 대상으로 한 연구에서, 수축을 촉진하는 물질을 투여한 환자의 사망률이(19퍼센트) 그렇지 않은 환자(14퍼센트)보다 더 높았다.[9] 베타차단제 같이 혈관을 확장하고 혈압을 낮추고 심장박동을 늦추고 펌프력을 더욱 약화시키는 약물을 사용하면, 훨씬 더 나은 결과를 얻을 수 있다. 베타차단제는 ACE(앤지오텐신 전환 효소) 억제제처럼 혈관만 확장하는 약물과 함께 모든 형태의 심부전에 처방된다. 심장을 펌프로 보고 그 펌프가 약해졌다고 생각하면, 이는 완전히 비논리적 처방이다.[10] 그런데도 심장외과 연구는 수년간 이 '펌프'를 수술로 교체하는 데에 큰 희망을 걸었다.

그러나 심장 전체를 펌프 기계로 대체하는 총 인공심장 이식은 출혈과 색전증 그리고 환자 몸 밖의 외부 배터리와 연결되는 케이블의 감염 등 심각한 합병증을 동반한다. 이 경우 신체의 필요에 맞게 혈류를 조절하기가 매우 어려운데, 흥미롭게도 정맥혈을 빨아들이는 방식으로 펌프 용량을 늘릴 수 없기 때문이다. 그렇게 했다가는 벽이 얇은 정맥이 붕괴되고 피가 전혀 흐르지 않을 것이다. 충분한 용량의 피가 '스스로' 그러니까 자율적으로 심장에 흘러들어갈 때만 제대로 작동한다. 여기에 쓰이는 소형 터빈은, 고전적 의미의 '펌프 기능'이 아니라 좌심실과 필요한 경우 우심실에서도 피의 흐름을 유지하는 기능을 할 때, 기계식 심장보조기로서 가장 잘 작동한다. 그러면 다른 힘으로 움직여지는 혈류에 심장이 자연스럽게 동참하고 심장은 변함없이 피의 힘과 품질을 감지할 수 있다.

심장은 복잡한 신경 및 호르몬을 통해 피와 물의 흐름을 조절하는 감각기관이다. 예를 들어 심부전의 경우 심장이 제대로 비우지 못해 너무 꽉 차서 심장 벽이 과하게 팽창되면, NT-pro-BNP라는 호르몬이 생성된다. 그러면 신장이 자극을 받아 물을 더 많이 배출하여 범람, 즉 부종을 방지한다. 인공 펌프는 아직 이런 식으로 혈류를 몸의 필요에 맞게 조절하지 못한다.

NT-pro-BNP는 심부전 진행을 관찰하는 데 매우 중요한 혈액 수치다. 언젠가 심부전의 치명률이 낮아지고 어쩌면 치료도 가능해지려면, 우리는 심장 기능과 피를 새롭게 이해해야 한다.

태초에 흐름이 있었다

여러 현상에서 확인할 수 있듯이, 피는 스스로 움직인다. 심장의 펌프질로 피가 움직이는 게 아니다. 가슴과 복부의 큰 동맥을 수술할 때는 심장에서 피가 방출되지 않게 막는다. 그런데 역설적이게도 이때 심박출량이 최대 25퍼센트까지 증가한다.[11] 심장외과 의사 레온 만테우-펠쇼에게Leon Manteuffel-Szoege는 개를 대상으로 한 동물실험에서 사망 후 최대 두 시간까지 혈류가 감지될 수 있음을 보여주었다.[12] 모든 심장외과 의사는 심장박동이 멎은 후에도 심장이 비워지지 않고 오히려 점점 더 가득 채워지는 현상을 잘 알고 있다. 심장박동이 멈춘 뒤에도 정맥혈이 계속 오른쪽 심장으로 들어와 심장을 채운다. 마치 피가 마지막으로 한 번 더 자신의 발원지로 돌아가려는 것처럼 보인다. 어떤 힘이 피를 이렇게 움직이는 걸까? 이 모든 것을 어떻게 설명할 수 있을까?

브랑코 퍼스트는 이 현상의 원인을 밝히려 애썼고, 심혈관 순환계의 진화를 광범위하게 연구했다. 심장, 피, 혈관은 같은 배아에서 생겨났다. 세 개의 배엽층 중간에 있는 소위 중배엽이 그들의 공통 기원이다. 그러므로 이 셋은 기능적으로 통합된, 고도로 분화된 한 기관이나 마찬가지다. 이 안에서 피는 진동한다. 즉, 앞뒤로 흐른다. 피의 본질은 움직임이고, 피의 흐름으로 순환이 시작된다. 심장이 생기기도 전에 피가 먼저 흐른다! 혈액순환을 발견한 윌리엄 하비도 그렇게 생각했다. 그는 자신의 에세이에서, 배아 발달이 시작될 때 피가 먼저 스스로 움직인다고 썼다.

"심장은 피보다 나중에 생성되기 시작하여, 피의 자체적 움직임만으로는 그새 성장한 태아의 온몸을 순환하기에 역부족일 때 비로소 완성된다."[13]

현대의 연구 결과 역시 이것을 재확인하는 것 같다. 란셋피시 같은 원시 척추동물의 몸에는 피가 흐르지만 심장이 없다. 그리고 2006년에 획기적인 연구 결과가 발표되었는데, 고등 척추동물인 제브라피시의 경우 초기 발달단계에서 피가 심장과 별개로 움직이는 것이 확인되었다.[14] 갓 생성된 심장의 연동운동 때보다 심장이 아직 완성되지 않았고 판막도 없는 시기에 피가 더 빨리 흐른다. 심지어 심장의 발달도 이런 일차적 혈류에 좌우된다! 일차적 혈류가 흐름을 멈추면, 심장 발달은 완성될 수 없고 심장판막도 만들어지지 않는다.[15]

정말 놀랍지 않은가? 순환계의 진화생리학과 해부학이 명확히 보여주듯이, 태초에 흐름이 있었다! '펌프'는 나중에 등장한다. 브랑코 퍼스트는 이것을 기반으로 소위 심장 중심 펌프 모델의 반대 명제로서 통합적 생물학 모델을 개발하여 설명했다. 이 모델은 사람 전체를 흐름으로 보고, 체내에 작용하는 다양한 힘을 통합한다. 피를 움직이는 동력은 산소가 풍부한 폐 조직과 이 산소를 필요로 하는 물질대사 기관 사이의 산소장력(산소 분자의 압력)에서 생긴다. 액체 기관인 피는 필요한 곳으로 흘러 산소장력의 차이를 메워준다. 산소를 갈구하는 조직과 폐 사이의 동맥에는 산소가 풍부하다. 그리고 산소를 다시 채우는 폐와 오른쪽 심장 사이의 정맥에는 산소가 부족하다. 심정지가 발생한 경우에도 피는 잠시 동안 제 임무를 수행한다. 피는 자체 운동에너지를 가지고 있고, 이 에너지는 조직의 산소 농도와 물질대사에 따라 달라진다. 피는 자기장의 전류처럼 두 극 사이를 흐른다. 그리고 모든 적혈구에는 철로 이루어진 핵이 있고 심장은 강한 전자기장을 생성하기 때문에, 최신 연구 결과들이 입증하듯이, 심장의 전자기력도 적혈구를 움직이는 데 한몫한다.[16]

말초 부분에서 피의 자율적 흐름은 주로 모세혈관의 굵기와 적혈구의 자율적 활동성에 좌우된다. 또한, 피나 림프액 같은 액체가 온도 차이나 화학적 변화에 의해 움직일 수 있다고 오랫동안 알려져 왔다. 튜브 내 자체 분자 모터를 이용해 자율적으로 움직이는 소위 활성액체가 현재 생물물리학 연구의 뜨거운 주제다.[17] 활성액체는 1초에 최대 10마이크로미터를 흐른다. 이는 적혈구가 모세혈관을 지날 때 속도와 비슷하다. 물도 친수성

생체 물질로 코팅된 파이프에서는 기울기가 없더라도 스스로 흐른다.[18] 이때 필요한 것은 빛, 그러니까 태양에너지뿐이다. 그래서 일부 물리학자들은, 태양의 복사에너지가 전하를 분리하여 이온 차이를 만들어 피부 아래 모세혈관의 흐름을 유도한다고 생각한다.

이제 당연히 묻고 싶으리라. 피가 스스로 흐를 수 있다면, 리드미컬하게 수축하는 심장이 왜 필요할까? 퍼스트의 말을 빌리면, 심장은 리듬에 맞춰 기존 혈류를 막고 그것을 압력 신호로 변환한다.[19] 이 신호는 유압램의 원리에 따라, 순환계의 정상 작동에 필요한 압력을 혈관에 가한다. 우리는 물고기가 아니고, 진화를 거쳐 물에서 땅으로 올라왔기 때문에 중력의 영향을 받는다. 심장이 동맥에 가하는 압력은 피를 운반하기 위한 것이 아니라, 특히 심장보다 위에 있는 기관들의 피에 작용하는 중력과 수압에 대항하기 위한 것이다. 심장이 수축할 때마다 피가 심실을 떠나 높은 곳으로 올라간다. 우심실에서 폐로, 좌심실에서 뇌로. 심장은 흐름을 압력으로 변환한다. 이 압력은 심장판막을 리듬에 맞춰 여닫고 혈관의 혈류 압력을 유지하는 데 필요할 뿐 아니라, 심장박동 후에 피가 심장으로 역류하는 것을 방지한다. 목이 2~3미터나 되고 뇌가 심장보다 한참 더 높은 위치에 있는 기린에게는 특히 이런 메커니즘이 중요하다. 혈류를 계속 유지하려면 기린의 동맥혈압은 약 200수은주밀리미터 정도로 상당히 높아야 한다. 이 수치는 목 길이와 비례하고, 비슷한 무

게이지만 목이 더 짧은 다른 동물과 비교하면 두 배나 높다.[20]

　　인간도 그런 동물에 속한다. 인간의 혈압은 특히 감정에 따라 달라진다. 끔찍한 장면을 보거나 통증을 느끼면, 미주신경의 영향으로 중심 혈관이 갑자기 확장되어 혈압이 떨어진다. 앞에서 얘기한 루트비히를 기억하는가? 수술실에서 피를 보고 기절한 대학생 말이다. 그가 이런 경우였다. 처음에 그는 코가 하얗게 변했는데, 교감신경계가 재빨리 대응하여 혈관을 수축시켜 피부에서 머리 쪽으로 피를 보내려 했기 때문이다. 이런 대응만으로는 부족하여 혈압이 계속 떨어진 탓에, 심장이 계속 뛰고 피가 순환했더라도 그는 의식을 잃었다. 인간은 심리적으로 유발된 이런 혈관미주신경성 실신이 발생하는 유일한 동물이다. 이런 일이 가능한 한 발생하지 않도록 하기 위해, 대동맥과 경동맥의 압력수용체가 혈압을 주의 깊게 살핀다. 혈압이 떨어지면, 압력수용체의 전기 신호가 더 느려지고, 심장이 자율신경계를 통해 이 정보를 수신하고 더 빨리 뛴다. 그러면 혈압이 올라간다. 반대로 혈압이 너무 높으면, 자율신경계의 작용으로 심장이 더 느리게 뛴다. 그러나 신체의 의사소통은 신경 신호를 통해서만 이루어지는 것이 아니다.

　　심장이 수축할 때마다 압력뿐 아니라 맥파도 생성된다. 심장의 언어라 할 수 있는 이 맥파는 동맥을 타고 흐르는 피보다 훨씬 더 빨리 몸 전체로 퍼진다. 맥파는 생물물리학적 정보이고, 압력수용체로 포착한 메시지를 신경 신호와 마찬가지로 조직과 기관에 전달한다. 서로 악수를 하는 것과 비슷하다. 악수에는 많은 정보가 포함될 수 있다. 손을 안정적으로 굳게 잡았는가? 아니면 느슨하게? 손이 축축한가? 설렘이나 기쁨, 두려움 때문에 상대방의 손이 떨리고 있나? 몸 안의 조직과 기관에도 기계식 센서가 있고, 이것을 발견한 사람이 2021년에 노벨의학상을 받았다.[21] 이 센서는 혈압 및 순환 조절과 내적 자율적 의식 과정에 관여한다.

이제 피가 열역학법칙을 위반하지 않고 자율적으로, 그러니까 혼자 힘으로 흐른다고 말할 수 있을까? 언뜻 보기에 매우 저돌적인 질문 같다. 자체 동력으로 영원히 계속 움직일 수 있는 무한 동력은 없다. 당연히 피는 혼자 힘으로 흐르지 않는다. 우리는 에너지를 얻기 위해 먹고 마셔야 하고 빛과 태양이 필요하다.

월터 알렉산더Walter Alexander 기자와의 인터뷰에서 브랑코 퍼스트는 이렇게 말했다.

"피의 자율 운동 가설은 일반적으로 받아들여지는 심장의 자율 운동과 개념 면에서 다르지 않습니다."[22]

심장은 동방결절에서 스스로 자극을 만들어 자율적으로, 즉 우리의 의지와 별개로 박동할 수 있다. 심장외과 의사들은 심장이 적출된 후에도 일정 기간 동안 몸 밖에서 계속 뛴다는 것을 알고 있다. 왜 이런 자율성이 있을까? 피, 분자, 신경세포의 이온전류가 상호 연동된 수많은 회로가 생명의 박자에 영향을 미친다. 복잡한 조절 회로의 피드백이 이온전류의 진동과 심장박동을 유발한다. 이것은 자율신경계의 일부다. 자율신경계는 우리를 조종하고, 우리는 자율신경계를 통제할 수 없다. 이온전류의 진동은 우리를 깨우고 잠들게 하고, 심장박동과 호흡을 동기화하며, 성욕을 자극한다.

과학의 모든 분야는 우리 몸에 내재하는 생체 시계를 연구한다. 이 매혹적인 연구 분야를 시간생물학이라고 부른다. 이 시계의 초침은 리드미컬하지 않고, 혼돈의 법칙을 따른다. 생체 시계는 우리가 머리로 이해하기 어려운 생물학적 시간과 과정의 더 높은 차원을 가리키는 용어다. 맥박이 뛰도록 서로 영향을 미치는 여러 순환에서 생명의 박자가 생긴다. 맥박은 순환하는 진동이고, 순환에는 시작도 끝도 없다. 그것은 혈액순환과 마찬가지로 여러 생물학적 제어 회로가 상호 연동하는 복잡한 바이오사이버네틱 과정의 결과다. 맥박은 폐쇄 회로로 흐르지 않고, 펌프 기계에 의해 움직여지지 않으며, 화학 공정과 기계 공학의 표준 뉴턴 물리학으로 재현하기 어려운 고유한 법칙을 가지고 있다.[23]

흐름의 장애는 사람뿐 아니라 지구도 병들게 한다. 피가 흐르지 않으면, 우리는 뇌졸중과 심장마비를 겪는다. 혈관이 혈류에 맞게 수축하거나 확장하지 않으면, 고혈압이 우리를 괴롭힌다. 기쁨의 흐름이 얼어붙고 유연하지 못하면, 우리는 우울해진다. 그리고 쓰레기가 지구의 큰 순환을 막으면, 미세하게 조정된 생태계가 박자를 잃고 교란된다. 기후 온난화로 극지방의 눈이 녹아내리고, 강물이 파괴적으로 범람하여 모든 것을 휩쓰는 한편, 다른 곳은 완전히 말라가고 있다. 그 결과, 죽음과 부패가 일어나고, 이 생체 쓰레기에서 새로운 생명이 탄생한다. 피가 없으면 심장은 뛰지 않고, 심장이 없으면 피는 흐르지 않는다. 이 둘은 그네에 마주 앉아 서로를 밀어준다. 반동과 역반동. 몸 안에 있는 음과 양. 음양은 중국 철학에서 밤과 낮, 자고 깨어남, 여성과 남성, 땅과 물, 물질과 반물질, 상처와 치유, 겨울과 여름처럼 반대되지만 서로 연결되어 하나로 통합되는 힘이나 원리를 의미한다.

19장. 생존

3개월이 지났다. 가을이 겨울로 바뀌고, 크리스마스도 지나고, 봄기운이 완연해졌다. 그해 들어 처음으로 따뜻한 날이었고, 벚꽃이 피고, 하늘은 파랬다. 여느 오후처럼, 나는 수술을 마치고 환자의 상태를 살피러 중환자실에 갔다.

"세상에! 저기… 케이크를 들고 오네요."

한 간호사가 나보다는 자기 자신에게 말하는 것처럼 중얼거렸다.

"나쁜 소식이 아니라 케이크니 다행이죠!"

지나가던 다른 간호사가 웃으며 말했다. 금세 소문이 돌았다. 시간이 되는 사람들 모두가 작은 라운지로 모여들었다. 누군가 내 팔을 잡고 라운지 쪽으로 데려갔다.

"바클라바*예요."

소리가 먼저 들렸고 그 다음 검은 머리가 눈에 들어왔다. 지금은 짧게 잘려져 있다. 처음 하미트를 봤을 때, 그는 응급실에서 피와 땀을 흘리며 사투를 벌이고 있었다. 그의 얼굴에 달라붙어 있던 곱슬곱슬한 검은 머리카락이 또렷이 떠올랐다. 지금의 첫인상을 말하자면, 여전히 심각한 질병으로 힘들어 하지만, 살아 있다! 열린 셔츠 칼라 사이로 아직 완전히 아물지 않은 흉터가 보였다. 오랫동안 호흡을 담당했던 기관절개 흉터였다. 하미트는 수척해졌고, 움직임이 로봇처럼 어색했고, 지팡이를 짚고 불안하게 몸을 떨며 느릿느릿 걸었다. 중환자실에서 몇 달을 누워 지낸 환자들은 엄청난 근육 손실과 신경계 장애를 겪는 다발성신경병증을 앓는다. 하미트의 모습은 제2차 세계대전 기록사진에서 볼 수 있는, 전쟁이 끝난 후 귀환한 군인과 비슷했다. 또는 미국 다트머스의과대학 시절 재향군인병원의 외상 후 스트레스장애 환자를 통해 떠올렸던 **베이루트 폭탄테러** 희생자를 연상시켰다. 차이가 있다면 잘 차려입은 복장뿐이었다. 파란색 바람막이 점퍼와 흰색 운동화. 수척한 몸에 걸쳐진 점퍼가 마치 옷걸이에 걸린 것처럼 보였다. 하미트는 아직 나를 보지 못했고, 떨리는 손으로 바클라바를 각양각색의 접시에 나눠 담느라 바빴다. 간호사들이 순서대로 그를 안아주고 어깨를 두

---

* 꿀과 견과류를 넣어 만든 중동식 파이.

드려주었다.

　간호사들 모두가 하미트의 운명에 감동했다. 몇 주 동안 아기처럼 보살폈던 하미트가 퇴원하던 날은 모두에게 행복한 날이었다. 아무것도 보장할 수 없었음에도, 하미트가 이겨낼 것이라고 모두가 믿었었다. 지금 우리가 확인하듯이, 중환자실에 오래 머물렀던 환자들을 위한 재활치료소에서 그는 좋은 손길을 받았다. 의사들은 대개 그런 환자를 잊고 있다가, 어느 날 질병 경과 보고서를 받는다. 일반적으로 중환자실 환자 상당수는 사망하고, 일부는 계속 중환자로 누워 지내야 하고, 극히 소수만이 다시 두 다리로 일어선다. 20년 넘게 심장 수술을 하면서 나는 환자가 직접 다시 찾아오는 일을 거의 본 적이 없다. 환자들 대다수는 수술과 집중 치료 및 간호를, 따로 고마워하지 않아도 되는 당연한 의료 서비스로 여긴다. 그러나 퇴원한 환자들이 모두 케이크를 사들고 찾아온다면, 그것도 문제일 것이다. 중환자실에는 할 일이 아주 많은데, 케이크를 먹느라 일을 할 수가 없을 테고, 모두가 금세 살이 찔 테니 말이다.

　이 모든 것과 별개로, 중환자실은 다시 오고 싶지 않은 장소일 것이다. 환자의 약 절반이 중환자실에서 몸 고생 마음고생을 하고, 외상 후 스트레스장애가 발생한다.[1] 그들은 하루 24시간 모니터와 의료기기의 소음 공해에 노출되고, 낮과 밤의 리듬이 깨지고, 때때로 투여되는 마취제가 기억을 지우고 꿈과 현실의 경계를 모호하게 한다. 환자에게 고용량의 진통제를 투여하더라도, 바늘과 호스를 몸에 삽입하기, 심지어 씻기 또는 침대에 눕거나 일어나기 같은 기본적인 일조차 고통스러울 수 있다. 많은 환자가 스스로 호흡할 힘이 없어 기계의 도움을 받아 호흡한다. 인공호흡기는 기도에 이물질이 있는 불편한 기분을 동반하고, 말을 할 수 없으므로 의사소통이 매우 제한적이다. 이런 환자들은 자율성이나 프라이버시가 없고, 혼자 화장실에 갈 수도 없으며, 대부분의 경우 식사도 할 수 없다. 일반적으로 튜브를 통해 영양분이 공급된다. 그리고 이 모든 것을 이겨내고 살아남은 후에는 걷기, 먹기, 읽기, 집중하는 법 등을 배우는 재활 단계를 한 달 정도 거쳐야 한다. 환자 혼자서는 해낼 수 없고, 친구와 가족이 사랑으로 보살필 때 가장 이상적이다. 사랑하는 사람의 생존을 두려움 속에 몇 달 동안 기다리면서, 친구와 가족은 정신적 인내의 한계에 이르게 된다. 가족의 30~80퍼센트 역시 외상 후 스트레스장애를 겪는다.[2]

하미트가 나를 알아차렸다.

"박사님!"

그는 위태위태한 걸음으로 내게 다가와 나를 껴안고 웃고 울었다. 그리고 주변 사람들에게 돌아서서 말했다.

"내 심장을 손에 쥐었던 분이십니다."

친절한 간호사가 하미트를 테이블까지 부축했다. 간호사는 내게 바클라바를 잘라주려 했지만, 하미트가 허락하지 않았다. 그는 자신이 직접 모두에게 한 조각씩 나눠주고자 했다. 그

동안 받기만 했다며 마침내 뭔가를 주고 싶다고 했다. 하미트는 감사 표현이 사회적으로 매우 중요한 문화에서 태어났다.

탈출

안타깝게도 그는 자신이 태어난 문화를 떠나 6,000킬로미터가 넘는 긴 여행을 해야 했다. 이 여정에는 여러 나라와 국경을 걸어서 넘어야 하는 구간도 포함되어 있었다. 하미트는 이날 오후 내 사무실로 함께 와서 그때 겪은 일을 얘기해주었다. 그는 퇴원할 때 심장에 칼이 꽂힌 엑스레이 사진을 갖고 싶어 했지만, 그런 사진은 없었다. 엑스레이를 찍을 겨를 없이 곧바로 수술실로 옮겨졌기 때문이다. 그는 어린 시절 사진도 없다. 모두 아프가니스탄에 두고 왔다.

아버지가 죽은 후 하미트는 형과 교사인 어머니와 함께 아프가니스탄에서 탈출했다. 피난 중에 그들은 끔찍한 일들을 겪었고, 하미트는 그것을 오랫동안 '잊고' 살았다. 그들은 자주 구타를 당했고, 배고픔에 시달렸으며, 어머니는 강간을 당했다. 그들이 유럽에 도착했을 때, 발은 상처투성이였고 옷은 누더기였다.

"박사님, 이상해요."

하미트가 말했다.

"몇 주 전부터 그때 겪은 일들이 마치 어제 일어난 것처럼 생생해요. 밤에 잠에서 깨어나면 내 입을 막는 어머니의 손이 느껴져요. 소리를 내지 못하게 막으려는 거죠. 차고에 숨어 있는 게 발각되면 안 되니까요. 무서운 남자들의 발자국 소리가 들려요. 겁이 나요. 잠에서 깨더라도 여전히 무서워서 심장이 두근거려요."

나는 모든 것이 충분히 이해되었다. 폭력 범죄나 신체적, 정신적 학대를 겪어 심리적 트라우마를 가진 사람들은 더는 자기 영혼의 주인이 아니고, 과거의 폭풍에 휘청대고 내동댕이쳐진다. 고통스러운 기억이 계속해서 공격하고 그때의 장면이 소위 플래시백으로 자꾸 떠오른다. 이들은 트라우마, 즉 상처의 안경을 쓰고 자기 자신과 세상을 본다. 그래서 왜곡된 시각을 갖게 된다. 아무도 믿지 못하고 공격적인 사람으로 변하는 경우도 드물지 않다. 다친 동물처럼, 그들은 자신과 상처를 보호해야 하는 본능을 따른다. 항상 최악의 상황을 예상하고, 영구적인 방어 태세와 내적 경계심을 갖는다. 이 전략은 과거에 그들의 생존에 도움이 되었었다. 이제는 어두운 구름 속에 사는 것처럼 뭔가 잘못되었다는 기분이 자주 든다. 트라우마 피해자들은 스스로 부끄러워하고 자신이 겪은 끔찍한 일들을 누구에게도 말하고 싶어 하지 않는다. 스스로를 고립시키고 우울증을 앓는 경우도 많으며, 대규모 모임, 활발한 토론, 칼, 어둠 같은 특정 상황에 대한 막연한 두려움에 괴롭다. 견디기 힘든 두려움과 무력감을 유발하는 방아쇠는 언제나 같다.

이것을 견디는 방법은 고통을 더는 느끼지 않는 것뿐이다. 심리 치료사이자 신비주의자인 카를 구스타프 융Carl Gustav Jung 이 말한 것처럼, 그들은 자신의 상처를 무의식의 어두운 영역으로 밀어 넣고 자신과 분리시킨다. 신체의 상처는 이미 오래전에 아물어 새살이 돋았지만, 영혼 깊은 곳에서는 상처가 곪아 생명 에너지의 흐름을 차단하고 아주 많은 에너지가 소모된다. 이런 사람들은 자신의 잠재력을 충분히 발휘할 수 없고, 두려움과 무력감을 느끼며 평생을 사는 경우도 많다. 인생의 큰 꿈이 악몽에 잠식된다. 눈에 보이지 않는 치료되지 않은 영혼의 상처는 삶을 영원히 바꿔놓을 수 있다. 그러면 삶은 다른 방향으로 흐른다. 영혼의 상처는 한참 뒤에 여러 질병으로 이어질 수 있다. 심장, 면역 체계, 호흡 등에 문제가 생기고 심지어 암에 걸릴 수도 있다. 아버지의 죽음으로 평생 고통을 겪은 노부인 로즈마리도 이 경우에 속한다. 하미트가 탈출한 이유도 이것이었다. 아버지 없이 어머니 혼자서 무방비 상태로 아프가니스탄에서 도저히 살 수 없었다.

그러나 충격적인 일을 겪은 모든 사람이 신체적 또는 정신적으로 병드는 것은 아니다. 어떤 사람들은 겉보기에 대체로 '정상적으로' 살아갈 수 있다. 전환은 물 흐르듯 자연스럽다. 하미트는 피난길에 좋은 일도 겪었다.

"우리는 운이 좋았어요. 박사님! 난민들은 전례 없는 연대

감으로 서로를 지지했고, 모두가 서로 도왔습니다. 거기서 나는 많은 힘을 얻었어요."

이 단출한 가족은 독일에 희망을 걸었다. 그들은 1년 동안 큰 불확실성 속에서 난민 보호소 생활을 했다. 난민으로 받아들여질지 확실하지 않았다. 그러나 마침내 난민 지위가 인정되었고, 하미트 형제는 학교에 다닐 수 있었다. 어머니가 죽은 후, 형은 캐나다로 이주했고 하미트는 독일에 머물며 기계공학을 공부했다.

그가 갑자기 눈물을 쏟았고, 눈물을 보인 자신을 부끄러워하는 것처럼 보였다. 그러나 흐르는 눈물을 막을 수는 없었다.

"박사님!"

그가 내게 말했다.

"라라의 아버지는 왜 그렇게 나를 증오했을까요? 나를 본 적도 없고 알지도 못하면서! 보자마자 욕부터 했고 내 얘기는 들으려 하지도 않았어요. 얘기를 나누려고 거기까지 갔는데 말이죠. 라라의 아버지와 평화롭게 잘 지내고 싶었고, 라라를 그 무엇보다 사랑하고 항상 라라를 지켜줄 거라고 말하려 했어요. 그런데 갑자기 내 앞에 칼을 들이댔어요. 노인이니 그냥 밀어낼 수 있었을 거예요. 하지만 국경에서 어머니 목에 칼을 대고 놈들이 한 명씩 차례대로 어머니를 강간했던 그때처럼 나는 꼼짝할 수가 없었어요. 마비된 사람처럼요."

하미트는 평정심을 완전히 잃었다. 나는 그에게 티슈를 건

네고 같이 마음 아파하며 말했다.

"어렸을 때 영혼을 다친 거예요. 칼을 들이대는 위협적인 상황에서 그 상처가 다시 깨어난 거죠. 방아쇠가 당겨졌다고도 하죠. 그 순간 당신은 내적으로 얼어붙은 것이고, 우리는 이것을 동결 반응이라고 부릅니다. 당시에는 이 반응이 당신과 어머니의 목숨을 구했어요. 이번에는 그런 반응으로 거의 목숨을 잃을 뻔했고요."

"항상 칼이 문제예요."

하미트가 말했다.

"칼은 어디에나 다 있어요. 어떨 땐 아무렇지도 않고, 또 어떨 땐 아주 끔찍해요."

하미트는 의심할 여지없이 오래된 상처와 두려움이 솟아오르는 트라우마 재현을 경험했다. 나는 그에게 상처 치료에 대해 설명해주었다. 신체 외상으로 피를 흘리면 환자는 치료를 받고 당연히 공감과 돌봄도 받는다. 반면에 영혼의 상처는 거의 항상 눈에 보이지 않는다. 나는 그의 쇼크 상태를 어떻게 치료했는지 상세히 얘기해주었고, 영혼의 상처에서도 전문적이고 공감적인 치료로 영혼을 구할 수 있는 골든아워가 있다고 설명했다. 나는 몸을 앞으로 기울여 그를 뚫어지게 보았다. 그리고 그에게 말했다.

"당신은 칼에 찔려 자상을 입었을 뿐만 아니라, 이후 모든 세포에 독이 퍼지는 패혈증을 앓았어요. 치유받지 못한 영혼의 상처는 패혈증과 같습니다. 당신의 삶에 독이 퍼지죠."

그는 생각에 잠겨 고개를 끄덕였고, 뭔가를 결심한 듯 단호한 몸짓으로 얼굴에 남은 눈물을 마지막 한 방울까지 싹싹 닦아냈다.

"그때 우리는 자유롭게 살고 싶어서 탈출했어요. 그것을 해냈죠. 하지만 내 마음이 여전히 과거에 갇혀 있었다는 것을 이제 이해할 수 있을 것 같아요."

"이제부터 달라질 겁니다. 인식하는 것만으로도 중요한 한 걸음을 내딛은 거니까요."

"어머니가 살아 계시지 않아 슬프네요."

하미트가 말했다.

"어머니에게도 필요했을 텐데 말이죠. 이제 내가 치료를 시작하고 한 걸음씩 나아갈 때마다 어머니도 함께 데려갈 겁니다."

"좋은 생각이에요. 도움이 많이 될 겁니다. 그리고 어쩌면 어머니에게도 도움이 될지 모르죠. 진심으로 응원하고 앞으로도 계속 잘 걸어 나가기를 바라겠습니다!"

"꼭 그렇게 할 겁니다."

그가 약간 일그러진 미소를 지었다.

"라라 때문에라도. 결혼하면 더는 절뚝거리고 싶지 않아요!"

날아라, 딱정벌레

인류의 역사는 이주의 역사다. **호모 사피엔스**는 진화 과정에서 모든 대륙으로 퍼졌다. 나는 인간이 세상에서 가장 위험한 포식자라고 생각한다. 이 문장을 쓰고 있는 지금 내 컴퓨터 화면에는 〈지구생명보고서 2022〉가 열려 있고, 거기에는 인간이 모든 척추동물의 70퍼센트를 파괴했다는 내용이 적혀 있다. 인간은 서로를 파괴하고 자연과 환경도 파괴한다. 무자비하게. 기후변화와 종의 멸종은 자연에 대한 폭력의 결과다. 인간은 스스로를 합리적이고 지적인 존재로 보고 이성에 경의를 표한다. 신경과학과 데이터 기반 경험주의가 종교를 대체하고, 과학자들의 연구 결과와 언론 보도가 절대화되는 세상에 우리는 살고 있다. 현대사회는 의료와 치유라는 공공복지를 환자의 질병에서 이익을 얻는 거대 기업에 넘겼다. 권력, 돈, 소유, 피에 대한 탐욕으로 찢겨진 마음의 구멍을 물질적 재화, 풍요, 데이터가 메워주리라 희망하는 사회다.

2022년 유엔 보고서에 따르면, 거의 9,000만 명이 전쟁, 인종차별, 정치적 혹은 종교적 탄압 때문에 고향을 떠나야 했다.[3] 고향이 없는 사람은 어떻게 살까? 그는 어디에 정착할까? 다시 어딘가에 정착할 수는 있을까? 사람들은 옛날부터 늘 대다수와 다르게 생각하고 느끼기 때문에 도망쳐야만 했다. 현재 우크라이나 전쟁 때문에 우리는 제2차 세계대전 이후 최대 규모의 난민 물결을 경험하고 있다. 이들 중 많은 사람이, 특히 어린 이들이 남은 생애 동안 트라우마를 겪게 될 것이다. 전 세계 모든 트라우마 치료사만으로는 이들을 치유하는 데 부족하다.

때로는 노래 한 곡이 더 많은 집단 위로를 주기도 한다. 불후의 독일 자장가 〈날아라, 딱정벌레Maikäfer flieg〉는 고향, 가족, 보호, 친숙함을 상실하는 아픔을 다룸과 동시에 역설적이게도 매우 부드러운 멜로디로 영혼을 어루만진다.

> 날아라, 딱정벌레.
> 아버지는 전쟁에,
> 어머니는 포메라니아에 갔는데,
> 포메라니아는 불에 타버렸다네.
> 날아라, 딱정벌레.

독일인 세 명 중 두 명이 알고 있는 이 자장가의 잔잔한 멜로디와 혹독한 가사는 전혀 어울리지 않는다. 어쩌면 바로 그렇기 때문에 이 노래가 성공을 거뒀을지 모른다. 독일 민요 〈상록수Evergreen〉 역시 400년 정도 된 노래로 아마도 30년 전쟁 때 만들어졌지만, 오늘날에도 여전히 그 어느 때보다 유효하다.[4] 혹독함은 사라지지 않기 때문이다. 인류 역사상 수많은 전쟁에서 "살육이 잇따랐고" 폭력이 계속해서 폭력을 낳았다. 토마스 휘블Thomas Hübl은 자신의 책 《집단트라우마 치유Kollektives Trauma *heilen*》에서 민족 간의 증오와 한 민족 집단의 억압된 두려움이 어떻게 잠재의식 속에 집단 그림자로 자리 잡고 독이 되는 관계와 해로운 사회구조로 이어지는지 설명한다. 그는 해결되지 않은 과거를 계속해서 다시 재현하려는 경향을 반복 강박이라 명명한 프로이트를 인용한다. 무의식적으로 트라우마를 재현하는 것은 원래의 상처를 극복하려는 시도다. 그러나 이는 기저에 깔린 상처와 심리적 메커니즘이 완전히 의식의 빛을 받아 밝혀져야만 가능하다. 그래야만 치유될 수 있다.[5]

라라의 아버지, 하미트를 찌른 가해자는 전쟁 트라우마를 가진 사람이었다. 하미트의 침대 곁에 같이 섰을 때, 라라가 아버지의 이야기를 들려줬었다. 라라의 아버지는 제2차 세계대전 끝 무렵에 어린아이였고, 승전국의 점령 기간 동안 끔찍한 일을 많이 겪었다. 그 이후로 그는 외국 문화와 언어를 무서워했다. 라라의 어머니가 죽은 후, 그는 술을 마시기 시작했다. 점령 기간의 경험이 독일 통일과 함께 반복되었고, 그 과정에서 직업을 잃었기 때문에 그는 자신을 희생자로 여겼다. 그는 스스로 이류 시민이라 느꼈고, 가치 체계가 무너졌으며, 모든 것이 외국인 탓이라고 생각했다. 라라는 하미트와 결혼하는 데 아버지의 승낙을 구할 생각이 전혀 없었지만, 하미트는 그러길 원했다. 그에게는 그것이 당연한 일이었다. 그리고 그 일로 하마터면 목숨을 잃을 뻔했다. 그러나 하미트는 살아났고, 내 앞에서 내 얘기를 주의 깊게 들었다.

"그렇다면 라라의 아버지와 내가 비슷한 운명인 건가요?"

그가 물었다.

"그렇다고 할 수 있죠."

"트라우마 심리 치료를 받을게요. 지금 나가자마자 알아보 겠습니다."

그 다음 그가 내게 물었다.

"박사님, 한번 안아봐도 될까요?"

나는 당혹감 속에 고개를 끄덕이며 포옹을 받았다.

"두 번의 심장 수술에 감사하는 의미에서."

나는 하미트의 말이 무슨 뜻인지 이해하는 데 시간이 좀 걸렸지만, 의미를 이내 깨닫고 크게 감동했다.

20장. 피와 사랑

9개월 후 하미트가 다시 내 앞에 나타났다. 하지만 하미트는 나를 보지 못했다. 빨간색 신호등에 차를 멈췄는데, 하미트와 라라가 손을 잡고 내 앞으로 길을 건넜다. 라라의 배가 눈에 띄게 불러 있었다. 누가 봐도 임신부다. 칼에 찔려 실려 왔던 나의 환자가 곧 아빠가 된다! 나는 너무나 기뻤다. 하미트는 건강해 보였고 발걸음도 가볍고 안정적이었다. 그는 살아났을 뿐만 아니라, 계속 살아갈 의지도 갖고 있었다. 라라 안에서 자라는 새 생명도 인생 최대 역경을 극복해낸 아빠의 능력을 물려받았으면 좋겠다. 아이들은 자신을 지원하고 가치 있는 존재임을 느끼게 해주는, 믿을 수 있는 보호자가 최소한 한 명 이상 필요하다. 피부색, 성별, 성적 취향, 종교 등을 이유로 차별하지 않고 다양성을 인정하는 세상에서 자랄 수 있으면 금상첨화다. 출혈은 폭력의 결과가 아니라 다산의 상징이어야 한다.

섹스

생명은 저절로 생기지 않는다. 남자와 여자가 합쳐져야 한다. 이것 역시 피와 관련이 있다. 월경을 하지 않는 여성은 생식 능력이 없고, 남성 성기에 피가 채워지지 않으면 자식을 낳을 수 없기 때문이다. 그뿐만이 아니다. 우리는 무엇보다 파트너를 유혹하는 데 피를 이용한다. 피는 입술을 붉게 물들여 매력적으로 보이게 하고, 큐피드의 화살이 심장에 꽂히면 혈압과 맥박이 증가한다. 그 결과, 영혼만 활짝 피는 게 아니다. 혈관이 확장되면서 피부도 다양한 혈색으로 만개한다. 이 현상을 **섹스 플러시** 또는 **성적 홍조**라고 부른다. 얼굴, 목, 가슴, 배 등에 나타나는 홍분의 색상은 연분홍에서 버건디까지 사람마다 다르다. 사랑이 열정으로 바뀌면, 몸 안의 액체가 흐르기 시작하고 쾌락 기관의 혈류가 증가한다.

쾌락 기관의 혈류가 증가하면서 머리의 혈류가 약해지는 일이 때때로 발생할 수 있다. 그러면 말도 안 되는 헛소리를 하거나 머릿속이 하얘지는 기분이 든다. 하지만 정말 뇌에 피가 부족해지는 것은 아니다. 섹스도 머리의 일이기 때문이다. 그리고 삶의 모든 상황을 파악할 수 있도록, 몸 전체 혈류량의 30퍼센트가 대체로 일정하게 뇌에 공급된다. 뇌에 피를 공급하는 일은 매우 중요하므로, 대뇌자동조절이라는 별도의 생리학적 제어회로가 이를 담당한다. 혈류는 뇌 스캔에서 특정 부위를 빛나게 한다. 해부학자들이 **측위핵**nucleus accumbens이라고 부르는 부위가 있는데, 격식을 버리고 편하게 말하면 섹스 담당부서라 할 수 있다. 이 핵은 성욕을 증가시키고, 신경전달물질인 도파민을 이용해 행복감을 중독 수준까지 높인다. 그러면 우리는 살이 서로 닿는 것을 넘어 가장 내밀한 부분까지 닿아 몸이 하나로 결합되기를 갈망한다.

첫 경험으로 처녀막(질 입구 주름)이 찢길 때 피가 흐를 수 있는데, 이것은 작은 신체 외상이라 할 수 있다. 이것은 주로 핏방울로 상징되고, 일부 문화권에서는 처녀와의 섹스를 명예와 소유로 여겨 여성을 사물로 강등시킨다.

삽입이 가능하도록 남성 성기의 동맥이 확장하고 발기 전보다 최대 40배나 더 많은 피가 해면체에 채워져 음경이 서너 배 더 커진다. 그 결과, 평소 곧장 다시 심장으로 피를 돌려보내는 정맥이 눌린다. 다시 말해, 많은 피가 들어오고 적은 피가 흘러나가, 음경은 바람을 채운 에어 매트리스처럼 펼쳐지고 세워진다. 발기된 음경의 해면체 혈압은 최대 400수은주밀리미터까지 올라갈 수 있는데, 이는 순환계의 정상 혈압보다 세 배 이상 높은 수치다. 이런 엄청난 혈압 역시 펌프 기능을 하는 심장이 아니라, 혈액순환을 조절하는 다양한 호르몬과 신경조절회로를 통해 만들어진다. 늘 그렇듯 최전선에는 혈액순환의 선봉이자 산화질소로 동맥을 넓히는 적혈구가 있다.

　　모르는 사람이 더 많겠지만, 여성에게도 어엿한 발기조직 해면체가 있다. 그러나 이것은 남성처럼 겉으로 튀어나와 있지 않고 골반 안쪽으로 약 10센티미터쯤 뻗어 있고 최대 300퍼센트까지 부풀 수 있다.[1] 바깥쪽 끝에 음핵이 있는데, 이 역시 흥분하면 똑바로 선다. 그러나 그것은 몸속 깊은 곳까지 이어지는 화산의 끝부분만 겨우 겉으로 드러난 것이다. 부부가 하나로 합쳐지면, 피뿐 아니라 침도 흐른다. 키스를 통해 입술과 입술이 서로에게 박테리아와 바이러스를 대량으로 공급하고, 이것은 면역 체계를 강화한다. 자연은 예방접종 문제를 매우 기발하게 해결했다. 사랑하면 서로 핥는다! 이런 행위는 피를 돌게 하고, 그 안에서는 사랑호르몬 옥시토신과 성호르몬이 헤엄친다. 피가 없는 섹스는 무미건조할 것이고, 우리는 결합할 수도 없고 사랑을 나눌 수도 없을 것이다. 그러면 새 생명도 생기지 않을 것이다.

월경

　　그러나 새 생명이 생기기 전부터 많은 출혈이 요구된다.

자연 임신은 오로지 여성이 월경하는 기간, 그러니까 매달 일정 기간 피를 흘리는 나이에만 가능하다. 월경은 자궁에서 시작된다. 생리혈이 자궁에서 질을 통해 밖으로 배출된다. 자궁은 속이 빈 근육 기관으로, 심장처럼 리드미컬하게 수축할 수 있다. 다만, 분당 70회가 아니라 한 달에 한 번 월경 중에 수축하고, 오르가슴 때 그리고 당연히 출산 때도 수축한다. 자궁은 새 생명을 보호하는 동굴이다. 동굴 가장 안쪽 벽은 신선한 세포층으로 덮여 있다. 이 세포층은 소위 자궁내막이라 불리는 점막을 형성하고, 이 점막이 수정란의 둥지가 된다. 둥지를 늘 신선하게 유지하기 위해 매월 새로운 점막이 생성되도록 헌 둥지를 약간의 피와 함께 헐어낸다. 달이 차고 기우는 것처럼 주기적으로 둥지가 교체되기 때문에, 여성의 이런 변화는 옛날부터 늘 달과 연관 지어졌다. 월경을 뜻하는 'Menstruation'과 'Menses'라는 용어는 날짜의 달mensis과 하늘의 달mene을 뜻하는 라틴어와 그리스어에서 유래되었다. 한 달은 달이 지구를 한 바퀴 도는 데 걸리는 시간, 즉 29.5일이다. 전 세계적으로 평균 월경주기는 29일이다.[2] 여성이 월경으로 배출하는 피는 한 달에 약 50밀리리터, 35년 동안 21리터다.[3]

　여성이 월경으로 피를 배출하는 한 임신이 가능하다. 그러나 출혈로 인해 임신이 끝날 수도 있다. 자궁은 누가 자기 안에 둥지를 틀 수 있는지 매우 까다롭게 선택한다. 배아의 30~60퍼센트가 출혈과 함께 거부된다. 이때 임신했었다는 사실조차 모르고 넘어가는 경우도 많다. 임신 후기에도 자궁의 조기 수축으로 인한 조산은 아이의 사망 또는 장애를 초래할 수 있는데, 치명적인 심장마비로부터 심장을 보호하는 물질인 산화질소로 이것을 예방할 수 있다.[4] 이렇듯 심장과 자궁은 공통점이 많다. 두 기관은 생명을 줄 수도 있고 빼앗을 수도 있다. 생식 주기와 임신 징후를 잘 알고 있는 여성은 옛날부터 항상 삶과 죽음에 대한 주권을 가지고 있었다. 남성 성직자들은 그런 여성을 의심하면서 동시에 부러워했다. 남성은 피를 흘리면 사망할 수 있지만, 여성은 월경으로 피를 흘려도 사망하지 않는다. 남자들에게 이것은 설명할 수 없는 일이었다. 그래서 생명과 치유의 신비를 더 깊이 이해할 수 있는 여자들을 마녀로 낙인찍어 피비린내 나는 폭력으로 박해했다.

심장의 안테나

파푸아뉴기니 지역의 원주민 남성들은 좀 더 흥미로운 생각을 갖고 있다. 그들은 여성과 같은 생식능력을 갖고 싶어, 게의 집게발로 자신의 성기를 찔러 월경을 흉내 낸다.[5] 융에 따르면, 모든 남자 안에는 여자(아니마)가 있고, 이 여자는 임신을 원한다. 그러므로 많은 종교와 전통에서 음경 역시 다산의 상징으로 통한다. 그리고 음경은 정자를 사정해야 한다. 음경이 경직되지 않아 사정할 수 없으면, 우리는 그것을 발기부전이라 부른다. 현대인은 집게발 대신 비아그라를 사용한다. 세계에서 가장 잘 알려진 성기능 강화제는 1998년 출시 후 10년 안에 10억 개나 판매되었다. 확실히 이쪽에 수요가 있는 것 같다. 그러나 이 알약은 쾌락이 아니라 음경의 혈액순환을 지원한다.《왜 결혼과 섹스는 충돌할까Sex at Dawn》의 저자 크리스토퍼 라이언Christopher Ryan과 카실다 제타Cacilda Jethá는 자신들의 책에서 이것으로 남자들도 이제 성적 욕망을 조작할 수 있게 되었다고 썼다.[6]

성적 욕망 역시 사랑에서 비롯된다. 사랑Lieben은 생명Leben과 한 글자(i) 차이로 구별된다. 이 글자 하나가 바로 도약점, **푼크툼 살리엔스**punctum saliens다. 아리스토텔레스는 달걀 속 배아의 첫 번째 심장박동을 이렇게 불렀다. 이 심장박동이 아리스토텔레스에게는 새 생명의 시작을 알리는 첫 번째 가시적 신호였다. 새 생명이 시작되려면 수탉이 암탉에게 가야 하고, 이는 사람도 마찬가지다. 남자와 여자가 서로에게 관심과 흥미를 가져야 한다. 현존하는 최고의 최음제는 사랑이다. 사랑은 심장에서 변화되는 의식의 한 형태이고, 나는 이것을 심장인지의식이라고 부른다.[7] 심장이 없으면 사랑은 그저 생각에 불과하다. 오늘날 음경은 남성 심장의 안테나로 통한다. 심부전과 동맥경화뿐 아니라 스트레스와 부담감 역시 발기부전으로 이어지기 때문이다. 향정신성 약물은 도움이 되지 않고 오히려 상황을 더 악화시킬 뿐이며, 60~70퍼센트는 성기능장애로 이어진다.

오직 포옹과 사랑만이 도움이 된다. 6,000명을 대상으로 한 최근 연구 역시 이것을 입증했다.[8] 성행위를 하지 않는 사람들은 불안장애와 우울증 위험이 훨씬 더 높았다. 반면에 섹스와 사랑에는 보호 효과가 있었다. 이는 타당한 결과인데, 서로 가까이 있으면 우리의 몸은 행복호르몬을 방출하기 때문이다. 앞에서 이미 언급했듯이, 사랑호르몬 옥시토신 역시 이런 호르몬에 포함된다. 옥시토신은 건강에 광범위한 긍정적 영향을 미치고, 스트레스와 부담감을 더 잘 처리할 수 있게 돕는다. 처음부터 우리는 이 호르몬이 필요한데, 그것이 심장을 뛰게 하고 모유가 흐르게 해주기 때문이다. 옥시토신이 없었다면, 우리는 9개월 후에도 자궁을 벗어나지 못했을 터다. 옥시토신이 있어야 산통과 분만이 시작되기 때문이다.[9] 사랑은 생명으로 이어진다.

21장. 세상의 배꼽

우리는 탄생의 순환으로 존재한다. 우리는 태어나고 죽는다. 네덜란드 심장학자 핌 판로멀Pim van Lommel은 자신의 책《무한한 의식Eindeloos bewustzijn》에서 과학 연구 몇 가지를 간략히 소개했다. 예를 들어, 죽음에 임박하여 영혼이 육체를 떠나 소위임사 체험을 한다면 무엇을 체험할까?[1] 분해된 인간의 원자에서, 즉 죽음의 요소에서 어떻게 새 생명이 생겨날 수 있을까? 이것 역시 흥미로운 질문이지만 아직까지 거의 연구되지 않았다. 우리의 원자는 우리를 위해 개별적으로 만들어진 것이 아니라, 아주 먼 고대로부터 왔다. 빅뱅으로 인해 사방으로 흩어진 후수십억 년에 걸쳐 계속 **재활용되었다.** 우리를 구성하는 원자들은 한때 돌, 꽃, 동물 또는 우리의 조상 안에 있었다.

그러나 탄생은 흔히 상상하는 것처럼 장밋빛이 아니다. 오히려 삶과 죽음이 마치 조산사처럼 곁에 머무는 태곳적 행위다. 로마 주교이자 교부인 아우구스티누스는 이렇게 말했다. "우리는 대변과 소변 사이에서 태어났다."[2] 좁은 산도를 통과할 때 아기가 직장과 방광을 압박하기 때문에 그곳의 내용물이 아기와 함께 밖으로 밀려나온다. 엄밀히 말하면, 우리를 삶 속으로 미끄러져 나오게 하는 것은 대변, 소변, 양수, 피가 뒤섞인 액체다. 산모의 회음부가 찢어지거나 외부 생식기에 부상을 입어 신생아가 피범벅으로 태어나는 일이 드물지 않다. 이런 부상은 대개 몇 주 후면 아물고 극심한 산통 역시 금세 잊힌다. 그러나 심각한 합병증이 발생할 수도 있다.

엄마의 혈액형과 아기의 혈액형이 서로 다를 수 있다. 일반적으로 그것은 문제가 되지 않는다. 각자의 심장이 각자의 혈관으로 피를 보내 순환시키기 때문이다. 둘은 오로지 탯줄과 태반을 통해서만 연결되어 있다. 탯줄과 태반은 아기의 일부이고, 타원형 원판 모양의 태반은 자궁 내벽에 평평하게 붙어 자궁 안으로 자란다. 태반에는 혈관이 80~100개가 있는데, 이 혈관들은 자궁 혈관을 휩쓸고 지나간다.

태반에서는 엄마와 아기의 피가 직접 접촉하지 않고 얇은 막을 통해 엄마의 영양분, 산소, 심지어 면역 체계의 항체까지 아기의 순환계로 전달된다. 반대 방향으로 아기의 이산화탄소와 대사 폐기물이 엄마의 순환계로 되돌아가 날숨으로 뱉어지거나 배설된다. 임신 마지막 3개월 동안에는 탯줄을 통해 피가 1분에 0.5리터씩 흐른다. 탯줄은 아기의 배꼽과 태반을 연결해준다. 그 덕분에 아기는 태반과 어느 정도 떨어져 자유롭게 움직일 수 있다. 아기는 자신의 배꼽을 축으로 빙글빙글 움직인다. 그래서 배꼽은 여러 종교에서 인간의 중심이자 생명이 들어오는 입구로 여겨진다. 탯줄은 생명의 연결 고리이자 첫 번째 장난감이다. 태아는 촉각이 일찍 발달하여 엄지를 빨거나 탯줄을 가지고 논다. 태어날 때 탯줄 길이는 대략 60센티미터인데, 이는 물탱크 속 잠수부처럼 자궁의 양수에 떠 있는 태아의 공급선이다. 태아가 물에 떠 있는 이유는 지구상의 생명체 진화에서 확인할 수 있다.

첫 번째 파충류가 땅을 정복하기 전까지 10억 년 동안 모든 삶은 물속에 있었다. 배아가 발달하는 동안 진화의 중대한 단계들이 다시 한번 진행된다. 태어나면서 육지동물로 전환한 엄마와 달리, 태아는 태어나기 전까지 수생생물이다.

Rh- 혈액형인 엄마가 Rh+ 혈액형인 아기를 임신할 수 있다. 아빠로부터 이 인자를 물려받았기 때문이다. 이것을 Rh 부적합이라고도 부른다. 대부분이 그렇듯 출산 때 피를 흘릴 경우, 아기의 피 한 방울이 엄마의 피와 접촉하여 엄마의 면역 체계가 리서스인자 항체를 만들 수 있다. 엄마가 나중에 다시 Rh+ 혈액형인 아기를 임신하게 되면, 이 항체가 태반에서 아기에게로 전달되어 아기의 적혈구를 파괴할 수 있다. 그러면 산소 부족,

장기 손상, 발달장애가 생긴다. 최악의 경우 아기가 사망할 수도 있지만, 태어난다고 해도 피가 부족한 상태라 수혈이 필요할수 있다. 성인도 이런 문제를 겪을 수 있다. 아기의 적혈구는 놀랍게도 어른의 적혈구와 같은 크기이기 때문이다. Rh 부적합 임신은 오늘날 많은 국가에서 산모의 항체 검사를 통해 조기에 진단되고 면밀히 관찰된다. Rh+ 혈액형인 자녀를 둔 Rh- 혈액형엄마에게는 산전 관리 차원에서 소위 항D면역글로불린을 주사한다. 그러면 산모의 면역 체계는 리서스인자 항체를 형성하지못하고, 다음 임신 때 이런 항체가 Rh+ 혈액형인 태아의 적혈구를 공격할 위험이 줄어든다. 아기의 생명을 구하기 위해 수혈이 필요한 경우는 점점 줄어들었다. 리서스 예방 요법이 도입되기 전에는 이런 사례의 12퍼센트가 목숨을 잃었다.[3]

출산 트라우마

　세계보건기구의 보고에 따르면, 불행하게도 전 세계적으로 매년 약 7,000명이, 태반 분리 후에도 자궁이 수축하지 않아이른바 산후 출혈로 사망한다.[4] 일반적으로 아기가 태어난 후15분쯤 지나면, 가벼운 수축이 다시 시작되어 태반이 배출된다. 이것을 산후 출산, 즉 후산이라고 부른다. 자궁 안에 일종의 벌어진 상처가 생기고, 태반과 접속했던 부위의 열린 혈관이 산후 통과 함께 압박을 받아 닫힌다. 이때 산모의 복부를 부드럽게 마사지해주고 아기를 조기에 엄마 품에 안겨주면 도움이 된다. 아기가 젖을 빨면 옥시토신이 추가로 방출되어 자궁이 더욱 수축되고 벌어진 상처가 닫힌다. 그리고 이 사랑호르몬은 모유도 흐르게 한다. 아기는 모유와 함께 옥시토신을 섭취한다. 최초의 사랑도 식사를 통해 싹트고 자란다. 그러나 생명의 젖줄은 빨리 끝날 수도 있다.

산후 출혈량은 대략 300밀리리터다. 출산 후 자궁이 너무 약하게 수축하거나 전혀 수축하지 않는 경우를 자궁 무력증이라고 한다. 그러면 빠르고 지속적인 출혈이 발생할 수 있다. 산모가 피를 1,500밀리리터 이상 잃으면, 출혈성 쇼크가 시작된다. 이는 하미트가 칼에 찔린 후 생명을 위협받았던 상태와 일치한다. 응급 상황에서는 쇼크 환자와 마찬가지로 Rh-O형 혈액의 적혈구 농축액과 응고인자가 투여된다. 그리고 심장과 마찬가지로 외부에서 복벽을 통해 자궁을 압박하는 응급처치도 시도한다. 동시에 정맥에 옥시토신을 투여하여 자궁 수축을 자극한다. 심한 경우에는 임시 봉합으로 지혈해야 할 수도 있다. 이처럼 출산 중 심각한 출혈은 생명을 위협할 수 있고, 외상 수술 때와 똑같은 응급 수술 절차가 필요할 수 있다. 그러나 출산 때 상처를 입을 수 있는 것은 산모와 아기의 신체만이 아니다. 그들의 영혼도 상처 입을 수 있다. 그래서 신체적, 정신적 상처 모두에 '출산 트라우마'라는 용어를 쓴다.

역의 인과관계

산통을 겪고 피를 눈으로 보는 등 분만실의 여러 스트레스 상황 때문에, 일부 산모는 출산 후 외상 후 스트레스성 장애가 생겨 도움이 필요할 수 있다. 아기의 정신이 얼마나 충격을 입었는지는 객관적으로 평가하기 어렵다. 신생아가 의식이 있는 한 인간이라는 사실은 의심의 여지가 없다. 그리고 출산이 산모에게 충격을 주었다면, 아기도 심리적 충격을 입었을 거라 가정하는 것이 합리적이다. 자신이 태어나는 과정을 의식적으로 다시 체험하는 소위 **리버싱**rebirthing이라 불리는 특별한 호흡 요법이 치유를 약속한다. 이 요법은 논란이 많다. 어떻게 호흡으로 과거의 상처까지 치유될 수 있단 말인가? 이와 관련하여 토마스 휘블은《집단 트라우마 치유하기》에서 양자물리학과 역의 인과관계 원리를 언급했다.[5] 즉, 결과가 원인을 앞서고 현재가 과거에 영향을 미칠 수 있다는 것이다. 이에 대한 물리적, 철학적 고찰은 복잡하고 견해마저 다양하다.

우리의 의식은 미래와 과거 모두로 확장될 수 있다. 심지어 대부분은 현재에 머무는 것보다 미래를 계획하거나 추억 속에 사는 것을 더 좋아한다. 우리는 의식적 경험뿐 아니라 무의식적 경험과도 연결될 수 있다. 우리는 현재에서 과거를 치유할 수 있다! 고전적 심리 치료나 이미 언급한 **신체 체험** 같은 신체 기반 기술을 통해 가능하다. 이런 요법들은 무의식을 의식화하도록 돕고, 트라우마 치유에 많이 사용된다. 그러니 출산 트라우마 치유에도 사용될 수 있다! 탯줄 제거 과정도 여기에 포함될 수 있다. 탯줄은 칼이나 가위로 잘리지만 통증 수용체가 없기 때문에 엄마도 아기도 신체적 통증을 느끼지 않는다. 남는 것은 생애 최초의 신체 흉터인 배꼽뿐이다. 탯줄이 제거되면 아기와 엄마의 생물학적 끈은 돌이킬 수 없이 끊어진다. 이것은 영혼에 상처를 남기는 사건일 수 있다. 독일민법 제1조는 탯줄 제거를 출생의 완료로 보고 아기가 법적 자격을 갖춘 한 인간이 되었다고 인정한다.

탯줄과 태반은 대부분의 병원에서 90퍼센트는 쓰레기통에 버려진다. 그러나 탯줄의 피와 조직에는 불과 몇 년 전까지 우리가 믿었던 것보다 훨씬 더 많은 치유력이 저장되어 있다. 거기에는 적어도 세 가지 다른 유형의 줄기세포가 들어 있다. 피를 만드는 조혈줄기세포, 연골과 뼈, 피부, 결합조직을 만드는 간엽줄기세포, 혈관내벽을 담당하는 내피세포.[6] 수정란 하나가 지난 9개월 동안 이런 세포들의 분열과 지속적인 분화를 통해 이전에도 없었고 앞으로도 없을 새롭고 유일한 인간으로 성장했다. 심장, 피, 뇌, 기타 여러 기관과 특징도 만들어졌다. 탯줄에 있는 이 줄기세포들은 신선하고 젊고 활력이 넘치며, 새로운 세포 성장을 통해 질병의 뿌리까지 치료할 수 있는 잠재력이 있다. 이 줄기세포에서 이른바 **조직공학**tissue engineering을 이용하여 다른 세포는 물론이고 어쩌면 언젠가는 새로운 장기까지 만들어낼 수 있기 때문이다.

　생명공학 전문 기업은 부모에게 아이의 미래를 위해 출생 직후 제대혈을 영하 180도 액체 질소에 얼려 보관할 수 있는 기회를 제공한다.[7] 그렇게 해두면 만에 하나 나중에 아이가 심각한 질병에 걸리더라도, 자기 줄기세포를 이용한 치료를 받을 수 있을 것이다. 동시에 일부를 기부하여 다른 생명을 구하고 중병에 걸린 사람들에게 희망을 선사할 수 있다. 예비 연구 차원에서 미국에서는 선천성 심장 결함, 저형성 좌심장 증후군을 앓고 있는 아이들이 우심실 기능이 향상되기를 기대하며 자신의 제대혈 세포로 치료를 받고 있다. 첫 번째 결과가 2026년에 나올 것으로 예상된다.[8]

　이는 비교적 새롭고 유망한 현대 의학 분야로, 이미 조혈 장애, 암, 면역결핍 치료에 사용되어 큰 성공을 거두고 있다. 혈액암과 HIV 감염증을 앓던 여성이 제대혈 줄기세포로 병을 치료했다는 놀라운 사례 보고가 최근에 있었다.[9] 과학자들은 과거에 채취한, 신생아의 줄기세포를 사용하여 미래에는 많은 질병을 치료할 수 있을 것이라 기대한다. 예를 들어, 뇌와 척수 손상, 심한 화상, 심혈관 질환, 당뇨병, 또는 관절 질환, 자가면역 질환 치료에 사용될 수 있다. 제대혈과 조직을 보관하면, 신생아가 평생 개인 맞춤 치료를 받을 수 있다는 희망이 생긴다.

　그런데 생명은 도대체 무엇이고, 우리는 왜 태어났을까? 인과관계의 원리에 기초한 전통적 견해에서는 부모가 아이를 낳아 새 생명을 탄생시킨다. 역의 인과관계로 해석하면, 아이가 태어나고자 했기 때문일 것이다. 그러려면 아이 또는 아이의 의지나 적어도 의식이 이미 존재해야 한다. 그것이 가능할까? 이 주제로 나와 함께 토론했던 소아과 간호사 친구는 아빠가 콘돔을 사용하고 엄마가 자궁에 피임 장치를 삽입했음에도 이 모든 역경을 뚫고 태어난 아이들에 관해 얘기했다. 그것은 운명이었을까? 아니면 불운, 업, 섭리였을까?

22장. 생명이란 무엇인가?

아이가 태어난다는 사실 하나만큼은 확실하다. 작가 빌 브라이슨Bill Bryson은 자신의 책《거의 모든 것의 역사*A Short History of Nearly Everything*》에서, 생명이 무엇이라고 생각하는지 아주 실용적으로 설명했다.

"생명이 무엇이든, 화학 측면에서 보면 놀랍도록 평범하다. 탄소, 수소, 산소, 질소, 칼슘 약간, 황 약간, 기타 몇몇 일반적인 원소들 약간. 일반 약국에서 다 구할 수 있는 것들이다. 필요한 화학 재료는 이게 전부다. 당신을 구성하고 있는 원자의 특별한 한 가지는 생산자가 당신이라는 점이다. 그리고 그것이 바로 생명의 기적이다."[1]

네덜란드 가톨릭 사제이자 작가인 헨리 나우웬Henri Nouwen

은 매우 감동적인 이야기로 이 기적을 묘사한다.[2]

아직 태어나지 않은 쌍둥이가 엄마 뱃속에서 대화를 나눈다.

"있잖아, 너는 출생 이후의 삶을 믿어?"

"그럼, 당연하지! 우리는 바깥의 신선한 공기를 맡을 날을 위해 여기서 자라고 성장하는 거야."

"내 생각에, 그건 네가 지어낸 얘기 같아. 출생 후에는 삶이 없을 거야. 그리고 '신선한 공기'라는 게 어떤 건지 너는 알아?"

"나도 정확히는 몰라. 하지만 출생 후 세계는 분명 여기보다 훨씬 환할 거야. 그리고 어쩌면 우리는 두 다리로 걸어다닐 수 있고 입으로 맛있는 걸 먹을 수 있지 않을까?"

"그런 말도 안 되는 소리는 처음 듣는다! 입으로 먹는다니, 무슨 그런 미친 생각을 다 하니? 우리에게는 먹을 것을 주는 탯줄이 이미 있잖아. 그리고 어떻게 걸어 다니겠다는 거야? 그러기에는 탯줄이 너무 짧아."

"틀림없이 그렇게 될 거야. 그저 약간 다를 뿐이지."

"그건 꿈일 뿐이야! '출생 후' 다시 돌아온 사람이 아무도 없잖아. 출생과 함께 삶은 그냥 끝나는 거야! 끝!"

"'출생 후'의 삶이 어떤 모습일지 정확히 아는 사람이 없다는 건 인정해. 하지만 분명 우리는 엄마를 보게 될 것이고 엄마는 우리를 보살펴줄 거야."

"엄마아아아? 설마 엄마가 있다고 믿는 거야? 그럼 그 엄마는 지금 어디에 있는 거지?"

"여기! 우리 주변 모든 곳에. 우리는 엄마 안에서 엄마를 통해 존재하고 사는 거야. 엄마가 없으면 우리는 살 수 없을 거야!"

"헛소리 그만해! 엄마가 있다는 걸 느껴본 적이 없어. 엄마 같은 건 없어! 그러니 엄마 얘기는 여기서 끝내!"

"아니야, 우리가 아주 조용히 있을 때 엄마가 노래하는 소리를 가끔 들을 수 있어. 아니면 느낄 수도 있어. 엄마가 우리 세상을 아주 부드럽고 다정하게 어루만질 때…."

브라이슨의 생각이 옳다면, 생명은 기적이고 사랑과 무지로 이루어져 있다. 무지는 인간 정신의 가장 큰 원동력이다. 지식을 얻기 위해서라면 인간은 영혼도 팔 준비가 되어 있다. 인간은 무지를 지식으로 바꾸고 깨달음을 향해 흘러가길 바란다. 영국의 유명한 심장 전문의 존 마틴John Martin은 2000년에 발간한 에세이에 이렇게 썼다.

"향후 100년 동안 아마도 가장 큰 생물학적 물음은, 무엇이 인간을 인간으로 만드느냐일 것이다."[3]

100년의 약 4분의 1이 지난 지금, 우리는 아직 대답 근처에도 가지 못했다. 생명의 진정한 본질을 찾는 과정에서 연구자들 대다수는 인간 유기체를 기관, 세포, 분자, 유전자, 원자로 계속해서 점점 더 작게 쪼갠다. 세포는 원자 수조 개로 구성되어 있고, 인간은 세포 수조 개로 구성되어 있다. 세포를 보고 그 안을 깊이 들여다보기 위해 과학자들은 현미경을 만들고, 하늘의 별을 헤아리기 위해 망원경을 만들었다. 우리의 조상들은 달밤에 별이 빛나는 하늘을 보면서, 마치 하늘이 살아 있다고 느꼈을지 모른다. 별자리가 움직이고 어떨 땐 눈에 보이고 어떨 땐 보이지 않으며 희귀한 혜성이 광대한 암흑 공간을 천천히 장엄하게 통과하면, 그것은 신의 신호였다.

우리는 눈에 보이는 우주의 별보다 훨씬 더 많은 원자로 구성되어 있다. 당신이 원자이고, 슈퍼망원경으로 인체를 관찰한다고 상상해보라. 그러면 우리의 몸은 우주만큼 거대할 것이다. 우주의 대부분은 수소로 이루어져 있다. 인체에서 가장 흔한 원자도 63퍼센트를 차지하는 수소다. 수소 원자의 핵, 그러니까 양성자 하나가 세포라고 보면, 세포 주변의 가장자리는 태양계의 가장자리만큼 멀리 떨어져 있을 것이다. 몸 전체로 보면, 세포 하나는 수많은 다른 우주 속에 있는 하나의 우주다. 우리의 원자와 원자 사이에는 공간이 아주 많다. 우리는 모든 물질과 마찬가지로 99.9퍼센트가 진공으로 구성되어 있다. 그것은 비물질이지만 비어 있지 않고 에너지, 정보, 반물질로 가득하다. 물질적 차원에서 크기로 볼 때, 인간은 가장 작은 원자의 가장 작은 구성 요소인 쿼크, 중성미자 등과 은하계 가장자리의 가장

큰 우주 사이 대략 중간에 위치한다.[4]

하지만 우리의 외모, 생각, 꿈, 행위 등 우리를 정의하는 것은 상호 연결된 원자들의 집합체 그 이상이다. 우리는 생명이고 원자의 합으로 예측할 수 있는 것과는 완전히 다른 특성을 갖는다. 예를 들어, 수소 원자 두 개와 산소 원자 하나가 우리 안에서 물 분자를 형성한다. 이는 H_2O라는 화학식으로 표기된다. 산소와 수소는 일반 기온에서 각각 기체 상태다. 그러나 둘이 결합하여 물이 되면 완전히 새로운 것, 즉 생명의 액체가 생성된다. 이 생명의 액체는 우리 몸의 대부분을 차지한다. 물은 기름과 달리 다른 분자와 쉽게 결합하고, 여러 분자와의 생화학 작용을 위한 용매 및 운반체 구실을 한다. 물은 개별 구성 요소인 산소와 수소 원자와 완전히 다른 특성을 가지고 있다. 물의 새로운 특성은 결합에서 발생한다. 의사이자 생화학자이며 생리학·의학 노벨상 수상자인 얼베르트 센트죄르지Albert Szent-Györgyi가 이렇게 말한 적이 있다.

"생명은 분자의 멜로디에 맞춰 춤추는 물이다."[5]

개별 원자가 함께 춤추고 상호작용 하는 방식에 따라 전체의 행동이 결정된다. 그러나 반대 방향으로 영향을 미칠 수도 있다. 물 전체가 원자의 행동과 결합에 영향을 미친다. 물은 흐르고 방울방울 떨어지고 파도를 만들거나 거울처럼 평평한 표면을 가질 수 있고 심지어 증발하거나 얼어 개별 원자, 양성자, 전자의 결합을 계속해서 바꿀 수 있다.

살아 있는 유기체의 전체 특성과 개별 입자의 이런 상호 결합과 영향은, 생리학자 데니스 노블Denis Noble이 창안한 생명 개념의 기초다. 노블은 이것을 생물학적 상대성 이론이라고 부른다.[6] 여기에는 선호되는 인과관계가 없다. 개별 원자는 전체, 즉 물에 형태를 부여하지만 개별 구성 요소에서 물의 다양한 특성을 예측할 수는 없다. 물은 환경에 따라 변하고 담기는 용기에 따라 쉽게 형태를 바꾸는 열린 체계다. 우리의 몸도 물을 담는 용기일 수 있다.

우리를 구성하는 수조 개에 달하는 다양한 원자가 왜 그리고 무엇보다 어떻게 살아 있는 한 인간을 만들까? 우리를 구성하는 원자 대부분은 특별할 것도 없고 우리 몸 밖의 자연에도 여기저기 존재한다. 왜 그리고 어떻게 이런 원자에서, 생각할 수 있는 뇌와 박동하는 심장과 흐르는 피가 생겨날까? 개별 원자의 관점에서는 이 질문에 답할 수 없다.[7] 인간이 분자로 쪼개지고 의학이 계속해서 새로운 전문 분야로 단편화되어서는 답에 근접할 수 없다. 데니스 노블이 생물학적 상대성 이론에 관한 자신의 책《생명의 선율에 맞춰 춤춰라Dance to the Tune of Life》에서 썼듯이, 우리는 과학자들이 '어떻게'에 답하려 애쓰고 종교와 신학이 '왜'를 질문하는 시대에 살았다. 두 질문을 과학적으로 타당하게 결합하는 시의적절한 형이상학, 만능 이론은 존재하지 않는다.

우리의 유전물질(게놈)이 DNA라고도 알려진 염기쌍 네 개의 이중 나선 형태로 배열되어 있음이 밝혀진 것은 생물학 역사상 노벨상을 받을 만한 이정표였고, 과학계에서 모든 생물학적 현상과 우리의 행동을 유전학에 기초하여 설명하는 확고한 추세를 만들어냈다. 그 후로 인간 게놈은 종종 '생명의 책'으로 묘사되었다. 사람들은 10년 안에 심장병, 신경 질환, 당뇨병, 암 등의 근원을 치료할 수 있으리라 믿었다. 그러나 일부 연구자들이 주장했던 것과 달리, 인간 게놈을 통해 생명과 여러 질병의 비밀이 완전히 밝혀지지는 못했다. 또는 노블의 말을 빌리면, 알파벳을 안다고 해서 셰익스피어의 작품을 이해할 수 있는 것은 아니다.[8]

유기체를 구성하는 모든 원자를 개별로 분리해서 보면, 그 자체로는 죽은 물질에 불과하다. 우주의 생물을 암호화하는 네 개의 염기쌍도 마찬가지다. 복잡한 분자생물학적 결합이 있어야 비로소 염기쌍은 스스로 조직하는 살아 있는 유기체가 된다. 유전자가 생명의 설계도를 전달할 수 있으려면, 더 높은 차원의 살아 있는 구조, 즉 세포가 적어도 하나는 반드시 있어야 한다. 이 세포는 DNA에 저장된 정보를 해독하여 생명에 필요한 단백질을 생산할 수 있어야 한다. 이미 살아 있는 유기체가 없으면, 유전자는 선반에서 먼지만 쌓일 뿐 아무도 읽지 않는 책처럼 죽은 것이다. 같은 책이라도 여러 사람이 읽으면, 그 내용이 매우 다양하게 해석될 수 있다. 우리의 모든 세포는 같은 유전물질을 가졌고 같은 생명의 책을 지녔지만, 그들이 읽는 페이지와 그것에서 생산해내는 것은 완전히 다르다. 그들은 우리의 기관을 만드는 200개가 넘는 서로 다른 세포 유형으로 발달한다. 그리고 그들의 임무는 완전히 다르다. 간세포는 해독하고, 면역세포는 병원체의 공격을 방어하고, 신경세포는 전기를 전도하고, 뼈와 근육세포는 직립보행을 지원하며, 눈의 특수세포 덕분에 우리는 본다.

애벌레가 언젠가 나비로 변신할 것을 우리 모두 알고 있다. 그러나 전혀 다르게 생긴 생명체인 애벌레와 나비의 DNA가 완전히 똑같다는 사실을 명확히 인식하는 사람은 거의 없다.[9] 나비로 변할지 또는 얼마나 빨리 변할지, 얼마나 클지, 날개가 어떤 색일지, 얼마나 잘 날 수 있을지 등은 DNA뿐만 아니라 온도, 날씨, 먹이, 그리고 어미가 알을 성장에 유리한 장소에 낳았는지 등 여러 요인에 따라 달라진다. 이 모든 외부 요인의 영향으로 나비의 어떤 유전자가 읽히고 어떤 유전자가 읽히지 않는지, 또는 나비의 날갯짓이 언젠가 허리케인을 유발할 수 있을지 그저 우리의 마음에 기쁨의 소용돌이를 만들어낼지 결정된다. 후성유전학은 환경이 생명체의 게놈에 어떻게 영향을 미치는지에만 집중한다. "생명이란 무엇인가?"라는 질문에 답하려면, 더 큰 전체인 우주와 그 안에 있는 지구 및 환경과의 연관성을 놓쳐선 안 된다. 그러나 우리는 이 세상을 보고 만지고 땅 위에 서 있을 뿐 아니라 호흡으로 세상을 들이쉬기도 한다. 우리 인간과 이 세상을 처음부터 연결해주는 것은 호흡이다.

세상의 호흡

우리가 세상에 태어나 탯줄이 끊어진 후 가장 먼저 해야 할 일은 숨쉬기다. 엄마의 자궁에서 나와 지구의 대기권에 들어서는 바로 그 순간에 그렇게 해야 한다. 첫 번째 호흡으로 우리는 엄마의 피와 폐에서 받은 숨을 뱉어내고 지구의 공기를 직접 들이쉰다. 기도가 열리고 우리는 지구의 공기를 들이마신다. 이렇게 연결된 우리와 지구의 관계는 마지막 숨이 멎을 때까지 지속된다. 피의 중대한 임무는 숨 쉴 공기를 운반하고 우리가 살수 있도록 순환시키는 것이다. 살아 있는 모든 것은 숨을 쉰다. 식물도 마찬가지다. 인간은 산소를 들이쉬고 이산화탄소를 내쉰다. 식물은 정확히 그 반대다. 이런 식으로 우리는 전체 생명체와 호흡을 교환한다. 지구는 우리를 숨 쉬게 하고 우리는 지구를 숨 쉬게 한다. 우리 인간은 자연의 순환에 통합되어 다른 생명체와 상호작용 하는 열린 생명체다. 호흡만 그런 게 아니다. 소변, 대변, 침, 눈물을 우리 몸 밖의 더 큰 생태계로 돌려보내는 일, 이른바 재활용 역시 자연과 하수처리장의 박테리아와 미생물이 담당한다.

호흡은 외부와 내부, 지구의 공기와 우리의 피를 연결한다. 이것은 우리에게 매우 중요하므로 폐순환이라는 별도의 회로가 마련되어 있다. 이 회로는 산소가 부족한 정맥혈을 오른쪽 심장에서 폐로 운반한다. 폐에서 신선한 산소를 넉넉히 실은 피는 왼쪽 심장으로 흐른 다음 전신순환으로 이동하여 몸에 산소를 공급한다. 엄마 뱃속에서는 폐순환이 무의미하다. 우리는 양수에서 헤엄치고 아가미가 없어 스스로 숨을 쉴 수 없기 때문이다. 태아는 공기 호흡을 하지 않으므로 피가 폐에서 산소를 받을 필요가 없어 **동맥관**Ductus arteriosus Botalli이라는 지름길을 통해 폐를 우회한다. 첫 번째 호흡과 함께 폐가 펼쳐지고 폐순환이 열리고 **동맥관**이 닫힌다. 인간의 순환은 우심실에 근육이 적어 압력이 낮은 폐순환과 강력한 좌심실이 만들어낼 수 있는 고압력의 전신순환, 이렇게 두 가지 순환으로 분리되어 있다. 수생생물에서 육지생물로의 전환이 완료되었다.

이제부터 피뿐 아니라 숨도 흐른다. 들이쉴 때마다 숨은 입과 코를 지나 기도로 빨려 들어가고 거기서부터 점점 작아지는 기관지를 따라 흘러 작은 공기주머니인 허파꽈리(폐포)에 도달하여 정지한다. 나무를 상상하면 이해하기 쉽다. 기도가 줄기이고 기관지가 잔가지, 허파꽈리가 작은 나뭇잎이다. 허파꽈리에서는 깊이 흡입된 공기와 혈류 사이에 아주 미세한 막이 놓여있다. 여기에서 산소 분자가 안으로 들어가 적혈구의 헤모글로빈과 결합하고, 동시에 밖으로 방출될 날숨에 이산화탄소 분자가 탑승한다. 호흡은 우리 내부와 바깥세상의 가장 내밀한 연결이다. 허파꽈리는 얇고 투과성이 매우 좋다. 피는 이곳에서 산소를 싣고 더 멀리 떨어진 기관으로 이동한다.

지구상의 유기체 대부분은 단세포생물로 구성되어 있다.

단세포생물은 피도 폐도 필요치 않고, 세포막을 통해 환경과 직접 교환한다. 우리 인간도 이 능력을 보유하고 있어 여전히 피부 모공을 통해 숨을 쉴 수 있다. 그러나 피부를 통해 보급되는 산소는 전체 필요량의 1퍼센트에 불과하다.[10] 그러므로 고등 생물은 산소를 흡수하고 분배할 수 있는 기관이 필요하다. 폐, 피, 심장이 바로 그런 기관이다. 우리의 기도와 폐는 흉곽 깊숙한 곳까지 파고들어가 있다. 그들의 표면적은 우리 몸을 감싸고 있는 피부 표면보다 40배 더 크다. 공기를 운반하고 교환할 수 있는 표면을 최대한 많이 확보하기 위해 기관지와 혈관은 계속해서 가지를 뻗어나가며 비슷한 형태로 꼬이며 성장한다(즉, 전체 모양과 개별 구성 요소의 모양이 유사하다). 콜리플라워의 작은 꽃 하나가 전체 콜리플라워와 똑같이 생긴 것과 같다. 자기 유사성의 이 매혹적인 기하학은 화면 보호기에서 흔히 볼 수 있듯이 컴퓨터 프로그램에 의해 점점 자라는 망델브로 기하학 패턴이나 프랙털 도형으로 묘사할 수 있다. 작은 특이점 하나를 말하자면, 우리 눈의 각막에는 혈관이 없다. 항상 선명한 시야를 확보하고 모세혈관으로 인해 시야가 탁해지지 않도록 하기 위해 각막은 피에서 산소를 공급받지 않고 공기에서 직접 산소를 얻는다.

우리 안의 불

지구대기의 산소가 식물의 광합성에서 생산된다는 점을 고려하면, 우리가 하루 2만 번씩 숨 쉴 때마다 태양에너지로 만들어진 산소를 들이마신다고 볼 수 있다. 산소는 우리 몸의 세포 하나하나에서 에너지를 생산하는 데 필요한 만능 재료다. 산소는 개별 원자가 아니라 산소분자로 적혈구에 전달된다. 산소분자는 산소 원자 두 개가 결합되어 있고 전자 한 쌍을 공유한다. 산소 분자의 화학식은 O_2다. 산소 분자는 적혈구의 헤모글로빈과 결합했다가 모세혈관에서는 적혈구에서 나와 세포 안으로 미끄러져 들어간다. 이것이 가능하고 산소 분자가 살아 있으려면, 세포는 머리카락 굵기의 모세혈관에서 500분의 1밀리미터 이상 떨어져 있으면 안 된다.

호흡할 때 가슴이 오르락내리락하고 코와 입으로 공기가 흐르기 때문에 우리는 숨을 쉬고 있다고 느낀다. 그러나 우리는 모든 개별 세포들이 호흡하는 것은 알지 못한다. 내부 호흡이라 불리는 이 과정에서 우리가 살아가는 데 필요한 에너지가 만들어진다. 에너지가 없으면 우리는 아무런 생각도 할 수 없고 손가락 하나 움직이지 못하며 심장은 뛰지 않을 것이다. 많은 문화권에서는 세상과 모든 생명체에 에너지 장이 내재되어 있다고 믿는다. 도교에서는 이것을 '기'라고 부르고 힌두교에서는 '프라나'라고 부른다. 에너지가 생명이다.[11] 산소 분자는 에너지를 얻기 위해 세포 안에서, 비행선처럼 세포기질에 떠 있는 시가 모양의 세포 소기관으로 이동한다. 이 세포 소기관이 바로 생명의 발전소인 미토콘드리아다.

불은 산소가 있어야 탈 수 있다. 불 위에 담요를 덮으면 불이 꺼진다. 사람도 마찬가지다! 미토콘드리아에서 에너지를 생산하려면 산소가 필요하므로 이 과정을 연소라고도 한다. 기도가 막히자마자 우리는 질식한다. 불은 열을 만들고, 우리의 에너지 생산으로 적절한 체온이 유지된다. 너무 뜨거워지지 않도록, 타지 않도록, 한꺼번에 화르륵 타올랐다 수그러들지 않도록, 우리 안의 에너지는 전자의 흐름을 통해 소량씩 방출된다. 에너지는 아주 복잡한 순환 속에서 작은 중간 단계를 거쳐 한 단백질 복합체에서 다음 단백질 복합체로 전달된다. 그래서 에너지 생산 과정을 호흡 사슬이라고도 부른다. 이런 내부 호흡 중에 산소 분자는 결국 쪼개지고, 자유로워진 산소 원자는 각자 수소 원자 두 개와 결합하여 새로운 물 분자 하나가 된다. 그러므로 이 연소에서는 재가 아니라 H_2O가 남고, 이것은 정맥혈과 함께 다시 폐로 이동하여 날숨을 촉촉이 적시고 그렇게 우리를 떠나 다시 자연의 대순환으로 들어간다. 아마도 그것은 구름의 일부가 되고 빗방울이 되고 식물의 뿌리에 흡수될 것이고, 광합성 과정에서 이산화탄소와 햇빛과 함께 식물 탄수화물이 생성된다. 우리가 먹을 수 있는 녹색 채소는 그렇게 우리에게 충분한 에너지와 필요한 모든 비타민과 영양소를 제공한다.

전소

이처럼 우리 안에서 우아하고 자연스럽게 돌고 도는 에너지 생산 순환을 자연 파괴와 환경오염이 망친다. 이는 생명에서 자신을 스스로 단절시키는 행위다. 장기적으로 우리는 보유한 에너지보다 더 많은 양을 사용할 수는 없다. 몸 안에서도 안 되고, 밖에서도 안 된다. 세계는 여전히 화석연료를 번영의 원동력으로 삼는다. 그래서 화석연료는 점점 생태계에서 고갈되어 간다. 기후학자 한스 요아힘 셸른후버Hans Joachim Schellnhuber는 자신의 책《자기 연소Selbstverbrennung》에서 기후, 사람, 탄소의 치명적 삼각관계를 설명한다. 여기서 그는 지속적인 화석연료 연소와 그에 따른 지구온난화가 '집단 자살'로 이어질 것이라고 긴급하게 경고한다.[12]

기후 보호는 종 보호일뿐 아니라 호흡 보호이기도 하다. 우리는 신선한 공기가 필요하다! 코 호흡이 입 호흡보다 더 중하다. 코 호흡은 10분의 1초 이내에 공기를 체온으로 데우고 촉촉하게 만들고 중요한 필터 기능도 한다. 입자와 미생물의 절반 이상이 코 호흡에서 걸러진다. 하지만 미세먼지는 걸러지지 않는다. 미세먼지가 어찌나 심각한지 이제 많은 도시에서 미세먼지 경보기가 기본으로 설치된다. 미세먼지는 호흡 사슬을 끊고 우리의 폐, 심장, 혈관, 미토콘드리아를 망가뜨린다. 하미트처럼 부상으로 피를 잃거나 혈액순환장애로 심한 심장마비 같은 쇼크를 겪을 때도 내부 호흡이 중단된다. 그러면 우리 안의 불이 즉시 꺼지고, 생명을 구할 수 있는 골든아워는 단 한 번뿐이다.

에너지 부족은 심리적 트라우마의 일반적 증상이기도 하다. 영혼 **안에서** 흐름이 멎고 감정을 조절하지 못하면, 우리는 불안, 절망, 공격성에 얼어붙고 때로는 다 타버려 재만 남는다.

미토콘드리아 결함으로 인한 에너지대사장애 역시 유전될 수 있다. 평생에 한 번 발병할 확률이 500분의 1인 선천성 미토콘드리아 질환은 가장 흔한 유전 질환에 속한다.[13] 언뜻 서로 무관해 보이는 다양한 질병들의 잘 알려지지 않은 원인이 바로 이런 유전 질환이다. 간질발작, 뇌졸중, 청력 상실, 심혈관 질환, 눈 근육 마비, 근육 약화, 당뇨병 등이 전형적인 증상이다. 또한, 소화계, 피, 비뇨생식기, 내분비계, 피부, 면역 체계도 악영향을 받을 수 있다. 뮌헨 루드비히막시밀리안대학의 토마스 클롭슈토크Thomas Klopstock는 최근 리뷰에서 다음과 같이 설명했다.

"모든 조직과 기관이 영향을 받을 수 있다. 모든 증상이 나타날 수 있고 모든 연령에서 발병할 수 있다. 뇌, 감각세포, 눈 근육, 심장 근육, 골격근 등 에너지 요구량이 높은 조직은 특히 취약하다. 그래서 미토콘드리아 질환 환자가 주로 신경과, 신경소아과, 안과, 심장과에서 발견된다."[14]

간, 뇌, 심장 등의 고에너지 세포에는 미토콘드리아가 2,000~10,000개가 들어 있다. 이들이 건강하지 못하면, 세포들도 기관들도 사람도 건강하지 못하다.

미토콘드리아의 특별한 특징은 자체 유전물질, 즉 자체 DNA를 가졌다는 것이다. 미토콘드리아는 원래 독립적인 박테리아였으나 진화 과정에서 인간의 세포에 영구적으로 통합되어 그곳을 새로운 보금자리로 삼았고 공생관계로 지냈으며 인간을 위해 에너지를 생산한다. 미토콘드리아의 자체 유전물질과 인간의 유전물질이 상호작용하려면 정확한 조정이 필요하다. 미세한 조정 오류에도 단백질 코딩에 결함이 생긴다. 질병을 유발하는 에너지대사 결함이 발생할 수 있는 유전자가 400개가 넘는다. 이로 인해 발생하는 장애는 상대적으로 가벼운 증상부터 아동기에 발생할 수 있는 가장 심각한 질병까지 다양하다. "가장 중요한 진단 단계는 가장 초기에 있다. 그러므로 미토콘드리아 질환 가능성을 염두에 두어야 한다"라고, 클롭슈토크는 썼다. 미토콘드리아 질환은 분자유전검사법으로 진단할 수 있다.

당신이 할 수 있는 최선은 지금 당장 이 작은 세포 발전소를 보살피는 것이다. 유전자뿐 아니라, 부정적 스트레스, 운동 부족, 고칼로리 식습관, 만성 염증, 흡연, 환경 독소, 약물 등도 미토콘드리아에 큰 악영향을 미친다.[15] 그러면 우리 몸에 활성산소가 만들어져 DNA와 호흡 사슬 그리고 미토콘드리아 세포막 역시 손상된다. 이미 알고 있듯이, 산소 분자는 에너지를 생산하기 위해 원자로 쪼개진 후 수소이온과 결합하여 물이 된다. 미토콘드리아가 병들어 이 과정에 문제가 생기면, (과격한) 활성산소 무리가 세포를 헤집고 다니며 반응 파트너를 찾는 과정에서 닥치는 대로 단백질이나 유전자를 해칠 수 있다.

　그러므로 산소는 양날의 검이다. 불처럼 집을 따뜻하게 데울 수도 있지만, 완전히 태워버릴 수도 있다. 그래서 영양학자들이 오메가-3 지방산이 함유된 생선 기름이나 비타민 C 섭취를 권장한다. 이들이 활성산소를 제압하기 때문이다. 산소뿐 아니라 다른 원자와 화합물도 활성산소를 만들고, 이들 모두가 함께 노화에서 중심 역할을 한다. 체내에 활성산소가 많을수록 기관, 혈관, 피부가 더 빨리 노화된다. 활성산소는 악순환을 지속한다. 그들은 미토콘드리아에서 발생하여 가장 먼저 미토콘드리아를 해친다. 세포 발전소의 막에 균열이 생기고, 피가 공급한 산소를 더는 활용할 수 없게 되며, 세포에는 아데노신삼인산ATP 형태의 에너지가 충분치 않다. 건강한 성인은 평균적으로 하루에 자기 몸무게만큼, 약 70킬로그램씩 ATP 형태로 에너지를 생산하여 즉시 다시 소비하기 때문에, 우리는 슈퍼맨이나 뽀빠이처럼 ATP를 가득 충전한 상태가 아니라 매 순간 10그램만 보유하고 있다.[16] 에너지대사에 장애가 생기면, 우리는 충분한 에너지를 얻지 못하여 기운이 없고 피곤하며 제대로 회복할 수 없다. 이 상태가 장기화되면 만성피로, 우울증, 불안, 수면장애, 집중력장애, 건망증, 번아웃 등이 뒤따른다.

　신체 차원에서 보면, 에너지 부족은 알츠하이머, 파킨슨, 당뇨, 비만, 심혈관 질환 등 퇴행성 신경 질환의 원인이거나 부작용이다.

압박

하미트도 예외가 아니었다. 칼에 찔린 후 15년이 지나서 다시 내 앞에 왔을 때, 나는 거의 믿을 수가 없었다. 진료 카드에는 당연히 새 환자의 이름이 성으로만 표기되어 있었고, 내 기억 속에는 그는 하미트로 저장되어 있었으니 짐작도 하지 못했었다. 게다가 외모도 많이 변했다. 그래서 바로 알아보지 못했던 것 같다. 새치가 듬성듬성한 검은 곱슬머리의 뚱뚱한 남자가 먼저 인사를 건넸다.

"안녕하세요, 박사님!"

의심의 여지가 없었다. 그런데 어떻게 나를 찾아냈을까? 그사이 병원을 개업하여 다른 곳에 있었는데?

"길을 가다 서점에 전시된 박사님 책을 봤어요. '어! 우리 심장외과 박사님이잖아!' 생각했죠. 당연히 그 책을 샀죠. 그리고 책을 읽다가 나의 심장 이야기가 아직 완전히 끝난 게 아니란 걸 깨달았어요. 그래서 여기에 왔고요. 박사님! 한번 안아도 될까요?"

오랫동안 알고 지내던 환자가 분실물을 주워 간호실에 맡기러 왔다가 우연히 지나는 길에 우리를 보고 살짝 당황한 얼굴로 흘깃거렸다.

"박사님은 생명의 은인이십니다. 제 목숨을 살려주셨죠."

하미트가 말했다.

"그리고 박사님이 다시 저를 구해주셔야 할 것 같아요."

현재 내 개인 병원에서 진료를 받으려면, 대부분 집중 진료를 각오해야 한다. 나는 환자들에게 사흘을 비우라고 요구한다. 그 기간에 우리는 환자의 심장을 포괄적으로 살피고 심층적인 대화를 나눈다. 그리고 오래된 치료법, 새로운 치료법, 상호 보완된 치료법을 탐구하고 결합한다.

그렇게 나는 집중적으로 치료에 전념하되, 메스 대신 대화를 이용한다. 이는 가장 까다로운 외과 수술보다 더 섬세하고, 조직을 떼어내는 것이 아니라 몸과 마음을 연결하는 수술이다. 이런 '수술'은 흉터를 남기지 않고, 오히려 숨은 흉터를 찾아낸다. 환자가 신뢰를 바탕으로 기꺼이 자신을 열어 보일 때 이 수술은 성공할 수 있다. 그러면 환자들은 다시 온전해지고 내면에서부터 치유될 수 있다.

하미트는 터빈을 개발하는 혁신적인 장비업체에서 관리자로 일했다. 그는 터빈 기술을 좋아했다. 그러나 경영진은 그에게 관리 업무뿐 아니라 기업문화의 현대적 혁신도 요구했다. 관리자 업무는 그와 잘 맞지 않았고, 이사회 프레젠테이션을 준비할 때는 두통, 숨 가쁨, 발한, 현기증까지 생겼다. 급기야 응급 의사가 출동했고 혈압이 221/112수은주밀리미터였다. 심계항진(심박수가 분당 140이었다)을 동반한 고혈압 응급 상황이 진단되어 병원으로 이송되었다. 그곳에서 심장마비 위험이 없음을 확인한 후 이틀 만에 퇴원했다. 그의 가방에는 앞으로 복용해야 할 혈압약 두 가지가 들어 있었다.

그 후 몇 달 동안, 아침에 먹는 약 때문인지 점점 더 기운이 빠졌다. 평생 고혈압 환자로 살아야 하는 자신이 한심하게 느껴졌다. 그러다 보니 직장에서 받는 스트레스가 더 심해졌다. 상태가 점점 더 나빠졌다. 그가 말했듯이, 그는 "무너지지 않기 위해" 안간힘을 썼다. 그러나 늘 안간힘을 쓰는 사람일수록 무너질 위험이 높다. 종종 심장이 먼저 무너진다. 균열이 생기고 질주하기 시작한다. 하미트는 많은 현대인처럼 살고 있었다.

"아침부터 저녁까지 바쁘게 뛰어요. 쉬지도 못해요. 뭘 해도 기쁘지 않아요. 스스로 최악의 상사가 되어 끊임없이 나 자신을 채찍질합니다. 하지만 최근에는 그것마저도 통하지 않아요. 점점 더 속도를 올려야 할 것만 같고, 심장이 빠르게 뛰고, 혈압이 오르고, 에너지를 점점 더 많이 소비하는데도 성과는 점점 더 줄어들어요. 박사님, 기분이 좋지 않아요. 솔직히 말하면, 너무 불안합니다."

"그녀는, 잘 있나요?"

나는 하미트의 아내 이름을 기억해내려 애썼다.

"라라 말씀인가요? 헤어졌어요. 아이들을 데리고 떠났어요. 지금은 농장에서 지내요. 어딘지 아시죠? 거기서 유치원을 운영해요. 라라가 그러는데, 나는 일을 너무 많이 하고, 그래서 가족과 보내는 시간이 너무 적대요. 맞는 말이에요."

하미트는 약간 부은 얼굴을 손에 묻었다.

"최근 5년 동안 너무 힘들었어요. 예전에는 양쪽에서 타들어가는 촛불 같았는데, 지금은 불꽃 자체가 없어요. 무엇에도 불이 타오르지 않아요. 기계에도 여자에게도. 얼마 전 사귀던 사람과도 깨졌고, 그 후로 알 수 없는 이유로 심장이 일주일에 몇 번씩 아파요. 마치 누군가 내 심장에 돌을 올려놓은 것 같아요. 언제부터 그랬는지 정확히 말할 수는 없지만, 그럴 때마다 너무 무섭습니다. 심장 문제만큼은 제게 아주 큰일이에요. 아주 예민해지죠. 왜 그런지 아시죠? 지금까지 세 번이나 응급실에 실려 갔지만, 그때마다 아무것도 발견되지 않았어요. 의사 말이, 휴가를 내고 쉬래요. 그래야 내 심장이 괜찮을 거라네요. 하지만 저는 다른 사람들과 달라요. 며칠 휴가를 가면 바로 심한 독감에 걸려요. 박사님! 이거 이상한 거 맞죠?"

"아니요, 지극히 정상입니다."

내가 말했다. 하미트처럼 완전히 지친 환자들이 마침내 휴식을 취하게 되면, 자율신경계의 균형이 무너지고 면역 체계가 붕괴되어 결국 열이 나서 침대에 누워 있게 된다. 어떤 사람들은 심지어 심장마비도 겪는다. 이것을 **레저병** 또는 **여가병**이라고 부른다. 예상했던 대로, 신체검사에서도, 그리고 다시 만나 반가웠던 하미트의 심장 역시 초음파 검사에서 이상이 없었다. 그의 심장을 살리기 위해 우리가 얼마나 힘들게 싸웠는지 짐작조차 할 수 없을 정도로 심장은 건강했고 가슴뼈에 난 상처도 잘 아물었다. 그때의 수술과 이후 중환자실에서 보낸 시간들이 다시 선명하게 떠올랐다. 나는 최근 임사 체험에 관심을 많이 두었던 터라, 혹여 중환자실에서 그런 비슷한 체험을 했는지 그에게 물었다. 그런데 그는 칼을 제거하는 수술 이후의 시간과 패혈증으로 사투를 벌였던 일을 제대로 기억하지 못했다.

"그냥 모든 것이 깜깜했어요. 하지만 라라가 곁을 지켜준 건 알아요. 적어도 그때는 나를 버리지 않았죠. 나는 그런 라라를 결코 잊지 못할 겁니다. 그때의 일은 잊었지만, 모두 제 몸에 새겨져 있어요."

그는 오른팔 안쪽에 새긴 문신을 가리켰다. 그냥 흘려봤었는데, 이제 자세히 보니 심장에 칼이 꽂혔고 거기서 피가 몇 방울 떨어지는 그림이었다.

"죽음의 천사가 두 번이나 내 침대 맡에 서 있었어요."

하미트가 굵은 음성으로 말했다. 그 역시 우리의 만남으로 다시 과거에 가 있었다.

"그리고 어떻게 생겼는지 정확히 봤어요."

"그래요?"

"친절하고 마음을 끄는 매력이 있고 빛이 가득했어요."

외상 수술 교과서 《탑 나이프: 외상 수술의 예술과 기술》에서는 챙 넓은 모자를 쓴 전통적인 모습으로 묘사되었지만, 나는 하미트가 누구를 얘기하는지 알고 있었다.[17]

하미트는 잠시 멈췄다가 덧붙였다.

"하지만 난 사는 쪽을 선택했어요! 그때도, 지금도."

나는 미토콘드리아 진단법을 시행했다. 예상했던 결과가 나왔다. 하미트의 세포 배터리는 절반이 방전되었고 양성자 누출과 산화 스트레스가 있었다. 산소를 효율적으로 에너지로 바꾸지 못했다. 현대 의학은 소위 생체 에너지 건강지수를 통해 병리 메커니즘을 분석하고 필요한 치료법까지 알아낼 수 있다.[18] 그러나 비타민 등을 이용한 생리활성물질 요법을 시행하더라도 생화학 차원으로만 접근해서는 고혈압을 포함한 '압박 증후군'을 치료할 수 없다. 환자는 움직일 준비가 되어 있어야 한다. 이것은 우선 말 그대로의 의미다. 스포츠, 운동, 산책은 세포 배터리를 다시 충전해준다. 그리고 자기 치유에는 뭔가를 바꾸려는 의지와 노력이 필요하다. 그것이 없으면 안 된다. 하지만 내면 폭군의 채찍질이 아니라 자기애와 친절이 원동력이 되어야 한다. 이런 원동력이 없어도 역시 안 된다. 여기에 의식적인 식습관, 적당한 체중, 약간의 마음챙김을 추가하면 자신을 배려하고 다정하게 대하는 법을 배울 수 있다.

'마음챙김'이라는 용어는 선불교의 오랜 명상법에서 유래했다. 이는 마음이 현재에 머물고 자신의 생각과 감정을 의식적으로 인식한다는 뜻이다. 삶의 변화를 받아들이려는 의지와 개방성, 호기심과 밀접하게 연관되어 있다. 이제 어쩌면 당신은 이렇게 묻고 싶을 것이다. 무슨 얘기인지 다 알겠는데, 그걸 어떻게 해야 하는 거지? 한마디로 답하면, 명상을 통해서다. 초보자들은 대개 몇 초 이상을 성공하지 못한다. 그래서 나는 '집중 진료'를 받으러 온 환자들에게 명상 수련을 권한다. 비록 심장외과와는 조금 거리가 있는 새로운 길을 가고 있더라도, 나는 이번에도 하미트를 도울 수 있기를 바랐다. 심장이 분명 이 언어도 이해할 것을 나는 알고 있다. 심장은 의식의 기관이기 때문이다. 나는 이것을 심장인지의식이라고 부른다. 심장은 지각 능력이 뛰어나고, 심장의 강력한 전자기장은 우리와 다른 사람의 심장을 동기화하며, 뇌에 보내는 심장의 신호는 우리의 결정과 심지어 시력에도 영향을 미친다. 심장을 보며 우리는 모든 것이 서로 연결되어 있음을 깨닫는다. 평화로운 마음이 박자를 정하고 그 박자에 맞춰 삶이 연주된다.

자유

나는 하미트에게 눈을 감고 편안하게 숨을 쉬라고 한 다음 천천히 조금씩 더 깊게 숨을 가라앉히도록 안내했다. 많은 사람에게 이것은 그리 쉬운 일이 아니다. 수족 인디언의 속담에서 유래한 격언처럼 "인생에서 가장 긴 여행은 머리에서 가슴으로 가는 여행이다." 자신에게 친절하고 인내심을 갖고 기다려주기. 이런 미덕을 다른 사람에게는 쉽게 발휘하면서 이상하게도 자신에게는 못하는 사람이 많다. 나는 하미트에게, 본인의 호흡을 찾았고 그 호흡으로 심장을 느낄 준비가 되었으면 손짓으로 알려달라고 부탁했다. 그는 손짓을 할 필요가 없었다. 어느 순간 울기 시작했기 때문이다. 긴 여정 끝에 집에 돌아왔을 때, 자기 자신에게 닿았을 때, 많은 사람이 이런 감정을 느낀다. 하미트의 경우 내게 준 신뢰 덕분에 더 빨리 이 단계에 도달한 것 같다. 우리는 계속 더 깊은 곳으로 들어갔다.

　　나는 하미트에게 그의 심장에 날개가 달렸다고 상상해보라고 요청했다. 이것은 은유가 아니라 순수 해부학이다. 양쪽 폐가 바로 심장의 양 날개다. 숨을 들이쉴 때마다 커다란 날개가 펼쳐져 심장 주위를 살포시 감싸고 부드럽게 심장을 잠깐 붙잡는다고 상상한다. 숨을 내쉴 때마다 아주 천천히 심장을 다시 놓아준다고 상상한다. 심장외과 의사라면 누구나 알고 있듯이, 이것 역시 생리학적 사실로, 숨을 들이쉴 때마다 두 개의 폐가 심장을 둘러싸고 숨을 내쉴 때 다시 물러나 심장에 더 많은 공간을 허락한다. 우리는 의식적으로 숨을 쉬면서 가장 깊은 곳에 있는 심장을 아주 의식적으로 안아주고 위로하고 잠시 붙잡고 있다가 다시 놓아줄 수 있다. 흉곽의 중심에 심장이 있지만, 중심의 중심, 생명의 중심은 호흡과 양쪽 폐다. 산소가 부족한 피는 오른쪽 심장에서 폐로 흐르고, 거기서 다시 왼쪽 심장으로 흐른다. 그러므로 양쪽 폐가 심장과 떨어져 외부에 있더라도, 기능적으로는 심장의 중앙에 위치한다. 말하자면 숨을 쉴 때마다 당신은 심장의 중앙에 있는 폐로 내면의 가장 깊은 중심인 심장을 안아준다. 그리고 피가 폐와 심장을 이어준다.

어떤 사람들은 심장이 조이고 경직되는 느낌인 **협심증**을 앓는데, 이는 병리학적으로 보면 혈액순환장애 때문에 생기고 약물, 스텐트, 우회수술 등으로 치료된다. 미국 심장 전문의 미미 과르네리Mimi Guarneri는 자신의 저서《심장이 말한다: 심장 전문의가 치유의 암호를 푼다The Heart Speaks: A Cardiologist Reveals the Secret Language of Healing》에서, 심장과 그것을 압박하는 모든 문제를 집중하여 느끼고 감정을(감정이라는 영어 단어 'emotion'은 라틴어 'emovere'에서 유래했고, 이것은 '움직여 밖으로 나가다'라는 뜻이다) 풀어주려는 의지가, 얼마나 강하게 증상을 완화할 수 있고 피를 다시 흐르게 할 수 있는지 인상 깊게 설명한다.[19]

수십 년 전부터 많은 노인 환자들이 이런 협심증과 전반적인 혈액순환장애를 방지하기 위해 하루 100밀리그램의 항응고제 아세틸살리실산ASA을 복용해왔다. 그러나 최근 여러 연구에서 인상 깊게 밝혀졌듯이, ASA는 중위 위험 환자뿐 아니라 당뇨병 환자에게도 전혀 효과가 없고 오히려 출혈 위험을 크게 높인다. ASA가 종양 발생을 예방한다는 주장도 입증되지 않은 가정에 불과하다. 항상 이점과 위험을 아주 꼼꼼하게 따져봐야 하고, 약물 하나로 모든 게 다시 정상화되는 경우는 거의 없음을 명심해야 한다. 독일에서는 ASA가 연간 500톤이 처방되는데 식수에서도 그 찌꺼기가 이미 검출되고 있다. 확언하건대, 여기서 이익을 얻는 쪽은 개별 환자가 아니라 제약회사다.[20] 우리 안에 쌓인 감정과 우리를 가로막는 트라우마를 감지하고 허용하는 것은 심장의 혈액순환을 돕는 중요한 치료법이다. 이 치료법은 궁극적으로 심지어 약물에서 벗어나게 해준다. 약물과 가로막힘에서 벗어날 뿐 아니라 불안과 두려움에서도 자유로워질 수 있다.

몇 가지 신체적, 기계적 검사를 마친 후 둘째 날에 다시 여러 차례 마음의 소리에 집중했을 때, 하미트 역시 이런 경험을 했다. 그를 괴롭힌 것은 실패에 대한 두려움이었다. 그는 여전히 아프가니스탄에 돈을 보내 한 번도 본 적 없는 친척들을 지원하고 있었다. 그는 자신이 더는 '기능하지 못해', 이 일을 계속 하지 못하게 될까 봐 두려웠다. 나는 하미트에게 그의 심장에 가장 필요한 것이 무엇이겠냐고 물었다. 그는 눈을 감은 채 망설임 없이 대답했다.

"쳇바퀴에서 내려오기. 마치… 모든 것으로부터 자유로워지는 것처럼요. 내 심장은 활짝 열려야 해요. 넓게 자유롭게."

나는 이런 대답을 자주 듣는다. 모든 심장은 바람과 바다처럼 자유롭기를 원한다. 자유는 인류의 가장 큰 주제다. 사람들은 많은 것을 견딜 준비가 되어 있지만, 자유를 빼앗기는 것만은 원치 않는다. 역사를 보더라도 억압받는 모든 민족은 언젠가는 반드시 독재자에 맞서 봉기했다. 이런 봉기의 힘은 이성적 판단에서만 나온 게 아니다. 그들의 심장이 자유를 원했다. 그러나 우리의 자유를 빼앗는 것이 언제나 우리 외부의 독재자만이 아니다. 우리 내면에도 우리를 억압하는 독재자가 있다. 그것은 부모나 어린 시절 선생님의 목소리, 자신의 신념, 또는 내면에 여전히 살아남아 행동과 경험에 깊은 영향을 미치는 신체적 정신적 상처다. 심리학자와 정신분석학자들은 이것을 **초자아, 내면의 심판자, 슈퍼에고** 등으로 부른다.

뭐라고 불리든, 이 목소리의 역할은 항상 똑같다. 궤도에서 이탈하지 않게 붙잡고 위험으로부터 보호하기. 간단히 말해, 이 목소리는 우리가 '최상 상태'이기를 바란다.

어렸을 때는 부모와 보육자의 영향과 견해가 중요한 기능을 했다. 우리는 많은 위험으로부터 보호해주는 그들의 안내가 필요했다. 또한, 사는 데 꼭 필요한 그들의 애정을 잃지 않기 위해 우리는 그들의 안내를 따라야만 했다. 시간이 지나면서 마음에서 들리는 그들의 목소리가 점차 우리의 목소리가 되었고, 우리는 그것을 알아차리지도 확인하지도 못했다. 그리고 독립된 인격체로 성장함에 따라 '최상 상태' 역시 세월과 함께 변함에도, 어린 시절 자라면서 들었던 목소리는 옛날 그대로 머물며 우리가 자기만의 고유한 길을 가지 못하게 막으려 한다. 이 목소리는 대개 무의식 속에 자리하여 우리의 잠재력을 최대한 발휘하는 것을 방해한다. 이 목소리에서 벗어나려면 우선 그것을 인식해야 한다. 이는 심리 치료사의 도움 없이는 쉽지 않다. 때때로 매우 해로운 내적 독재자의 손아귀에서 스스로 벗어나는 일은 일반적으로 매우 긴 여정이다. 내적 독재자를 인식하는 첫 번째 단계로, 다음과 같은 질문을 스스로에게 물어보길 권한다.

당신이 오롯이 당신 자신으로 살지 못하게 하는 훼방꾼은 무엇인가? 이 질문에 아주 솔직하게 대답한다면, 당신은 내면의 심판자, 확신, 신념, 편견, 두려움으로부터 얼마나 큰 압박을 받고 있는지 서서히 인식하게 될 것이다.

"나는 진정한 내가 아니다. 나를 가로막는 것이 나 자신일 때가 가장 많다."

이것이 최종 깨달음인 경우가 드물지 않다.

이날 오후, 나는 하미트에게 숨을 들이쉴 때마다 심장의 날개가 독수리 날개처럼 아주 크게 활짝 펼쳐지고 숨을 내쉴 때마다 살짝 내려와, 숨을 쉴 때마다 강력한 날갯짓으로 천천히 내면의 자유를 향해 점점 다가가는 모습을 상상해보라고 했다. 그의 얼굴이 편안해졌고, 시간이 지나면서 따사로운 햇살처럼 은은한 미소가 번졌다. 기분이 어떠냐고 묻자 이렇게 대답했다.

"나는 독수리처럼 높이 날아 아프가니스탄의 산들을 넘고 있어요. 멀리 아래에는 꽃밭이 펼쳐졌고 꽃들이 내 숨결에 따라 살랑살랑 흔들려요. 모든 호흡이 에너지를 만들고 그것이 심장의 날개를 움직여요."

이런 명상 중에 떠오르는 이미지들은, 스스로 탐구하고 치유하는 무의식적 과정이 내면에 있다는 것을 환자들에게 보여준다. 심장이 독수리처럼 날아오르든, 비에 젖은 참새처럼 날개를 펼치지 못하고 빗속에 서 있든 또는 문이 열려 있다는 사실을 모른 채 자유를 꿈꾸며 새장 속에 얌전히 있든, 우선은 전혀 중요하지 않다. 단 하나 중요한 것은 자신이 지금 어디에 있는지 알고, 느낄 수 있는 것을 기꺼이 느끼려는 의지다. 무엇을 느끼느냐가 아니라 느끼는 것 자체가 중요하다. 사람마다 마음을 위로하고, 어쩌면 더 나아가 상처를 치유하고 다시 날아오르는 법을 배울 수 있는 내적 출발지가 다 다르다. 그 출발지로 가는 첫걸음은 자신을 사랑하고 몇 번의 의식적인 호흡으로 자신을 안아주고 지지해주는 것이다. 이는 로켓을 쏘아 올리는 어려운 과학이 아니다. 누구나 할 수 있다.

이때 호흡이 우리를 돕는다. 호흡은 마음과 몸을 의식적으로 연결한다. 심장박동, 소화, 성적 욕망은 물론이고 두려움과 감정 역시 우리 의지대로 되지 않는다. 그것들은 자율적으로 제어되기 때문이다. 그러나 숨쉬기는 의식적으로 할 수 있다. 호흡은 우리를 세상과 대순환에 연결해줄 뿐 아니라, 자율신경계를 통해 내면 깊은 곳까지 영향을 미친다.

모든 들숨에는 작은 노력이 필요하고, 갈비뼈와 횡격막 사이 호흡근육의 긴장을 동반하며, 교감신경계를 통해 조절된다. 교감신경계는 신경계의 일부로, 위험이나 도전에 신속하게 반응할 수 있게 하고 싸움과 도주를 담당한다. 숨을 내쉬려면 그냥 숨을 놓아주면 된다. 흉곽에 저장된 팽창 에너지 덕에 다시 밖으로 빠져나가기 위해 애쓰지 않아도 저절로 밖으로 나간다. 날숨은 증기를 내보내는 것으로, 부교감신경계와 미주신경을 통해 조절된다. 날숨은 다양한 기능을 하는데, 특히 골격근을 이

완시킬 뿐 아니라 혈관 근육과 기분도 이완시킨다.

우리의 삶은 끊임없는 긴장과 이완의 연속이다. 신경은 모든 활동 뒤에 휴식 신호를 보낸다. 심장은 수축하고 이완한다. 우리는 깨어나고 잠들고, 일하고 쉰다. 그러는 동안 우리는 언제나 숨을 들이쉬고 내쉰다. 삶의 기본 원리는 들숨과 날숨의 호흡 주기와 같다. 과학자들 역시 모든 생명체는 내면의 영점을 중심으로 진동한다고 말하기도 한다. 살면서 겪은 사건, 신체적 정신적 상처, 끊임없는 스트레스, 과도한 노동 등으로 인해 이런 진동이 만성적 긴장 상태로 변하면, 우리는 균형을 잃고 내면의 영점은 긴장 상태로 빠져든다. 그러면 우리는 스트레스와 휴식 사이를 오가는 것이 아니라 스트레스를 많이 받거나 덜 받는 상황에 놓이게 된다. 우리는 폭풍 속에 서 있고, 가지고 있는 것보다 더 많은 에너지를 소비한다. 대기 모드나 절전 모드도 없이, 사용하지 않을 때도 에너지를 소모하며 계속 깜빡거리는 모니터와 같다.

의식적인 호흡과 특히 의식적인 날숨(증기 배출)은 스트레스를 없애는 최고의 해독제이고, 이는 수천 년 전부터 잘 알려진 지혜다. 의식적으로 몇 차례 아주 천천히 통제된 방식으로 숨을 내쉬면, 심장박동이 느려지고 긴장이 풀린다. 혈관도 확장되어 혈액순환이 개선되고 정신이 안정된다. 그래서 라틴어 **스피리투스**spiritus는 정신과 호흡을 뜻한다. 살아 있는 모든 생명체는 숨을 쉬고 숨을 쉬는 모든 것은 정신, 즉 의식이 있다. 의식적으로 숨 쉴 때마다, 고요한 순간마다 우리는 에너지를 의식적으로 느끼고, 막힌 부분을 다시 흐르게 하고, 면역 체계를 강화할 수 있다.

모래와 세포의 차이점은 세포가 숨을 쉰다는 것이다. 우리의 몸과 돌멩이의 차이점은 우리의 몸이 숨을 쉰다는 것이다.

나는 의식적인 호흡을 영적 부스터라고 부른다. 의식적으로 호흡하면 과학자들이 심폐 위상 동기화라고 부르는 현상이 생긴다.[21] 이는 베타차단제와 유사한 효과를 내지만 무료이고 부작용도 없다. 호흡은 흘러야 할 것을 방해하지 않는다. 호흡과 심장박동의 시너지 진동을 통해 신체에너지가 덜 소모되고, 둘은 서로를 지원한다. 심장박동과 호흡 주기의 위상 동기화는 양질의 삶, 평안, 스트레스 저항성을 잘 보여주는 지표이자 암과 고혈압의 치료 도구다.[22] 숨을 쉬는 한 우리는 살아 있고, 살아 있는 한 우리는 영적이다. 우리는 숨을 쉬어야만 하기 때문에, 영적인 존재가 되지 않을 수가 없다. 당신은 신이든 사탄이든, 무엇이든 누구든, 원하는 대로 믿거나 아무것도 믿지 않거나 과학을 따를 수 있지만, 어쨌든 당신은 영적인 존재다. 원하든 원치 않든 당신은 영적인 존재다. 이것은 수상한 밀교가 아니라 생리학이다.

심장의 피, 심혈

하미트는 눈을 감고 양손을 왼쪽 가슴에 얹고, 이제 아주
부드럽고 주의 깊게 숨을 쉬었다. 진료 때 심장이 훤히 들여다
보이는 것 같은 환자가 더러 있는데, 하미트가 그랬다. 심장은
호흡과 혈액의 주요 흐름, 즉 폐순환과 전신순환이 교차하는 활
기찬 핫스팟이다. 피는 심실에서 토네이도처럼 소용돌이치며
에너지를 방출하고, 그 힘으로 심실이 팽창하며 채워질 수 있다.
심장은 힘차게 뛰지만, 그 속에서 흐르는 에너지는 매우 예민하
고 섬세하다. 영적인 사람들은 예전부터 가슴에서 그 에너지를
느꼈다. 심장은 신비주의자들이 네 번째 차크라* 또는 수피즘에
서 녹색 라티파**라고 부르는 장소다.[23] 수피즘은 하미트의 모국
아프가니스탄에도 널리 퍼져 있는 영적 지향이다. 수피즘은 사
랑의 길을 설명하고 탁발승과 유목민들이 그 길을 실천한다. 수
피즘은 빙글빙글 돌며 황홀경에 빠지는 회전 춤과 신비주의 시
인 루미로 더 많이 알려져 있다. 수피즘 교도들은 영적 체험을
위해 이런 소용돌이 춤을 춘다. 적혈구는 우리 안에 있는 유목
민이라 할 수 있다. 그들은 핵과 유전적 정체성 없이 이타적으

---

* 산스크리트어로 원, 바퀴, 순환을 뜻한다.
** 아랍어로 '미묘하다'는 뜻으로, 수피즘은 인간의 신체가 여섯 개의 미묘함
으로 구성되었다고 본다.

로 생명에 봉사하며 우리 몸을 떠돌다가 100일 후에 죽고 우리 안에서 다시 태어난다. 그리고 우리가 조용히 앉아 명상하고 생각과 의식을 안정시키는 동안에도 적혈구는 심장 안에서 신비한 에너지로 소용돌이친다.

피 한 방울에는 우리에 관한 모든 정보가 혈액 수치 형태로 들어 있고, 피의 흐름과 소용돌이, 맥박 안에도 정보가 들어 있다. 그러므로 피는 총체적이고, 한 방울 그 이상이며, 그 안에는 존재와 비존재, 삶과 죽음, 0과 1이 들어 있다. 생명과학자와 컴퓨터공학자들은 자연의 모범을 따라 **리퀴드 컴퓨팅**liquid computing을 시도하고, 아무것도 고정되지 않고 모든 분자와 모든 정보 조각이 다른 모든 부분과 동시에 아주 빠르게 연결되고 교환될 수 있는 '흐르는 컴퓨터 시스템'의 가능성을 탐구하고 있다.[24] 그것은 네트워크를 스스로 만들고 바꿀 수 있는 살아 있는 지능이다. 우리 혈관의 네트워크에는 심지어 자체 기억이 있어서 뇌에 의존하지 않고 스스로 변화에 적응한다.[25] 피와 심장과 혈류의 시너지 안에 정보가 들어 있고, 심장은 우리 내부의 끊임없는 정보 흐름의 샘이다. 자연의 샘에서는 샘물이 솟아오르고, 심장에서는 심장의 피가 솟아오른다. 물은 주어지는 모든 형태를 따른다. 그러나 압착되지는 않는다. 세상의 어떤 힘도 물을 압착할 수 없다. 심장의 피에는 에너지와 사랑이 흐르고, 우리는 그 에너지와 사랑을 프로젝트나 업무, 계획 등에 쏟는다. 심혈에 담긴 에너지와 사랑 역시 압박에 쉽게 눌리지 않는다.

심장의 피가 솟아오르려면, 먼저 피가 모여 정맥을 통해 심장으로 흘러들어가야 한다. 심장으로 돌아가는 정맥 혈류의 기본 생리학은 심혈관 연구에서 여전히 큰 수수께끼다. 피뿐 아니라 우리의 정신도 새로운 프로젝트를 열정적으로 시작하려면, 먼저 모아져야 한다. 이런 집합 과정이 없으면 우리는 에너지를 충전할 수 없다. 그렇기 때문에 지친 사람들에게는 휴식과 명상이 매우 중요하다. 수축만 하는 심장은 아무것도 할 수 없다. 심장은 다시 이완하고 모으고 채워야 한다. 이 단계를 이완기라고 하는데, 심전도에서 두 피크 사이의 일시 중지하는 구간에 해당한다. 심장박동 사이에 잠깐 멈추는 단계로, 이런 휴식기에 심장이 채워져야 강력한 심장박동 에너지가 혈류에 전달된다.

심장학은 수십 년 동안 심장의 박동력, 즉 동맥혈을 밀어 올리는 수축력만 살폈다. 혈액을 모으는 데는 거의 관심을 기울이지 않았다. 불과 몇 년 전부터 비로소 심장 전문가들은 이완기 심부전, 즉 수축 전에 혈액을 모으고 에너지를 채우는 기능이 약화되는 것에 관심을 두기 시작했다. 금융업계에서 관리자로 일하는 친구가 이 주제를 나와 토론하면서 다음과 같이 멋지게 요약했다. 소득이 없으면 소비도 못 하지!

하미트는 가지고 있는 것보다 더 많은 에너지를 계속 소비했고 결국 에너지 재정이 무너졌다. 혈압과 심박수가 치솟는 일 없이 일하려면, 먼저 정신을 모으고 미토콘드리아를 치료해야 한다. 그러면 인생의 수축기에 다시 자신의 계획과 꿈을 지치지 않고 실현할 수 있는 힘을 갖게 될 것이다. 또한, 다음을 이해하는 것이 중요할 것이다. 우리는 대단한 임무뿐만 아니라 소소한 일에도 심장의 피, 심혈을 기울이고 의지력과 사랑과 책임감을 갖고 임할 수 있다!

심장의 피는 모든 사람에게 있고, 어려운 시기에도 계속해서 버틸 수 있게 해준다. 때때로 우리는 어떤 일을 위해 피를 흘려야 한다. 하지만 심장의 피가 있어 계속 앞으로 나아갈 수 있다. 그리고 바로 그것이야말로 지금 우리에게 가장 필요한 것이 아닐까? 열정, 유머, 연민을 갖고 우리의 길을 가려면 심장의 피가 아주 많이 필요하다. 그것은 우리를 움직이게 하는 연료다. 가장 중요한 것은 열정이다. 더 큰 목표를 이루기 위해 때때로 고통을 겪어야 한다는 사실을 받아들이는 열정. 심장의 피에는 목표와 신념을 위해 싸우는 용기가 들어 있다(용기, 즉 'courage'는 글자 그대로 심장에서 나온다. 'cor'와 'coeur'는 심장을 뜻한다). 지력만으로는 어떤 전투에서도 이길 수 없다. 심장의 피가 내적 에너지를 불어넣어줄 때만 우리는 승리할 수 있다. 그러나 또한 심장의 피에는, 잘못된 목표를 버리는 용기와 고정된 세계관과 삶의 방향에 집착하지 않는 용기도 들어 있다.

심장의 피는 생명이 제공한 형태를 따른다. 피는 정신을 흐르게 하고, 피에는 거대한 우주의 해석과 자연의 변증법이 흐른다.

피는 우리의 언어에서 생명을 제외하면, (피의 복수, 더럽혀진 피, 유혈 사태 등) 거의 예외 없이 부정적인 의미와 연결되어 있다. 그러나 심장에서는 생명의 피가 솟아오른다.

영감을 불어넣다

나는 여러 달 동안 하미트를 치료했고 시간이 지나면서 점차 혈압약을 줄이고 빈 배터리를 재충전하는 데 성공했다. 말하자면 하미트는 다시 흐름에 합류했다. 그는 라라를 만났고 마침내 다시 '평소처럼' 얘기를 나눌 수 있었다. 두 사람은 옛날 중환자실에서 보낸 시간에 대해 다시 이야기했다. 그리고 기증자의 피가 있었기 때문에 살 수 있었다는 사실을 처음으로 제대로 깨달았다. 하미트는 자신에게 피를 기증하여 목숨을 구해준 사람들에게 깊은 감사를 느꼈다. 진심에서 우러나오는 이런 감사와 겸손이 그의 마음을 부드럽게 녹이고 흐르게 했다. 깊은 감사의 마음이 심장병 환자의 예후와 생존 확률을 개선하고, 명상을 통해 깨닫는 감사가 심장과 뇌의 연결에 놀라운 영향을 미친다는 사실을 입증하는 과학적 증거들이 많이 있다.[26] 심장이 차분해지고, 심박수와 함께 불안과 우울도 감소한다.

몇 년 전 하미트가 스위스 연구진에 관한 신문 기사를 내게 보냈다(지금도 우리는 이따금 연락하며 지낸다). 그들은 심장박

동기의 배터리에 전력을 공급하기 위해 소형 터빈을 혈류에 삽입하는 실험을 했다.[27]

"이것 좀 보세요, 박사님! 우리의 전문 분야가 여기서 합쳐졌어요."

터빈 엔지니어가 내게 썼다. 심장박동기 터빈 아이디어는 매력적인 것 같다. 이 아이디어는 우리가 막힘없이 흐를 때 우리 안에 얼마나 많은 창조적 에너지가 있는지 보여준다. 생화학 화합물 아데노신삼인산ATP으로 바뀌는 호흡과 음식에서만 에너지가 나오는 게 아니다. 새로운 연구 결과들이 보여주듯이, 온갖 고난 속에서 흘리는 땀조차도 에너지로 바뀔 수 있다. 최근 로봇공학 분야의 연구자들은 땀을 이용하는 연료전지를 만들었고, 이것을 순전히 기술적으로 바이오 가솔린이라 부른다.[28] 이 연료전지는 피부에 부착하여 호흡, 심박수, 체온 같은 필수 매개변수를 측정하는 센서에 사용할 수 있다. 이 센서의 목적은 고위험 환자를 우아하게 추적 관찰하는 것이다. 이 센서는 전자제품이고 여기에 필요한 에너지를 땀에서 얻을 수 있다는 것이다.

과학자와 예술가는 아이디어를 구현할 에너지뿐 아니라, 아이디어를 만들어낼 불꽃, 영감도 필요하다. 우리는 들숨으로 얻은 산소가 내부 연소에 불을 붙여 에너지를 생산한다는 것을 오래전부터 알고 있었다. 그런데 들숨이 우리의 생각과 행동 의지, 즉 의식에도 영감을 줄까?

자유의지는 자의식의 기본 요소다. 대학생 때 내가 강의를 들었던 적이 있는 독일 신경학자 한스 헬무트 코른후버Hans Helmut Kornhuber는 1964년에 자발적으로 움직이기 직전에 뇌에서 나타나는 작은 에너지 자극, 뇌 활성을 측정했다. 당시 화제의 대규모 연구에 참여한 피험자들은 뇌 신호가 측정되는 동안 완전히 무작위로 아무 때나 검지로 단추를 눌러야 했다.[29] 놀랍게도 즉흥적이고 의식적이며 자발적인 손가락 움직임이 일어나기 약 300밀리초 전에 뇌에서 전기자극이 측정되었다. 코른후버 교수 연구진은 이것을 단추를 누르기 위한 준비 신호라고 설명했다. 놀라운 점은 피험자들이 이런 준비 신호를 의식하지 못했다는 것이다. 그들은 자신이 곧 단추를 누를 것임을 알지 못했지만, 그들의 뇌는 이미 알고 있었다! 이 실험 이후로 이런 준비 신호는 의식적, 자발적 행위의 무의식적 원인으로 해석되었고 다음의 질문이 제기되었다. 이 신호는 어디에서 왔고 누가 만드는가? 이 신호는 인간의 자유의지를 의심하게 한다. 이후로 인간의 자유 의지는 신경과학, 심리학, 자연철학에서 해결되지 않는 뜨거운 논쟁거리가 되었다.

매우 흥미로운 최신 연구가 밝혔듯이, 사람들은 단추를 누르도록 '영감'을 받는다. 그러니까 준비 신호는 영감을 불어넣는 호흡과 연관이 있다고 해석할 수 있다. 우리의 의지는 뇌에서만 만들어지는 게 아니라, 확실히 다양한 신체 부위에서 뇌로 올라오는 무의식적 신경 신호의 영향을 받는다. 이는 오래전부터 알려진 사실이고, 의식적 보고 차원에서는 당연한 일이다. 예를 들어, 위가 비었으면 뇌에 "배가 고프다!"는 보고가 올라가고, 먹으려는 의지가 생긴다. 그러나 우리가 항상 의식적으로 인식하지는 못하는 신체 부위에서 나오는 매우 작은 무의식적 목소리도 있다. 최근에 밝혀졌듯이, 뇌도 우리의 심장박동을 듣고, 심장박동에 담긴 메시지는 의식이 있는 대뇌피질에 도달하는 즉시 우리의 결정, 감정, 공감 능력, 심지어 시력에도 영향을 미친다. 이런 메시지는 너무 모호해서 신경과학자들은 오랫동안 이것을 일종의 배경 소음으로 잘못 해석해왔다. 사실 이런 메시지는 고도로 구조화된 내부 신경 정보이고, 자율적으로 제어되며, 우리는 그것에 아무런 영향도 미칠 수 없다.[30]

심장뿐 아니라 호흡기관도 뇌에 신호를 보낸다. 최근 한 연구진은 호흡이 우리의 무의식적 준비 신호에 어떤 영향을 미치고 이것이 의식적 자발적 행동을 촉발하는지 알아내고자 했다. 연구진은 2020년에 즉흥적으로 단추를 누르는 실험을 다시 했다.[31] 이번에는 준비 신호를 측정하면서 동시에 호흡 주기도 관찰했다. 숨을 들이쉴 때 무의식적 준비 신호가 명확히 측정되었고, 이것이 단추를 누르는 자유의지 동작을 촉발했다. 숨을 들이쉴 때, 그러니까 들숨이 영감을 불어넣을 때 준비 신호가 가장 강력했다. 실제 손가락 움직임은 잠시 후 숨을 내쉴 때 일어났다. 흥미롭게도 피험자 대다수는 자신의 호흡을 인식하지 못했기 때문에 단추를 누를 때 숨을 내쉬었는지 들이쉬었는지 말할 수 없었다. 이 실험은 호흡이 어떻게 의식에 깊은 영향을 미치고 자유의지로 손가락을 움직이도록 '영감을 불어넣는지' 매우 인상적으로 보여준다. 그러므로 들숨은 단지 공기를 흡입하는 것이 아니라 영감을 말 그대로 불어넣어준다.

이 연구에 관해 읽었을 때, 미켈란젤로의 유명한 시스티나 성당 천장 그림 〈아담의 창조〉가 문득 떠올랐다. 신은 손가락을 맞대어 생명을 불어넣기 위해 아담의 검지 쪽으로 손가락을 뻗는다. 무엇으로부터 영감을 받아 미켈란젤로는 이런 그림을 그렸을까?

이에 대한 답을 우리는 알지 못한다. 이와 마찬가지로 인간의 생명이 무엇이고 어디에서 오는지에 대한 생물학적 최종 대답 역시 알지 못한다. 아무튼, 의식이 인간의 가장 본질적 특성이라는 데는 전반적으로 의견이 일치한다. 그리고 의식은 들숨과 연결되는 자유의지와도 밀접한 관련이 있다. 일부 과학자들은 심지어 뇌만으로는 아무것도 생각하지 못하고, 눈과 귀, 코, 피부, 입 등의 감각기관을 통해 의식적으로 감지된 몸과 환경에 관한 정보와 심장이나 장 같은 내부 기관이 보내는 미묘한 신경 신호의 무의식적 메시지가 더해져야 행동이 가능하다고 주장한다.[32]

준비 신호가 호흡만으로 촉발되는지, 아니면 신체 내부의 다양한 신호가 합쳐져 특정 임계점을 초과하면 준비 신호가 만들어지는지 토론해볼 수 있겠다. 그러면 '영감'이라는 단어를 '직감'으로 대체할 수도 있으리라. 이는 무無에서 불쑥 튀어나온 것이 아니라 우리 내부 깊숙이 자리 잡고 있고 인간을 구성하는 요소들의 복잡한 상호작용의 결과다. 전체는 부분의 합보다 무한히 더 크다는 것이 다시 한번 분명해졌다. 환원주의 방식으로 인간을 분자로 쪼갠 다음 인간의 능력과 행동을 설명해서는, 인간을 완전히 이해할 수 없다. 물을 분자로 분해하면, 분자(H_2O) 하나는 아무것도 적시지 못한다. H_2O 분자 10해(10의 21제곱)개로 이루어진 물 한 방울은 뭔가를 적실 수 있다. 그리고 모든 분자는 이런 개방적이고 적응 가능한 시스템 안에서 다른 모든 분자와 연결될 수 있다.

2022년에 영감 연구의 후속 연구가 있었다. 호흡이 단지 손가락을 움직이는 의지만 조절하는지 아니면 신체 움직임과 관련이 없는 정신 과정에도 관여하는지 조사했다. 연구 결과, 손가락을 실제로 움직이지 않고 그저 움직인다고 상상만 했을 때도 준비 신호가 생긴다는 사실이 명확히 밝혀졌다.[33] 그러므로 우리가 숨을 쉬는 한, 우리의 정신은 날개를 달고 훨훨 난다. 이때 매개자는 피다. 피는 호흡의 조력자이고, 뇌에 불꽃을 점화하는 데 필요한 산소를 운반한다.

등대

그러므로 뇌에는 전기가 많이 흐를 뿐 아니라 피도 아주 많이 흐른다. 뇌의 무게는 체중의 2퍼센트에 불과하지만, 혈류의 15퍼센트를 공급받는다. 의식적이든 무의식적이든 뇌가 잠재력을 발휘하려면, 뇌의 혈액순환이 좋아야 한다. 뇌혈관 네트워크의 총 길이는 600킬로미터에 달한다. 인간의 진화와 직립보행으로 뇌의 크기가 350퍼센트 증가한 반면, 혈류는 그보다 훨씬 더 많은 600퍼센트가 증가했다. 지능은 피를 아주 많이 요구한다.[34] 의식의 불이 모든 신경세포에서 타오르려면, 피에 있는 산소와 영양분이 전달되어야 한다. 그리고 뒤에서 다룰 예정인데, 혈류는 산소와 영양분을 두개골 안쪽의 중앙 서버에 공급할 뿐 아니라, 감정과 생각과 의식도 전달한다.

아리스토텔레스는 이미 지능과 정서, 활동 역시 혈관계에서 조절된다고 생각했다.[35] 이 견해는 사실로 명확히 밝혀졌다. 이제 우리는 뛰고, 춤추고, 사랑을 나누고, 시를 쓰고, 느끼고, 사색할 때 특히 활성화되는 뇌 영역으로 피가 더 많이 흐른다는 것을 알고 있다. 우리의 피가 특히 활성화된 뇌 영역으로 쏠리는 이 매혹적인 광경을 기능성 자기공명영상fMRI에서 확인할 수 있다. fMRI는 일종의 카메라다. 신경과학자들은 이 카메라를 이용해 우리의 행동과 경험의 이면을 본다. fMRI는 다음과 같이 작동한다. 적혈구의 산소 분자는 헤모글로빈이라는 단백질과 결합한다. 헤모글로빈에는 철 원자로 구성된 핵이 있다. 그래서 헤모글로빈은 나침반처럼 자성을 띠고, 이 자성은 우리가 들이쉰 산소의 이동에 따라 바뀐다. 정맥혈보다 산소가 많이 함유된 신선한 동맥혈의 미세한 자기장 변화는 fMRI에서 소위 **볼드** BOLD[*] 효과를 통해 측정되고 색상으로 표시된다. 신경과학자들은 볼드 효과로 뇌의 한 영역이 빛을 발하기 시작하는 것을 활성화된다고 말한다. 그들은 일반적으로 우리의 뇌를 의식의 등대로 본다. 그러나 문제가 하나 있다. 특정 영역이 색깔을 띠며 빛을 내는 것을 신경 활동의 직접적 증거라고 종종 잘못 추측하는데, 이는 사실 혈류가 색상으로 표시된 것일 뿐이다.

생각과 감정에 관여하는 활성화된 뉴런에는 산소와 포도당이 많이 필요하고 그래서 피가 많이 쏠린다고 일반적으로 가정한다. 회색세포와 연결된 동맥이 확장과 수축을 반복하며 혈류를 조절하는데, 이것을 신경-혈관 결합이라고 한다. 이때 성상교세포라 불리고 스스로 전기를 전도하지 않는 특정 신경세포가 혈관 및 적혈구와 긴밀하게 협력한다.[36]

그러나 여기에는 걸림돌이 하나 있다. 우리의 피는 정확히 어느 뇌 영역에서 당장 피가 필요한지 어떻게 알까? 우리의 신경세포는 자극이 있은 후 몇 밀리초 안에 극도로 빠르게 발화하는 반면, 혈류는 절뚝거리며 뒤를 따라 200~500밀리초 후에 비로소 정상에 도달한다. 물론, 이 정도 속도 역시 상당히 빠르지만, 복잡한 수학 문제 같은 신경 과정에는 너무 느리다. 그러나 우리가 특정 과제를 수행하지 않더라도, 뇌의 모든 영역에는 당

---

[*] Blood Oxygen Level Dependent(혈중 산소 농도 의존)의 약자.

연히 항상 피가 공급되므로, 신경세포 활동을 증가시키기에 충분한 산소가 늘 있다. 달리 말해, 뇌는 쉬는 동안에도 매우 활동적이고, 신경-혈관 결합이 관찰되지 않는 뇌 영역도 아주 많다.[37]

피와 의식이 어떻게 서로 협력하는지는 완전히 밝혀지지 않았다. 하지만 지배적 패러다임과 견해를 단순히 따르지 않는 뇌를 가진 존재답게, 일부 신경과학자들은 생각의 생성 과정을 완전히 뒤집어 생각해보았다. 특정 피질 네트워크에 연결된 주요 혈류가 이 네트워크를 활성화하여 생각과 의식의 흐름을 촉발할 수 있지 않을까? 그렇다면 생각을 위해 피가 필요한 것은 뇌가 아니라 뇌를 활성화하는 대뇌피질의 혈류일 것이다. 이 견해를 혈액-신경 가설이라고 한다.[38]

우리는 17장에서 심장이 피를 퍼 올리고 움직일 뿐 아니라, 심장이 피에 의해 움직여지고 채워지기도 한다는 것을 보았다. 이와 유사하게 혈액-신경 가설은 우리의 생각과 감정을 특정 방향으로 이끄는 것이 주요 혈류일 수 있다고 가정한다.

이때 적혈구가 중심 역할을 한다. 적혈구는 산화질소로 혈관을 확장하여 피가 잘 흐르게 한다. 뇌의 일부 동맥은 굵기가 최대 40퍼센트까지 증가할 수 있고, 동맥의 맥파는 압력에 민감한 이온 흐름을 통해 주변 신경세포를 기계적으로 자극할 수 있다. 맥박과 증가된 혈류가 마치 뇌라는 악기의 현, 즉 신경세포를 연주하는 것과 같다. 이때 들리는 음악이 의식이다.

혈류와 전류의 이런 조화, 신경-혈관 결합과 혈액-신경 연결이 몇몇 질병에서 방해를 받는다. 당뇨병, 고혈압 등으로 혈관에 병이 생겨 뇌에 피가 제대로 공급되지 못하면, 뇌는 정상적으로 일할 수 없다. 그러면 치매로까지 악화될 수 있는 기억력 문제가 발생한다. 뇌 기능장애의 원인이 반드시 병든 뇌세포인 것은 아니다. 혈액순환장애도 원인일 수 있다. 그러면 이를 혈관성 치매라고도 한다.

알츠하이머병의 경우 혈관과 신경세포의 협력이 방해를 받는데, 노인성 플라크라고도 알려진 특정 단백질이 뇌의 혈관에 축적되어 혈관 확장과 원활한 혈액순환에 매우 중요한 역할을 하는 산화질소의 신호를 차단하기 때문이다.

혈류와 전류, 즉 신경과 혈관 네트워크의 시간적, 공간적 활동은 의식과 단단히 얽혀 있고, 서로를 관통해 흐른다. 생물학적 상대성 이론의 핵심은, 모든 것이 모든 것과 연결되어 있다는 것이다.[39] 뇌의 한 영역이 혼자 생각과 감정을 담당하는 것이 절대 아니다. 우리의 중앙 의식 서버는 '몸'이라고 불리는 개방적이고 자기조직적인 네트워크의 한 노드다. 몸에서는 모든 망, 모든 노드, 모든 피가 더 큰 전체의 협력에 동등하게 중요하다. 그리고 이 네트워크의 모든 부분이 원인 또는 결과가 될 수 있다. 모든 생물학적 시스템이 그렇듯, 뇌와 의식 연구에서도 절대적이고 지배적인 인과관계는 없다. 아직 많은 것이 어둠 속에 있지만, 우리는 깨달음의 영이 피에서 힘을 얻는다는 것을 알고 있다. 우리의 뇌는 물질에 불과하다. 모든 사람은 같은 물질로 이루어져 있다. 그들을 구별 짓는 것은 신경회로와 혈관 네트워크의 에너지 흐름이다. 피의 원활한 흐름은 생명의 증표이고, 혈류만이 fMRI에서 뇌를 빛나게 한다.

23장. 순환의 완결

피가 만들어내는 이런 빛은 의식의 흔적이다. 누구도 의식을 본 적이 없고, 누구도 의식을 완전히 이해할 수 없다. 의식은 자연과학의 경험주의 그물망을 빠져나간다. 우리는 의식의 흔적만을 볼 수 있고 그 흔적을 통해 의식이 존재한다고 짐작할 뿐이다. 뇌 깊숙한 곳에서 에너지를 공급하는 혈류, 그리고 뇌전도가 두피에서 감지하여 보여주는 신경세포의 전자기파가 바로 그런 흔적들이다. 이 흔적은 관찰되지 않는 의식의 단서다. 그래서 비록 눈에 보이지 않지만 모든 사람은 의식이 거기에 있다고 믿는다. 의식은 신경과학에서 네스호의 괴물과 같다. 누군가 카메라를 꺼내드는 순간 그것은 매번 물속으로 사라진다.

그러므로 많은 사람에게 의식은 신비로운 대상이다. 머리로는 이해할 수 없지만, 생명의 비밀을 담고 있는 그 무언가다. 명상가와 신비주의자는 데이터가 아니라 명상에 몰입하고 신과 하나 됨을 직접 체험하여 의식에 접근하려는 사람들이다. 신비주의자가 그런 방식으로 세상과 모든 존재와 하나 되는 체험을 한다면, 의식은 그에게 더는 신비가 아니라 자연법칙만큼 명확하다. 그러면 그는 더는 '그럴지도 모르지'라고 생각하지 않고, 명확한 사실이라고 확신한다. 그는 머리로 그렇게 생각하는 것이 아니라, 혈류의 발원지인 심장으로 그렇게 확신한다. 뛰어난 지능을 지닌 유능한 과학자가 DNA의 이중나선 모양을 해독하는 매혹적인 발견을 하는 곳에도 이런 확신이 있다. 그러나 이것은 신비한 일이 아니라 다른 모든 연구자가 보기에도 객관적이고 증명이 가능하다. 안타깝게도 자연과학은 의식의 직접적 증거를 제시하는 데 아직 성공하지 못했다. 다양한 문제에는 다양한 접근 방식이 필요하고, 의식의 진실을 완전히 파악하려면 명상과 측정을 혼합한 새로운 하이브리드 접근 방식이 필요하다. 사실, 신비주의자와 자연과학자의 목표는 같다. 그들은 둘을 분리하지 않고 이어주는 진실을 찾고 있다. 그렇다면 그 진실은 무엇일까?

아무도 정확히 알지 못하고 많은 것이 불확실하다. 학교에서 모든 학생이 배우는 자연법칙조차도 특정 틀과 규모 및 차원이내에서만 적용된다. 고전물리학 법칙은 가장 작은 세계, 즉 양자역학 세계에는 적용되지 않고 타당성도 없다. 또한, 공간이 섞이고 시공간이 휘어지며 물질이 블랙홀로 빨려 들어가는 무한히 넓은 우주에서 한계에 직면한다. 고전물리학과 양자물리학을 결합하여 유효한 세계 공식을 만들 수 있는 이론은 아직 존재하지 않는다. 그런 이론이 발견된다면, 물리학자 미치오 카쿠Michio Kaku가 최근 동명의 저서에서 쓴 것처럼, 그것은 "신의 방정식"이 될 것이다.[1]

신의 방정식은 여러 분야에서 저명한 과학자들이 오늘날까지 계속해서 관심을 쏟는 질문, 즉 **무엇이 세계를 가장 단단하게 하나로 묶는가**에 답할 것이다. 괴테가 파우스트의 입을 빌려 제기한 가장 중대한 질문이 바로 이것이다. 존재하는 모든 것과 우리를 연결해주는 것은 무엇인가?

오늘날까지 미치오 카쿠도 파우스트도 그 답을 알지 못한다. 파우스트는 그것을 알기 위해 메피스토펠레스에게 영혼을 팔고 자신의 피로 (영원히 유효한) 계약에 서명했음에도 알아내지 못했다. 그는 아무것도 모른 채, 자신의 모든 핏방울에 담긴 유전적 정체성으로 서명했다. 메피스토펠레스에게는 이 서명이 매우 귀중했는데, 그것은 위조가 불가능했기 때문이다. 악마 메피스토펠레스가 이런 계약에서 **피비린내 나는** 악의적 쾌락을 느끼지 않았을 리가 없다. 이 계약에서 무엇이 그토록 악의적이고 교활하고 배반적일까? 피를 다루는 이 책을 쓰면서 나는 다음의 사실을 점점 더 명확히 알게 되었다.

파우스트는 서명하기 전에 이미 답 일부를 손에 쥐고 있었다. 그는 몰랐지만, 서명하는 펜촉에서 그것이 방울져 떨어지고 있었다. 바로 피다! 피는 조용히 원활히 흐르며 다른 모든 기관을 채우고, 생명을 주고, 연결하는 액체 기관이다. 우리를 가장 깊은 곳에서 하나로 연결하는 것은 우리의 피다. 피에는 생명이 있고, 생명은 의식의 증표이기 때문이다.

우리는 곧 피다

악마가 파우스트에게 숨긴 것을 이제 인간 정신이 신의 방정식을 이용해 증명하고자 한다. 신의 방정식이 상대성 이론과 양자역학의 법칙을 조화롭게 결합하여 **하나로** 만들 것이다. 그러나 서로 다른 가장 큰 세계와 가장 작은 세계는 아직 하나의 방정식으로 완전히 해명될 수 없다. 측정할 수도 없고 계산할 수도 없는 한 요소는 모든 존재의 통일성을 추구하는 이론물리학의 경험주의와 방정식의 그물망에 잡히지 않는다. 그것 때문에 계산이 엉망이 된다. 그러나 분명 내적 연결이 있어야 마땅하다. 우주는 하나에서 빅뱅으로 생겨났기 때문이다.

그러므로 다양한 현실이 존재하는 것이 아니라 우리 인간이 다양한 관점에서, 이를테면 데이터를 인식론적으로 해석하지 않고 기계적으로 수집하는 과학적이고 경험적 관점에서 세상을 관찰하고 설명한다고 결론내릴 수 있다.[2] 또는 주관적인 감각 경험에 따라 세상을 다르게 설명한다. 일부 신비주의자들은 명상의 심연에서 전체성을 온전히 인식하는 데 성공하는 것 같다. 그들은 이것을 신 체험으로 묘사하는데, 그것이 최후의 의식이기 때문에 그렇게 지칭한다. 그것은 생각이 사라지는 경험, 말로 표현할 수 없는 체험으로, 우리의 물리적, 신체적 안테나를 통해 직접 감지할 수 있을 뿐이다. 물리학자이자 리드완 스쿨 설립자인 하미드 알마스Hameed Almaas는 우리가 우주의 감각기관이고, 우주는 이 감각기관을 통해 자신의 아름다움과 자기 자신을 인식할 수 있다고 썼다.[3] 우주론자이자 이론물리학자인 브랜든 카터Brandon Carter는 1974년 코페르니쿠스 탄생 500주년 기념 학회에서, 이를 자연과학의 관점에서 좀 더 냉철하게 표현했다. 그는 인류 원리라는 개념을 사용했는데, "우주는 관찰자인 인류가 살 수 있는 모든 조건을 갖춘 덕분에 관찰될 수 있다"는 의미다. "의식이 있는 생명체가 발달하기에 우주가 적합하지 않았다면, 아무도 우주를 관찰하고 묘사할 수 없었을 터다."[4]

그러므로 우주의 질적 측면은 의식이 있는 관찰자의 존재와 연결되어 있고, 내가 생각하기에 의식은 신의 방정식에서 누락된 미지의 영역이다. 그것은 경험적으로 파악될 수 없는 미지의 물리적 크기와 통일성을 가진 무한한 에너지 흐름이다. 자기 자신을 인식할 수 있는 방정식이 있다면, 그것이야말로 진정한 신의 방정식일 것이다. 그러나 숫자도 수학 공식도 사랑이나 행복 같은 직접적 경험을 설명할 수 없다. 우리의 정신, 개개인의 의식은 두말할 것도 없다. 개개인의 의식은 모든 존재가 가진 보편적 의식의 일부이고 인간을 다른 모든 것과 연결한다. 이런 의미에서, 우리 모두는 의식과 정신의 측면에서 신의 일부다. 이것을 인식할 때 순환이 완결되고 우리는 모든 존재의 비밀을 알게 된다. 우리는 모두 피이고, 존재하는 모든 것은 서로 연결되어 있다. 삶과 죽음조차도.

강 굴곡

인류의 위대한 문명은 큰 강가에서 생겨났다. 이집트인들은 나일강에 피라미드를 세웠고, 홀레펠스의 비너스가 발견된 내 고향 블라우토프 주변 지역은 빙하시대 예술의 요람으로 통한다. 헤르만 헤세Hermann Hesse의 소설 속 주인공 싯다르타는 말년에 수년 동안 강둑에서 명상하고 강의 눈을 바라보고 강의 속삭임과 중얼거림에 귀를 기울인 후 이렇게 말한다.

"강은 살아 있다."

인간은 원래 다치고 늙고 언젠가 죽는 존재다. 어떤 민족은 죽은 사람을 강 굴곡에 묻었다고 한다. 여기서 강의 흐름이 방향을 바꾸듯 삶의 방향이 바뀌나 그 흐름은 멎지 않는다. 유기물과 무기물은 끊임없이 서로 합쳐지고 미세하게 변화하며 진동한다. 우리는 이것을 호흡에서 본다. 호흡은 우리가 들이

쉰 공기의 무기질 가스와 피의 헤모글로빈에 있는 무기질 철 원자가 결합하여 생명의 숨결이 된 것이다. 피는 생명이고, 죽음이고, 흐름이다. 피 안에서는 처음부터 뭔가 특별한 미지의 것이 흐른다. 고요하게. 우리가 살아 있는 한, 피는 철석거리지도 않고 꿀렁거리지도 않고 조용히 붉게 흐른다. 마지막 숨을 내쉴 때 우리는 생명을 내보내고, 우리의 심장은 수축할 때마다 피를 내보낸다. 그리고 심장은 그 피가 다시 돌아올지 아니면 마비, 사고, 외상, 또는 칼에 찔려 다른 방향으로 흐르게 될지 알지 못한다. 그런데 사랑하는 사람이 우리를 떠나면, 무슨 일이 일어날까? 이제 그의 자리는 비어 있다. 이해할 수 없는 일이다. 우리는 결코 이해하지 못한다! 마치 우리 자신의 일부가 떨어져나간 것처럼 느껴진다. 우리의 사랑은 언제나 여전히 거기에 있다. 그러나 그 사랑은 갈 곳을 잃고, 외로움이 깊어진다. 우리는 아주 많은 것을 함께 경험했다. 추억은 색깔, 모험, 이야기로 가득하다. 이전에도 없었고 앞으로도 없을 만큼 유일무이하게 훌륭하고 사랑스러운 그 사람은 이제 어디에 있을까? 그는 땅에 스며든 빗물처럼 변했다. 우리는 그를 더는 볼 수 없지만, 그는 꽃을 자라게 한다. 풀과 나무들도. 그리고 때로는 심지어 무지개로 떠서 우리를 본다. 그는 불에 탄 나무처럼 변했다. 우리는 그것을 만질 수 없지만, 추억은 우리를 따뜻하게 한다. 해가 지면 우리는 어둠 속에 있지만 이전에 어두웠던 곳이 환해지는 것과 같다. 우리는 볼 수 없지만, 해는 여전히 존재한다. 우리의 지평선

너머로 사라지는 순간 다른 나라에서 다시 솟아오른다. 양자물리학자 루카스 노이마이어Lukas Neumeier와 제임스 더글라스James Douglas는, 삶과 죽음이 결코 분리될 수 없는 단일 파동으로 공존한다고 설명한다.[5] 이것이 바로 삶과 죽음의 비밀이다. 그리고 나는 아무도 영원히 사라지지 않는다고 믿는다. 의식은 형태를 바꾸고 존재의 세계를 여행하는 연속체다.

지금 여기에 존재하기

거대한 우주의 흐름은 수많은 샘에서 시작되고 수많은 지류가 합쳐지고 수많은 지류로 갈라진다. 우리는 이 책에서 그 일부를 따라가며 피의 비밀과 자율적 흐름을 탐구했다. 우리는 의식의 바다로 뛰어들었고, 혈류가 어떻게 영혼을 휘감아 돌고 신경망에 생명을 불어넣는지 탐구했다. 그리고 우리는 죽더라도 같은 파도를 타고 새로운 바다로 간다. 모든 것은 흐른다.

신체와 마음의 상처는 삶의 흐름을 영원히 차단할 수 있다. 하미트의 심장에 박힌 칼은 그의 삶을 바꿔놓았다. 응급 수술로 칼을 뽑아냈지만, 보이지 않는 칼자국이 여전히 그의 심장을 아프게 했고 서서히 야금야금 그의 생명 에너지와 자기애를 갉아먹었다. 피는 그의 목숨을 구했고 심장과 폐의 상처는 아물었지만, 생명의 피는 마음속에서 얼어붙어 수년 후 그는 다시 병들고 탈진하고 고혈압을 앓았다.

폭력이 신체에만 가해지는 것은 아니다. 많은 사람이 특히 어린 시절에 스스로 방어할 수 없고 누구도 알아채지 못하는 정신적 폭력을 경험한다. 그들은 생명의 위협을 느낄 뿐만 아니라, 실제로 생명이 위협받는다. 정신적 폭력을 당한 사람들은 두려움과 공포 때문에 생명의 물줄기가 미약해져 더는 삶을 지탱하기 힘들어지고 그들의 영혼은 약해진 물줄기와 함께 서서히 말라간다.

설령 우리가 심각한 학대를 받지 않았더라도, 인생은 우리 대부분에게 흔적을 남기고 우리의 꿈과 계획의 날개는 늘 조금씩 꺾이고 잘려나간다. 그 대가로 근심과 의무가 하늘로 솟고, 그러는 동안 우리는 신체적으로, 정신적으로, 정서적으로 점점 더 경직되어 내적으로 죽은 기분이 든다. 미국독립선언문의 공동 저자이자 작가인 벤저민 프랭클린Benjamin Franklin은 다음과 같이 요약했다.

"대부분의 사람은 25세에 죽어 75세에 비로소 땅에 묻힌다."

이제 기대 수명이 높아졌지만, 건강하게 사는 기간이 길어진 것이 아니라 아프게 사는 기간이 길어졌다. 활력과 생기 없이, 힘없이 메마른 채, 생명의 강에서 멀리 떨어져, 활기찬 물줄기의 에너지를 얻지 못한 채 살아간다.

어떻게 해야 다시 생명의 강으로 다가갈 수 있을까? 우리는 혈액과 체액의 흐름을 맘대로 좌지우지할 수 없다. 우리의 생각도 마찬가지다. 하지만 주의와 호흡에는 영향을 미쳐 자유롭게 흐르게 할 수 있다. 이 둘은 인생의 꿈에 열에너지와 추진력을 제공할 수 있는 강력한 터빈이다. 주의와 감정부터 시작하자. 흐름을 막아 우리를 힘들게 하는 장애물을 없애고 싶다면, 어디가 막혔고 무엇이 원인인지를 의식적으로 느끼는 법부터 배워야 한다. 그러기 위해서는 몸과 감각으로 경험할 수 있는 모든 것을 의식적으로 인식하려는 의지가 있어야 한다. 그 과정에서 당신은 자기 자신과 떠올리고 싶지 않은 나쁜 기억을 만날 테지만, 또한 아름다운 추억도 많이 되찾게 될 것이다. 어쩌면 지금까지 자신에게 한 번도 물어본 적이 없는 질문들이 생길 것이다. 특히 몸과 마음을 다친 적이 있다면, 오랜 상처가 다시 의식되어 무척이나 고통스러울 수 있다. 그러나 상처는 일단 눈에 띄어야 치유될 수 있다. 좋음-나쁨, 유쾌-불쾌, 원함-원하지 않음 등으로 즉시 분류하고 판단하지 않은 채, 떠오른 생각을 그저 조용히 관찰하는 것을 '지금 여기에 존재하기' 또는 '마음챙김'이라고 부른다. 이것을 독학으로 익히기는 어렵다. 다행히 도움을 받을 수 있는 치료사와 요법이 있다. 예를 들어, 고전적인 심층심리학, 행동치료, 명상, 또는 신체적 수련에 더 가까운 요가나 탄트리즘*이 있다. 나는 다양한 요법의 여러 측면을 전체적으로 통합하는, 다이아몬드 접근법으로 알려진 리드완 스쿨도 추천하고 싶다.[6]

미소

어떤 전통에서는 추구하는 정신 활동 없이 비이원성 상태에 머무는 무념 상태를 깨달음이라고 부른다. 여기에 도달하려면 자아를 초월하여 모든 존재와 하나가 되어야 한다. 깨달음을 정확히 정의할 수는 없지만, 명상과 의식적 호흡을 통해 자아를 초월할 수는 있다. 그것은 영성의 길이다. 자아를 초월하면 뇌뿐 아니라 그 사람 전체에서 빛이 난다. 혹시 이런 모습을 본 적이 있는가? 달라이 라마Dalai Lama, 마하트마 간디Mahatma Gandhi, 데스몬드 투투Desmond Tutu, 넬슨 만델라Nelson Mandela 등이 대표적인 예다. 나는 놀이에 완전히 빠져 있는 아이들에게서 그런 모습을 꽤 자주 본다. 그들은 요즘 흔히들 말하는 소위 몰입 상태에 있다. 생명의 흐름 속에 있다. 아이들의 작은 몸은 지금 여기와 동기화되어 있다. 아이들은 아주 자연스럽고 당연하게 무한한 초월을 경험하는 것처럼 보인다. 어른들이 접근할 수 없는 현존 상태에 있는 것 같다. 몇 년 전 어디에서 읽었는지 기억나지 않지만, 이와 관련하여 다음과 같은 이야기를 읽은 적이 있다. 한 스님이 제자로부터 질문을 받았다.

---

* 힌두교의 밀교와 불교의 밀교에서 사용되는 명상 수행법으로, 본능적 충동을 부정하지 않고 건전하고 유익한 쪽으로 변형시켜 정화하는 것을 목표로 한다.

"스승님, 인생에서 가장 중요한 것이 무엇입니까?"

스님은 잠시 고민한 뒤 대답했다.

"내가 지금 하고 있는 일이다."

대부분 무의식적으로 모두가 항상 하는 일이 있다. 바로 호흡이다. 당신이 첫 숨을 쉬었던 한 순간이 있었고, 마지막 숨을 쉬게 될 날과 시간이 있을 것이다. 그 둘 사이가 당신의 삶이다. 잠시 이 소중한 숨결을 느끼고 자연스럽게 그리고 의식적으로 들이쉬고 내쉬어보라.

숨결은 피를 타고 계속 전달된다. 우리는 빠른 호흡으로 에너지를 충전하고, 피를 산소 우물로 바꿔 세포에 활력을 줄 수 있다. 이런 빠른 호흡이 때때로 필요하다. 예를 들어, 섹스 때 또는 중요한 일을 위해 일어나 싸워야 할 때. 그 이후에는 의식적으로 호흡을 가다듬고 길게 내쉬는 단계가 필요하다. 그러면 혈관이 확장되고 혈액순환이 좋아지고 혈압이 떨어지고 심장 박동이 느려진다. 스트레스 수준이 감소하면, 피는 더 잘 흐르고 응급 응고가 감소하고 염증 수치가 떨어진다. 속이 편안해지고, 생각이 흐르기 시작하고, 몸통의 속근육이 이완되어 척추를 당기지 않아 등이 곧게 펴지고 추간판 압박이 사라진다. 그리고 얼굴 근육도 편안하게 이완된다. 방금 당신의 얼굴에 미소가 번지지 않았나? 미소 짓기는 아주 간단하다. 얼굴 근육을 이완하면, 저절로 미소가 번진다. 불멸의 틱낫한Thích Nhất Hạnh이 이것을 가장 훌륭하게 표현했다.

"나는 숨을 들이쉬고 마음을 가라앉힌다. 나는 숨을 내쉬고 미소 짓는다. 지금 여기로 돌아오면, 이 순간은 기적이 된다."

참고 문헌

1. 피바다

1 피와 관련된 모든 용어는 'Häm'으로 시작하는데, 이것은 피를 뜻하는 고대 그리스어 'haima'에서 유래했다. '-rhagie'는 '깨지다, 흘러나가다'라는 뜻이다. 그러므로 출혈성(Hämorrhagie) 쇼크는 간단히 말해 과다 출혈이다.

2. 피의 흔적

1 Braun, C. von; Wulf, C.; Quinn, R. A. et al.: *Mythen des Blutes*, Campus, 2007, S. 128.

2 Crivellato, E., Ribatti, D.: »Soul, mind, brain: Greek philosophy and the birth of neuroscience«, in: *Brain Res Bull*, 9. Januar 2007, 71 (4), S. 327–336, doi: 10.1016/j.brainresbull.2006.09.020. Epub 2006 Oct 23. PMID: 17208648.

3 Goethe, Johann Wolfgang von: *Faust: Der Tragödie Erster und Zweiter Teil*, Reclam, 2020.

4 Groopman, J.: »The History of Blood«, in: *The New Yorker*, https://www.newyorker.com/magazine/2019/01/14/the-history-of-blood, Zugriff: 28. Februar 2023.

5 Friedl, Reinhard; Seul, Shirley Michaela: *Der Takt des Lebens: Warum das Herz unser wichtigstes Sinnesorgan ist*, Goldmann, 2019.

6 Elisabeth Báthory, in: *Wikipedia*, https://de.wikipedia.org/w/index.php?title=Elisabeth_B%C3%A1thory&oldid=231083181, Zugriff: 28. Februar 2023.

7 Wirksamkeit der Blutegeltherapie bei chronischen unteren Rükenschmerzen«, in: *Deutsches Ärzteblatt*, 23. November 2018, https://www.aerzteblatt.de/archiv/203025/Wirksamkeit-der-Blutegeltherapie-bei-chronischen-unteren-Rueckenschmerzen, Zugriff: 28. Februar 2023.

8 George, R.: *Nine Pints: A Journey through the Money, Medicine, and Mysteries of Blood*, 2019, S. 29.

9 Eine sehr informative Website mit weiterführenden Informationen unterhält die Biebertaler Blutegelzucht (bbez), https://www.blutegel.de/behandlung/humanmedizin, Zugriff: 28. Februar 2023.

10 Uber, M.; Robl, R.; Abagge, K. T.; Carvalho, V. O.; Ehlke, P. P.; Antoniuk, S. A.; Werner, B.: »Hematohidrosis: insights in the pathophysiology«, in: *Int J Dermatol*, Dezember 2015 54 (12), e542–543. doi: 10.1111/ijd.12932. Epub 2015 Jul 30. PMID: 26227471

11 Mineka, S.; Ohman, A.: »Phobias and preparedness: the selective, automatic, and encapsulated nature of fear«, in: *Biol Psychiatry* 2002, 52 (10), S. 927–937.

3. 피는 흘러야 한다

1 den Uil, C. A.; Klijn, E.; Lagrand, W. K.; Brugts, J. J.; Ince, C.; Spronk, P. E.; Simoons, M. L.: »The microcirculation in health and critical disease«, in: *Prog Cardiovasc Dis*, September/Oktober 2008, 51 (2), S. 161–170, doi: 10.1016/j.pcad.2008.07.002, PMID: 18774014

2 Mendelson, A. A.; Lam, F.; Peirce, S. M.; Murfee, W. L.: »Clinical perspectives on the microcirculation«, in: *Microcirculation*, April 2021, 28 (3), e12688, doi: 10.1111/micc.12688. PMID: 33629399

3 Bolli, R.: »William Harvey and the Discovery of the Circulation of the Blood«, in: *Circ Res*, 10. Mai 2019, 124 (10), S. 1428–1429. doi: 10.1161/CIRCRESAHA.119.314978, PMID: 31071006

4 Eine sehr lesenswerte und ausführliche Darstellung der Philosophie Harveys findet sich in: Fuchs, T.: *Die Mechanisierung des Herzens: Harvey und Descartes – Der vitale und der mechanische Aspekt des Kreislaufs. Suhrkamp, 1992*.

5 »William Harvey (1578–1657): Die Entdeckung des Blutkreislaufs«, in: *Deutsches Ärzteblatt*, 18. Mai 2007, https://www.aerzteblatt.de/archiv/55697/William-Harvey-(1578–1657)-Die-Entdeckung-des-Blutkreislaufs, Zugriff: 28. Februar 2023.

6   Volkmann, A. W.: *Die Hämodynamik: Nach Versuchen*. Forgotten Books, 2018.

7   Scalco, A.; Moro, N.; Mongillo, M.; Zaglia, T.: »Neurohumoral Cardiac Regulation: Optogenetics Gets into the Groove«, in: *Front Physiol.* 12, 31. August 2021, S. 726895, doi:10.3389/fphys.2021.726895, PMID: 34531763; PMCID: PMC8438220.

8   Dalmau, R.: »Continuing the Debate: Branko Furst's Alternative Model And the Role of the Heart«, in: *Pharmacy and Therapeutics*, 1. Juli 2017, 42 (7), S. 443 – 445. PMID: 28674471; PMCID: PMC5481294.

4. 살과 피

1   Hirshberg, A.; Mattox, K. L.: *Top Knife: The Art & Craft of Trauma Surgery*, Illustrated Edition, TFM Publishing, 2005.

2   Galen: *Opera Omnia, Bd. 1, hg. von F. W. Assmann,* Nabu Press, 2012. *Zitiert nach:* Morris, T.: *The Matter of the Heart: A History of the Heart in Eleven Operations*, Thomas Dunne Books, 2018, S. 8.

3   Cabrol, B.: *Alphabet anatomie, auquel est contenue l'explication exacte des parties du corps humain reduites en tables selon l'ordre de dissection ordinaire. Avec l'osteologue [...],* Chez Pierre Rigaud, 1614. Zitiert nach: Morris, T.: *The Matter of the Heart: A History of the Heart in Eleven Operations*, Thomas Dunne Books, 2018, S. 9.

4   Morris, T.: *The Matter of the Heart: A History of the Heart in Eleven Operations*, Thomas Dunne Books, 2018, S. 7.

5   Paget, Stephen: *The Surgery of the Chest*, Ulan Press, 2012. Zitiert nach: Morris, T.: *The Matter of the Heart: A History of the Heart in Eleven Operations*, Thomas Dunne Books, 2018, S. 6.

6   »Medizingeschichte: Herznaht wider ethische Bedenken«, in: *Deutsches Ärzteblatt*, 8. Januar 2007, https://www.aerzteblatt.de/archiv/54013/ Medizingeschichte-Herznaht-wider-ethische-Bedenken, Zugriff: 28. Februar 2023.

7   Rehn, L.: »Ueber penetrirende Herzwunden und Herznaht«, in: *Archiv für klinische Chirurgie*, 1897, 55, S. 315 – 329.

8 Rudolf Virchow, https://www.zitate.eu/autor/prof-dr-rudolf-virchow-zitate/7694, Zugriff: 28. Februar 2023.

9 Morris, T.: *The Matter of the Heart: A History of the Heart in Eleven Operations*, Thomas Dunne Books, 2018, S. 19.

10 Hirshberg, A.; Mattox, K. L.: *Top Knife: The Art & Craft of Trauma Surgery*, Illustrated Edition, TFM Publishing, 2005, S. 181.

11 Tilney N. L.: *Invasion of the Body: Revolutions in Surgery*, Harvard University Press, 2011. Zitiert nach: Morris, T.: *The Matter of the Heart: A History of the Heart in Eleven Operations*. Thomas Dunne Books, 2018, S. 5.

12 Link, M. S.; Wang, P. J.; Maron, B. J.; Estes, N. A.: »What is commotio cordis?«, in: *Cardiol Rev*, September/Oktober 1999, 7 (5), S. 265–269. doi: 10.1097/00045415-199909000-00010, PMID: 11208236

13 Cooper, S.; Woodford, N. W.; Maron, B. J.; Harris, K. M.; Sheppard, M. N.: »A Lethal Blow to the Chest as an Underdiagnosed Cause of Sudden Death in United Kingdom Sports (Football, Cricket, Rugby)«, in: *Am J Cardiol*, 1. September 2019, 124 (5), S. 808–811, doi: 10.1016/j.amjcard.2019.05.050, Epub 7. Juni 2019, PMID: 31277792

5. 골든타임

1 Thal, A. P. (Hg.): *Shock: A Physiologic Basis for Treatment*. Year Book Medical Publishers, 1971.

2 Blumlein, D.; Griffiths, I.: »Shock: aetiology, pathophysiology and management«, in: *Br J Nurs*, 21. April 2022, 31 (8), S. 422–428. doi: 10.12968/bjon.2022.31.8.422, PMID: 35439071

3 »Fast 20 000 Messerangriffe in einem Jahr in Deutschland«, in: *Die Welt*, 21. November 2021, https://www.welt.de/politik/deutschland/plus235180472/Fast-20-000-Messerangriffe-in-einem-Jahr-in-Deutschland.html, Zugriff: 5. März 2023.

4 Goldmann, F.: »Mythos vom‚ Messermigranten`, in: Neues Deutschland, 26. Januar 2020, https://www.nd-aktuell.de/artikel/1132001.rassismus-mythos-vom-messermigranten.html, Zugriff: 28. Februar 2023.
»Erschreckend hohe Zahl von Messerangriffen in Deutschland«, in: TAG24,

21. November 2021, https://www.tag24.de/justiz/polizei/erschreckend-hohe-zahl-von-messerangriffen-in-deutschland-2215910, Zugriff: 5. März 2023.

5 Rausch, E.; Hatton, W.; Brettel, H. et al.: »Ausmaß und Entwicklung der Messerkriminalität in Deutschland: empirische Erkenntnisse und kriminalpolitische Implikationen«, in: *Forens Psychiatr Psychol Kriminol*, 2022,16, S. 42 – 50, https://doi.org/10.1007/s11757-021-00692-7

6. 작은 부상

1 Brand, H. S.; Ligtenberg, A. J.; Veerman, E. C.: »Saliva and wound healing«, in: Monogr Oral Sci, 2014, 24, S. 52 – 60, doi: 10.1159/000358784. Epub 2014 May 23. PMID: 24862594.

2 Morais, L. H.; Schreiber, H. L.; Mazmanian, S. K.: »The gut microbiota-brain axis in behaviour and brain disorders«, in: Nat Rev Microbiol, April 2021, 19 (4), S. 241 – 255, doi: 10.1038/s41579-020-00460-0. Epub 2020 Oct 22. PMID: 33093662.

3 Brocke, T.; Barr, J.: »The History of Wound Healing«, in: Surg Clin North Am, August 2020, 100 (4), S 787 – 806. doi: 10.1016/j.suc.2020.04.004. Epub 2020 Jun 17. PMID: 32681877.

4 Dubois, B.; Esculier, J. F.: »Soft-tissue injuries simply need PEACE and LOVE«, in: Br J Sports Med, Januar 2020, 54 (2), S. 72 – 73, doi: 10.1136/bjsports-2019-101253. Epub 2019 Aug 3. PMID: 31377722.

7. 헌혈

1 de Lucas, B.; Pérez, L. M.; Gálvez, B. G.:»Importance and regulation of adult stem cell migration«, in: J Cell Mol Med, Februar 2018, 22 (2), S. 746 – 754, doi: 10.1111/jcmm.13422. Epub 2017 Dec 7. PMID: 29214727; PMCID: PMC5783855.

8. 혈액은행

1 »ISBT. Red Cell Immunogenetics and Blood Group Terminology«, https://www.isbtweb.org/isbt-working-parties/rcibgt.html, Zugriff: 1. März 2023.

Daniels, G. L.; Anstee, D. J.; Cartron, J. P.; Dahr, W.; Fletcher, A.; Garratty, G.; Henry, S.; Jørgensen, J.; Judd, W. J.; Kornstad, L.; Levene, C.; Lin, M.; Lomas-Francis, C.; Lubenko, A.; Moulds, J. J.; Moulds, J. M.; Moulds, M.; Overbeeke, M.; Reid, M. E; Rouger, P.; Scott, M.; Sistonen, P.; Smart, E.; Tani, Y.; Wendel, S.; Zelinski, T.: »International Society of Blood Transfusion Working Party on Terminology for Red Cell Surface Antigens«, in: Vox Sang, April 2001, 80 (3), S. 193 – 197, doi: 10.1046/j.1423-0410.2001.00024.x. PMID: 11449960.

2   Shafrir, E.: »Karl Landsteiner – discover of human blood types«, in: Isr J Med Sci, Oktober 1993, 29 (10), S. 672. PMID: 8244672.

3   Petermann, H.: Blut: Mythos, Magie, Medizin, MWV Medizinisch Wissenschaftliche Verlagsgesellschaft, 2014.

4   Learoyd, P.: »The history of blood transfusion prior to the 20th century, part 1«, in: Transfus Med, Oktober 2012, 22 (5), S. 308 – 314, doi: 10.1111/j.1365 – 3148.2012.01180.x. PMID: 22994447.
     Learoyd, P.: »The history of blood transfusion prior to the 20th century, part 2«, in: Transfus Med, Dezember 2012, 22 (6), S. 372 – 376, doi: 10.1111/j.1365-3148.2012.01189.x. Epub 2012 Sep 28. PMID: 23016954.

5   Bynum, W. F.: »Medicine: Blood feud«, in: Nature, 2011, 472 (7342), S. 164 – 165, doi:10.1038/472164a.

6   Jones, D. A.: »Did the Pope ban blood transfusion in 1678?«, in: Br J Haematol, Dezember 2021, 195 (5), S. 698 – 702, doi: 10.1111/bjh.17641. Epub 2021 Jun 28. PMID: 34184245.

7   Morris, T.: The Matter of the Heart: A History of the Heart in Eleven Operations. Thomas Dunne Books, 2018, S. 5.
     Bynum, B.; Bynum, H.: »Blood bottles«, in: Lancet, 9. Januar 2016, 387 (10014), S. 113, doi: 10.1016/S0140-6736(15)01358 – 6. Epub 2016 Jan 8. PMID: 26841985.

8   »Dame Janet Vaughan DBE FRS in interview with Max Blythe: Part 1«, zitiert nach: George, R.: Nine Pints: A Journey through the Money, Medicine, and Mysteries of Blood, 2019, S. 82, https://radar.brookes.ac.uk/radar/items/bd84f448-c41b-4dad-9078-ce9638d86c74/1/, Zugriff: 1. März 2023.

9   George, R.: Nine Pints: A Journey through the Money, Medicine, and Mysteries

of *Blood*, 2019, S. 82.

10 George, R.: *Nine Pints: A Journey through the Money, Medicine, and Mysteries of Blood*, 2019, S. 90.

11 George, R.: *Nine Pints: A Journey through the Money, Medicine, and Mysteries of Blood*, 2019.

12 »Die Kinder von Sokolniki: Blutspender fü Wehrmachtssoldaten«, in: taz.de, https://taz.de/Die-Kinder-von-Sokolniki/!5177196/, Zugriff: 1. März 2023.

13 Daniel, Y.; Derkenne, C.; Mahe, P.; Travers, S.; Martinaud, C.: »Where Do We Stand on 'Buddy Transfusion' During Military Operations?«, in: J Spec Oper Med, 16. Dezember 2022, 22 (4), S. 46 – 49, doi: 10.55460/J1X0-4X05. PMID: 36525011

14 Kauvar, D. S.; Lefering, R.; Wade, C. E.: »Impact of hemorrhage on trauma outcome: an overview of epidemiology, clinical presentations, and therapeutic considerations«, in: J Trauma, Juni 2006, 60 (6 Suppl), S. 3 – 11, doi: 10.1097/01.ta.0000199961.02677.19. PMID: 16763478.

15 Friemert, B.: » 'Stop the bleeding' beim Traumapatienten«, in: *Trauma und Berufskrankheit*, 2017, 19 (1), S. 67 – 69, doi:10.1007/s10039-017-0230-5.

16 Spahn, D. R.; Bouillon, B.; Cerny, V.; Duranteau, J.; Filipescu, D.; Hunt, B. J.; Komadina, R.; Maegele, M.; Nardi, G.; Riddez, L.; Samama, C. M.; Vincent, J. L.; Rossaint, R.: »The European guideline on management of major bleeding and coagulopathy following trauma: fifth edition«, in: Crit Care, 27. März 2019, 23 (1), S. 98, doi: 10.1186/s13054-019-2347-3. PMID: 30917843; PMCID: PMC6436241.

17 Kauvar, D. S.; Lefering, R.; Wade, C. E.: »Impact of hemorrhage on trauma outcome: an overview of epidemiology, clinical presentations, and therapeutic considerations«, in: J Trauma, Juni 2006, 60 (6 Suppl), S. 3 – 11, doi: 10.1097/01.ta.0000199961.02677.19. PMID: 16763478.

18 Nur zwei bis drei Prozent der Menschen in Deutschland spenden Blut«, https://www.aerzteblatt.de/nachrichten/95832/Nur-zwei-bis-drei-Prozent-der-Menschen-in-Deutschland-spenden-Blut, Zugriff: 1. März 2023.

9. 붉은 금

1 »The big business of blood plasma«, in: Lancet Haematol, Oktober 2017, 4 (10), e452, doi: 10.1016/S2352-3026(17)30183-7. PMID: 28962674.

2 »Blutspendenaufkommen in Deutschland – Anzahl nach Spendenart bis 2021«, https://de.statista.com/statistik/daten/studie/307919/umfrage/blutspenden-vollbut-apherese-und-eigenblutspenden/, Zugriff: 1. März 2023.

3 »Blutspenden für Geld: So viel kann man verdienen«, https://www.praktischarzt.de/ratgeber/blutspenden-fuer-geld/, Zugriff: 1. März 2023.

4 »DRK & Co.: Was passiert mit den Blutspenden?«, https://www.tagesschau.de/faktenfinder/blutspenden-105.html, Zugriff: 1. März 2023. 66 »The World's Top Exporters of Blood – WorldAtlas«, https://www.worldatlas.com/articles/the-world-s-top-exporters-of-blood.html, Zugriff: 1. März 2023.

5 »The World's Top Exporters of Blood – WorldAtlas«, https://www.worldatlas.com/articles/the-world-s-top-exporters-of-blood.html, Zugriff: 1. März 2023.

   »Human and animal blood preparations imports by European country 2021«, https://www.statista.com/statistics/752481/human-and-animal-blood-export-europe/, Zugriff: 1. März 2023.

6 »What are the most expensive Liquids In the World?«, in: Science ABC, https://www.scienceabc.com/eyeopeners/what-which-are-the-most-expensive-liquids-in-the-world.html, Zugriff: 1. März 2023.

7 Mahdawi, A.: »If the poorest Americans are selling their blood, the US is in serious trouble«, in: The Guardian, https://www.theguardian.com/commentisfree/2020/oct/21/if-the-poorest-americans-are-selling-their-blood-the-us-is-in-serious-trouble, Zugriff: 1. März 2023.

8 OPEC는 Organization of the Petroleum Exporting Countries, 석유수출국기구를 말한다.

9 Aledort, L. M.; Evatt, B. L.; Lusher, J. M.; Brownstein, A. P.: »HIV and hemophilia«, in: J Thromb Haemost, Mäz 2007, 5 (3), S. 607–610, doi: 10.1111/j.1538-7836.2007.02371.x. PMID: 17319907. Evatt, B. L.: »The tragic history of AIDS in the hemophilia population, 1982–1984«, in: J Thromb

Haemost, November 2006, 4 (11), S. 2295–2301, doi: 10.1111/j.1538-7836.2006.02213.x. Epub 2006 Sep 14. PMID: 16972935.

10 »35 Jahre Kampf ums Üerleben – Historisches zum Blutskandal. Noch Leben!«, http://www.nochleben.de/historisches/, Zugriff: 1. März 2023.
George, R.: *Nine Pints: A Journey through the Money, Medicine, and Mysteries of Blood*, 2019, S. 135.

11 Bundestagsdrucksache 17/10910, zitiert nach: »35 Jahre Kampf ums Überleben – Historisches zum Blutskandal. Noch Leben!«, http://www.nochleben.de/historisches/, Zugriff: 1. März 2023.

12 »Der Aids–Skandal und die Zerschlagung des BGA«, in: AerzteZeitung.de, 12. Juli 2019, https://www.aerztezeitung.de/Politik/Der-Aids-Skandal-und-die-Zerschlagung-des-BGA-314223.html, Zugriff: 1. März 2023.

13 https://www.bundesaerztekammer.de/fileadmin/user_upload/_old-files/downloads/pdf-Ordner/RL/RiliH_Lese.pdf

14 https://www.bundesaerztekammer.de/fileadmin/user_upload/_old-files/downloads/pdf-Ordner/RL/RiliH_Lese.pdf

15 https://www.bmfsfj.de/bmfsfj/aktuelles/alle-meldungen/bundestag-schafft-diskriminierendes-blutspendeverbot-ab-222734, Zugriff: 31. Mai 2023.

16 RKI – Blutsicherheit, https://www.rki.de/DE/Content/Infekt/Blut/Blutsicherheit/FAQ_node.html, Zugriff: 1. März 2023.

17 Anthes, E.: »Evidence-based medicine: Save blood, save lives«, in: Nature, 2015, 520, S. 24–26, https://doi.org/10.1038/520024a.

18 Murphy, M. F.; Goodnough, L. T.: »The scientific basis for patient blood management«, in: Transfus Clin Biol, August 2015, 22 (3), S. 90–96, doi: 10.1016/j.tracli.2015.04.001. Epub 2015 May 8. PMID: 25959997.

19 Koch, C. G.; Reineks, E. Z.; Tang, A. S.; Hixson, E. D.; Phillips, S.; Sabik, J. F. 3rd; Henderson, J. M.; Blackstone, E. H.: »Contemporary bloodletting in cardiac surgical care«, in: Ann Thorac Surg, Mäz 2015, 99 (3), S. 779–784, doi: 10.1016/j.athoracsur.2014.09.062. Epub 2015 Jan 9. PMID: 25583464.

20 Kamhieh-Milz, S.; Kamhieh-Milz, J.; Tauchmann, Y.; Ostermann, T.; Shah, Y.; Kalus, U.; Salama, A.; Michalsen, A.: »Regular blood donation may help in the management of hypertension: an observational study on 292 blood donors«,

in: Transfusion, März 2016, 56 (3), S. 637–644, doi: 10.1111/trf.13428. Epub 2015 Dec 8. PMID: 26643612.

Degli, A. G.; Vittucci, M. G.: »Estimating the effect on happiness through question randomization: An application to blood donation«, in: Soc Sci Med, September 2022, 309, 115255, doi: 10.1016/j.socscimed.2022.115255. Epub 2022 Aug 12. PMID: 35998487.

Wu, Y. Y.; Yu, Y. T.; Yao, Y. D.; Su, M. H.; Zhang, W. C.; Ti, S. M.; Lin, X. Y.; Zhang, S.; Zhang, S. Q.; Yang, H. L.: »Share Rose, Get Fun: The Influence of Donation on Happiness«, in: Front Sociol, 7. Dezember 2021, 6, 675968, doi: 10.3389/fsoc.2021.675968. PMID: 34950729; PMCID: PMC8688246.

21 Teglkamp, J.; Handgaard, L.; Hansen, T.; Pedersen, O. B.; Rigas, A. S.; Mikkelsen, S.; Erikstrup, C.; Hjalgrim, H.; Paarup, H. M.; Burgdorf, K. S.; Ullum, H.: »The donors perceived positive and negative effects of blood donation«, in: Transfusion, März 2020, 60 (3), S. 553–560, doi: 10.1111/trf.15717. PMID: 32128838.

10. 더럽혀진 피

1 Almond, P.; Morton, S.; O'Meara, M.; Durge, N.: »A 6-year case series of resuscitative thoracotomies performed by a helicopter emergency medical service in a mixed urban and rural area with a comparison of blunt versus penetrating trauma«, in: Scand J Trauma Resusc Emerg Med, 26. Januar 2022, 30 (1), S. 8, doi: 10.1186/s13049-022-00997-4. PMID: 35081989; PMCID: PMC8793242.

2 Clamshell, engl. für Muschel, Baggerschaufel.

3 »Princess Diana's Death Offers Lessons for Health Care Debate, 12 Years Later«, in: ABC News, https://abcnews.go.com/Health/HealthCare/story?id=8437560, Zugriff: 2. März 2023.

»Stay and play«, in: Der Spiegel, 15. Februar 1998, https://www.spiegel.de/wissenschaft/stay-and-play-a-2f03544f-0002-0001-0000-000007829291, Zugriff: 2. März 2023.

4 Goldfarb, M. J.; Bibas, L.; Bartlett, V.; Jones, H.; Khan, N.: »Outcomes of Patient-and Family-Centered Care Interventions in the ICU: A Systematic

Review and Meta-Analysis«, in: Crit Care Med, Oktober 2017, 45 (10), S. 1751 – 1761, doi: 10.1097/CCM.0000000000002624. Erratum in: Crit Care Med, März 2018, 46 (3):e278. PMID: 28749855.

White, D. B.; Angus, D. C.; Shields, A. M.; Buddadhumaruk, P.; Pidro, C.; Paner, C.; Chaitin, E.; Chang, C. H.; Pike, F.; Weissfeld, L.; Kahn, J. M.; Darby, J. M.; Kowinsky, A.; Martin, S.; Arnold, R. M.: »PARTNER Investigators. A Randomized Trial of a Family-Support Intervention in Intensive Care Units«, in: N Engl J Med, 21. Juni 2018, 378 (25), S. 2365 – 2375, doi: 10.1056/NEJMoa1802637. Epub 2018 May 23. PMID: 29791247.

11. 우리는 '한' 핏줄일까?

1 »Liste ethnischer Gruppen«, in: Wikipedia, 2023, https://de.wikipedia.org/w/index.php?title=Liste_ethnischer_Gruppen&oldid=231146919, Zugriff: 5. März 2023.

2 »Blood type distribution by ethnicity U.S. 2021«, https://www.statista.com/statistics/1203831/blood-type-distribution-us-by-ethnicity/, Zugriff: 3. März 2023.

3 »History of Natural Law & Basic Freedoms, Cyrus the Great. United for Human Rights«, https://www.humanrights.com/what-are-human-rights/brief-history/, Zugriff: 2. März 2023

4 Fischer, M. S.; Hoßfeld, U.; Krause, J.; Richter, S.: »Jenaer Erklärung – Das Konzept der Rasse ist das Ergebnis von Rassismus und nicht dessen Voraussetzung: Anthropologie«, in: Biol Unserer Zeit, 2019, 49 (6), S. 399 – 402, doi:10.1002/biuz.201970606.

5 »Nürnberger Gesetze«, in: Wikipedia, https://de.wikipedia.org/wiki/N%C3%BCrnberger_Gesetze, Zugriff: 2. März 2023

6 Robinson, J. R.; Rowan, J.; Campisano, C. J.; Wynn, J. G.; Reed, K. E.: »Late Pliocene environmental change during the transition from Australopithecus to Homo«, in: Nature Ecology & Evolution, 2017, 1 (6), 0159, doi:10.1038/s41559-017-0159.

7 Farhud, D. D.; Zarif, Y. M.: »A brief history of human blood groups«, in: Iran J Public Health, 2013, 42 (1), S. 1 – 6, Epub 2013 Jan 1. PMID: 23514954;

PMCID: PMC3595629.

8 El-Halabi, R.: Stehaufmädchen: Wie ich mich nach dem Attentat meines Stiefvaters zur Boxweltmeisterschaft zurückkämpfte, 4. Aufl., mvg Verlag, 2021.

9 »So geht es der Boxerin Rola El-Halabi zehn Jahre nach Attentat«, in: SWR Aktuell, https://www.swr.de/swraktuell/baden-wuerttemberg/ulm/boxerin-rola-ulm-ueberlebte-attentat-100.html, Zugriff: 2. März 2023.

12. 영혼이 피를 흘리면

1 Bennett, M. R.: »Development of the concept of mind«, in: Aust N Z J Psychiatry, Dezember 2007, 41 (12), S. 943–956, doi: 10.1080/00048670701689477. PMID: 17999267.

2 Dooley, K. J.: »The butterfly effect of the »butterfly effect«. Nonlinear Dynamics«, in: Psychol Life Sci, Juli 2009, 13 (3), S. 279–288, PMID: 19527619.
   Shinbrot, T.; Ditto, W.; Grebogi, C.; Ott, E.; Spano, M.; Yorke, J. A.: »Using the sensitive dependence of chaos (the ›butterfly effect‹) to direct trajectories in an experimental chaotic system«, in: Phys Rev Lett, 11. Mai 1992, 68 (19), S. 2863–2866, doi: 10.1103/PhysRevLett.68.2863. PMID: 10045514.

3 »Moment by Moment«, in: Trauma und Transformation, 04/2020, S. 47.

4 Lin, I. C.; McKenny, M.; Elkbuli, A.: »Broken bones, broken minds, and broken hearts: Psychotrauma resources for pediatric non-accidental trauma survivors – Editorial«, in: Ann Med Surg (Lond), 22. Juni 2021, 67, 102512, doi: 10.1016/j.amsu.2021.102512. PMID: 34295463; PMCID: PMC8282460.

5 Gouin, J. P.; Carter, C. S.; Pournajafi-Nazarloo, H.; Glaser, R.; Malarkey, W. B.; Loving, T.J.; Stowell, J.; Kiecolt-Glaser, J.K.: »Marital behavior, oxytocin, vasopressin, and wound healing«, in: Psychoneuroendocrinology, 2010, 35, S. 1082–1090.

6 Sato, H.; Tateishi, H.; Uchida, T. et al.: »Tako-tsubo-like left ventricular dysfunction due to multivessel coronary spasm«, in: Kodama, K.; Haze, K.; Hon, M. (Hg.): Clinical aspect of myocardial injury: From ischemia to heart failure Japanese Tokyo, Kagakuyourosha 1990, S. 56–64.

7   이 증후군은 나중에 영어권에서 'Broken Heart Syndrome'으로 불리게 되었다.

8   Ojha, V.; Khurana, R.; Ganga, K. P.; Kumar, S.: »Advanced cardiac magnetic resonance imaging in takotsubo cardiomyopathy«, In: Br J Radiol, 1. November 2020, 93 (1115), 20200514, doi: 10.1259/bjr.20200514. Epub 2020 Aug 14. PMID: 32795180; PMCID: PMC8519651.

Ghadri, J. R.; Dougoud, S.; Maier, W.; Kaufmann, P. A.; Gaemperli, O.; Prasad, A.; Lüscher, T. F.; Templin, C.: »A PET/CT-follow-up imaging study to differentiate takotsubo cardiomyopathy from acute myocardial infarction«, in: Int J Cardiovasc Imaging, Januar 2014, 30 (1), S. 207 – 209, doi: 10.1007/s10554-013-0311-x. Epub 2013 Oct 22. PMID: 24146288.

9   Gherasim, L.: »Takotsubo Syndrome versus Neurogenic Stunned Myocardium«, in: Maedica (Bucur), September 2020, 15 (3), S. 288 – 296, doi: 10.26574/maedica.2020.15.3.288. PMID: 33312241; PMCID: PMC7726496.

10 Prokudina, E. S.; Kurbatov, B. K.; Zavadovsky, K. V.; Vrublevsky, A. V.; Naryzhnaya, N. V.; Lishmanov, Y. B.; Maslov, L. N.; Oeltgen, P. R.: »Takotsubo Syndrome: Clinical Manifestations, Etiology and Pathogenesis«, in: Curr Cardiol Rev, 2021, 17 (2), S. 188 – 203, doi: 10.2174/1573403X16666200129114330. PMID: 31995013; PMCID: PMC8226199.

11 Lyon, A. R.; Citro, R.; Schneider, B.; Morel, O.; Ghadri, J. R.; Templin, C.; Omerovic, E.: »Pathophysiology of Takotsubo Syndrome: JACC State-of-the-Art Review«, in: J Am Coll Cardiol, 23. Februar 2021, 77 (7), S. 902 – 921, doi: 10.1016/j.jacc.2020.10.060. PMID: 33602474.

12 Templin, C.; Ghadri, J. R.; Diekmann, J.; Napp, L. C.; Bataiosu, D. R.; Jaguszewski, M.; Cammann, V. L.; Sarcon, A.; Geyer, V.; Neumann, C. A.; Seifert, B.; Hellermann, J.; Schwyzer, M.; Eisenhardt, K.; Jenewein, J.; Franke, J.; Katus, H. A.; Burgdorf, C.; Schunkert, H.; Moeller, C.; Thiele, H.; Bauersachs, J.; Tschöpe, C.; Schultheiss, H. P.; Laney, C. A.; Rajan, L.; Michels, G.; Pfister, R.; Ukena, C.; Böhm, M.; Erbel, R.; Cuneo, A.; Kuck, K. H.; Jacobshagen, C.; Hasenfuss, G.; Karakas, M.; Koenig, W.; Rottbauer, W.; Said, S. M.; Braun-Dullaeus, R. C.; Cuculi, F.; Banning, A.; Fischer, T. A.; Vasankari, T.; Airaksinen, K. E.; Fijalkowski, M.; Rynkiewicz, A.; Pawlak, M.; Opolski, G.; Dworakowski, R.; MacCarthy, P.; Kaiser, C.; Osswald, S.; Galiuto, L.; Crea, F.;

Dichtl, W.; Franz, W. M.; Empen, K.; Felix, S. B.; Delmas, C.; Lairez, O.; Erne, P.; Bax, J. J.; Ford, I.; Ruschitzka, F.; Prasad, A.; Lüscher, T. F.: »Clinical Features and Outcomes of Takotsubo (Stress) Cardiomyopathy«, in: N Engl J Med, 3. September 2015, 373 (10), S. 929–938, doi: 10.1056/NEJMoa1406761. PMID: 26332547.

13 Heirene, R. M.; Shearer, D.; Roderique-Davies, G.; Mellalieu, S. D.: »Addiction in Extreme Sports: An Exploration of Withdrawal States in Rock Climbers«, in: J Behav Addict, Juni 2016, 5 (2), S. 332–341, doi: 10.1556/2006.5.2016.039. Epub 2016 Jun 27. PMID: 27348554; PMCID: PMC5387785.

14 Prokudina, E. S.; Kurbatov, B. K.; Zavadovsky, K. V.; Vrublevsky, A. V.; Naryzhnaya, N. V.; Lishmanov, Y. B.; Maslov, L. N.; Oeltgen, P. R.: »Takotsubo Syndrome: Clinical Manifestations, Etiology and Pathogenesis«, in: Curr Cardiol Rev, 2021, 17 (2) S. 188–203, doi: 10.2174/1573403X166662001291143 30. PMID: 31995013; PMCID: PMC8226199.

15 Yoon, S.; Kim, Y. K.: »The Role of the Oxytocin System in Anxiety Disorders«, in: Adv Exp Med Biol, 2020, 1191, S. 103–120, doi: 10.1007/978–981-32-9705-0_7. PMID: 32002925.
    Kirsch, P.: »Oxytocin in the socioemotional brain: implications for psychiatric disorders«, in: Dialogues Clin Neurosci, Dezember 2015, 17 (4), S. 463–476, doi: 10.31887/DCNS.2015.17.4/pkirsch. PMID: 26869847; PMCID: PMC4734884.

16 Wasserman, A. H.; Huang, A. R.; Lewis-Israeli, Y. R.; Dooley, M. D.; Mitchell, A. L.; Venkatesan, M.; Aguirre, A.: »Oxytocin promotes epicardial cell activation and heart regeneration after cardiac injury«, in: Front Cell Dev Biol, 30. September 2022, 10, 985298, doi: 10.3389/fcell.2022.985298. PMID: 36247002; PMCID: PMC9561106.

17 Carter, C. S.; Kenkel, W. M.; MacLean, E. L.; Wilson, S. R.; Perkeybile, A. M.; Yee, J. R.; Ferris, C. F.; Nazarloo, H. P.; Porges, S. W.; Davis, J. M.; Connelly, J. J.; Kingsbury, M. A.: »Is Oxytocin »Nature's Medicine«?«, in: Pharmacol Rev, Oktober 2020, 72 (4), S. 829–861, doi: 10.1124/pr.120.019398. PMID: 32912963; PMCID: PMC7495339.

18 Carter, C. S.; Kenkel, W. M.; MacLean, E. L.; Wilson, S. R.; Perkeybile, A. M.;

Yee, J. R.; Ferris, C. F.; Nazarloo, H. P.; Porges, S. W.; Davis, J. M.; Connelly, J. J.; Kingsbury, M. A.: »Is Oxytocin »Nature's Medicine»?«, in: Pharmacol Rev, Oktober 2020, 72 (4), S. 829 – 861, doi: 10.1124/pr.120.019398. PMID: 32912963; PMCID: PMC7495339.

19 Dief, A. E.; Sivukhina, E. V.; Jirikowski, G. F.: »Oxytocin and Stress Response«, in: Open Journal of Endocrine and Metabolic Diseases, 2018, 8, S. 93 – 104, https://doi.org/10.4236/ojemd.2018.83010.

20 Garcia, J. P.; Santana, A.; Baruqui, D. L.; Suraci, N.: »The Cardiovascular effects of chocolate«, in: Rev Cardiovasc Med, 30. Dezember 2018, 19 (4), S. 123 – 127, doi: 10.31083/j.rcm.2018.04.3187. PMID: 31064163.

13. 전쟁 페인트

1 Hamilton, L.; Micol-Foster, V.; Muzik, M.: »Childhood maltreatment trauma: relevance for adult physical and emotional health: a review«, in: Trauma Cases and Reviews, 2015, 1, 003, doi: 10.23937/2469-5777/1510003.
Li, M.; D'Arcy, C.; Meng, X.: »Maltreatment in childhood substantially increases the risk of adult depression and anxiety in prospective cohort studies: systematic review, meta-analysis, and proportional attributable fractions«, in: Psychol Med, 2016, 46, S. 717 – 730, doi: 10.1017/S0033291715002743.
Nemeroff, C. B.: »Paradise lost: the neurobiological and clinical consequences of child abuse and neglect«, in: Neuron Review, 2016, 89, S. 892 – 909, doi: 10.1016/j.neuron.2016.01.019.-DOI-PubMed
Hamilton, L.; Micol-Foster, V.; Muzik, M.: »Childhood maltreatment trauma: relevance for adult physical and emotional health: a review«, in: Trauma Cases and Reviews, 2015, 1, 003, doi: 10.23937/2469-5777/1510003.
Li, M.; D'Arcy, C.; Meng, X.: »Maltreatment in childhood substantially increases the risk of adult depression and anxiety in prospective cohort studies: systematic review, meta-analysis, and proportional attributable fractions«, in: Psychol Med, 2016, 46, S. 717 – 730, doi: 10.1017/S0033291715002743. Rivara, F.; Adhia, A.; Lyons, V.; Massey, A.; Mills, B.; Morgan, E.; Simckes, M.; Rowhani-Rahbar, A.: »The Effects of Violence on

Health«, in: Health Aff (Millwood), Oktober 2019, 38 (10), S. 1622–1629, doi: 10.1377/hlthaff.2019.00480. PMID: 31589529.

2   Brown, D. W.; Anda, R. F.; Tiemeier, H.; Felitti, V. J.; Edwards, V. J.; Croft, J. B.; Giles, W. H.: »Adverse childhood experiences and the risk of premature mortality«, in: Am J Prev Med, November 2009, 37 (5), S. 389–396, doi: 10.1016/j.amepre.2009.06.021. PMID: 19840693.

3   Danese, A.; Pariante, C. M.; Caspi, A.; Taylor, A.; Poulton, R.: »Childhood maltreatment predicts adult inflammation in a life-course study«, in: Proc Natl Acad Sci U S A, 23. Januar 2007, 104 (4), S. 1319–1324, doi: 10.1073/pnas.0610362104. Epub 2007 Jan 17. PMID: 17229839; PMCID: PMC1783123.

4   Dube, S. R.; Fairweather, D.; Pearson, W. S.; Felitti, V. J.; Anda, R. F.; Croft, J. B.: »Cumulative childhood stress and autoimmune diseases in adults«, in: Psychosom Med, Februar 2009, 71 (2), S. 243–250, doi: 10.1097/PSY.0b013e3181907888. Epub 2009 Feb 2. PMID: 19188532; PMCID: PMC3318917.

5   Koenig, A. M.; Karabatsiakis, A.; Stoll, T.; Wilker, S.; Hennessy, T.; Hill, M. M.; Kolassa, I. T.: »Serum profile changes in postpartum women with a history of childhood maltreatment: a combined metabolite and lipid fingerprinting study«, in: Sci Rep, 22, Februar 2018, 8 (1), 3468, doi: 10.1038/s41598-018-21763-6. PMID: 29472571; PMCID: PMC5823924.

6   Meer, R. et al.: »Incidence and correlates of high blood pressure from childhood to adulthood: the Birth to Twenty study«, in: J Hypertens, 2022, 40 (2), S. 274–282.
Obi, I. E.; McPherson, K. C.; Pollock, J. S.: »Childhood adversity and mechanistic links to hypertension risk in adulthood«, in: Br J Pharmacol, Juni 2019, 176 (12), S. 1932–1950, doi: 10.1111/bph.14576. Epub 2019 Mar 3. PMID: 30656638; PMCID: PMC6534788.

7   Su, S.; Wang, X.; Pollock, J. S.; Treiber, F. A.; Xu, X.; Snieder, H.; McCall, W. V.; Stefanek, M.; Harshfield, G. A.: »Adverse childhood experiences and blood pressure trajectories from childhood to young adulthood: the Georgia stress and Heart study«, in: Circulation, 12. Mai 2015, 131 (19), S. 1674–1681, doi: 10.1161/CIRCULATIONAHA.114.013104. Epub 2015 Apr 9. PMID: 25858196;

PMCID: PMC4430378.

Bellis, M. A.; Hughes, K.; Ford, K.; Ramos Rodriguez, G.; Sethi, D.; Passmore, J.: »Life course health consequences and associated annual costs of adverse childhood experiences across Europe and North America: a systematic review and meta-analysis«, in: Lancet Public Health, Oktober 2019, 4 (10), e517 – e528, doi: 10.1016/S2468-2667(19)30145-8. Epub 2019 Sep 3. PMID: 31492648; PMCID: PMC7098477.

8 Rosman, L.; Lampert, R.; Ramsey, C. M.; Dziura, J.; Chui, P. W.; Brandt, C.; Haskell, S.; Burg, M. M.: »Posttraumatic Stress Disorder and Risk for Early Incident Atrial Fibrillation: A Prospective Cohort Study of 1.1 Million Young Adults«, in: J Am Heart Assoc, Oktober 2019, 8 (19), e013741, doi: 10.1161/ JAHA.119.013741. Epub 2019 Sep 28. PMID: 31564191; PMCID: PMC6806049.

9 Dean, K. R.; Hammamieh, R.; Mellon, S. H.; Abu-Amara, D.; Flory, J. D.; Guffanti, G.; Wang, K.; Daigle, B. J. Jr.; Gautam, A.; Lee, I.; Yang, R.; Almli, L. M.; Bersani, F. S.; Chakraborty, N.; Donohue, D.; Kerley, K.; Kim, T. K.; Laska, E.; Young Lee, M.; Lindqvist, D.; Lori, A.; Lu, L.; Misganaw, B.; Muhie, S.; Newman, J.; Price, N. D.; Qin, S.; Reus, V. I.; Siegel, C.; Somvanshi, P. R.; Thakur, G. S.; Zhou, Y.; PTSD Systems Biology Consortium; Hood, L.; Ressler, K. J.; Wolkowitz, O. M.; Yehuda, R.; Jett, M.; Doyle, F. J. 3rd; Marmar, C.: »Multi-omic biomarker identification and validation for diagnosing warzone-related post-traumatic stress disorder«, in: Mol Psychiatry, Dezember 2020, 25 (12), S. 3337 – 3349, doi: 10.1038/s41380-019-0496-z. Epub 2019 Sep 10. PMID: 31501510; PMCID: PMC7714692.

10 Ladwig, K. H.; Goette, A.; Atasoy, S.; Johar, H.: »Psychological aspects of atrial fibrillation: A systematic narrative review: Impact on incidence, cognition, prognosis, and symptom perception«, in: Curr Cardiol Rep, 10. September 2020, 22 (11), S. 137, doi: 10.1007/s11886-020-01396-w. PMID: 32910300; PMCID: PMC7496063.

11 Rosman, L.; Lampert, R.; Ramsey, C. M.; Dziura, J.; Chui, P. W.; Brandt, C.; Haskell, S.; Burg, M. M.: »Posttraumatic Stress Disorder and Risk for Early Incident Atrial Fibrillation: A Prospective Cohort Study of 1.1 Million Young Adults«, in: J Am Heart Assoc, Oktober 2019, 8 (19), e013741, doi: 10.1161/

JAHA.119.013741. Epub 2019 Sep 28. PMID: 31564191; PMCID: PMC6806049.

12 Vergilius Maro, P.: *Aeneis*, Anaconda Verlag, 2017.

13 Nemeth, B.; Scheres, L. J.; Lijfering, W. M.; Rosendaal, F. R.: »Bloodcurdling movies and measures of coagulation: Fear Factor crossover trial«, in: BMJ, 16. Dezember 2015, 351, h6367, doi: 10.1136/bmj.h6367. PMID: 26673787; PMCID: PMC4987722.

14 van Diemen, J. J. K.; van Dijk, A.; Racca, C. et al.: »The viewing of a ›Bloodcurdling‹ horror movie increases platelet reactivity: A randomized cross-over study in healthy volunteers«, in: Thrombosis Research, 2019, 182, S. 27 – 32, doi:10.1016/j.thromres.2019.07.028.

15 Wilbert-Lampen, U.; Leistner, D.; Greven, S. et al.: »Cardiovascular Events during World Cup Soccer«, in: *N Engl J Med.*, 2008, 358 (5), S. 475 – 483, doi:10.1056/NEJMoa0707427.

16 Tawakol, A.; Ishai, A.; Takx, R. A.; Figueroa, A. L.; Ali, A.; Kaiser, Y.; Truong, Q. A.; Solomon, C. J.; Calcagno, C.; Mani, V.; Tang, C. Y.; Mulder, W. J.; Murrough, J. W.; Hoffmann, U.; Nahrendorf, M.; Shin, L. M.; Fayad, Z. A.; Pitman, R. K.: »Relation between resting amygdalar activity and cardiovascular events: a longitudinal and cohort study«, in: Lancet, 25. Februar 2017, 389 (10071), S. 834 – 845, doi: 10.1016/S0140-6736(16)31714-7. Epub 12. Januar 2017, Erratum in: Lancet, 25. Februar 2017, 389(10071), S. 804. Erratum in: Lancet, 25. Februar 2017, 389 (10071), S. 804. PMID: 28088338; PMCID: PMC7864285. Osborne, M. T.; Shin, L. M.; Mehta, N. N.; Pitman, R. K.; Fayad, Z. A.; Tawakol, A.: »Disentangling the Links Between Psychosocial Stress and Cardiovascular Disease«, in: Circ Cardiovasc Imaging, August 2020, 13 (8), e010931, doi: 10.1161/CIRCIMAGING.120.010931. Epub 2020 Aug 14. PMID: 32791843; PMCID: PMC7430065.

17 Vaccarino, V.; Almuwaqqat, Z.; Kim, J. H.; Hammadah, M.; Shah, A. J.; Ko, Y. A.; Elon, L.; Sullivan, S.; Shah, A.; Alkhoder, A.; Lima, B. B.; Pearce, B.; Ward, L.; Kutner, M.; Hu, Y.; Lewis, T. T.; Garcia, E. V.; Nye, J.; Sheps, D. S.; Raggi, P.; Bremner, J. D.; Quyyumi, A. A.: »Association of Mental Stress-Induced Myocardial Ischemia With Cardiovascular Events in Patients With Coronary Heart Disease«, in: JAMA, 9. November 2021, 326 (18), S. 1818 – 1828, doi:

10.1001/jama.2021.17649. PMID: 34751708; PMCID: PMC8579237.

14. 영혼 수술

1 Paul, O.: »Da Costa's syndrome or neurocirculatory asthenia«, in: Br Heart J, Oktober 1987, 58 (4), S. 306 – 315, doi: 10.1136/hrt.58.4.306. PMID: 3314950; PMCID: PMC1277260.

2 Howanitz, E. P.; Murray, K. D.; Galbraith, T. A.; Myerowitz, P. D.: »Peripheral venous bullet embolization to the heart. Case report and review of the literature«, in: J Vasc Surg, Juli 1988, 8 (1), S. 55 – 58, PMID: 3290514.

3 Serpeloni, F.; Radtke, K.; de Assis, S. G.; Henning, F.; Nätt, D.; Elbert, T.: »Grandmaternal stress during pregnancy and DNA methylation of the third generation: an epigenome-wide association study« in: Transl Psychiatry, 15. August 2017, 7 (8):e1202, doi: 10.1038/tp.2017.153. PMID: 28809857; PMCID: PMC5611722.

4 Taki, F.; de Melo-Martin, I.: »Conducting epigenetics research with refugees and asylum seekers: attending to the ethical challenges«, in: Clin Epigenet 2021, 13, S. 105, https://doi.org/10.1186/s13148-021-01092-8

5 Benjet, C.; Bromet, E.; Karam, E. G.; Kessler, R. C.; McLaughlin, K. A.; Ruscio, A. M.; Shahly, V.; Stein, D. J.; Petukhova, M.; Hill, E.; Alonso, J.; Atwoli, L.; Bunting, B.; Bruffaerts, R.; Caldas-de-Almeida, J. M.; de Girolamo, G.; Florescu, S.; Gureje, O.; Huang, Y.; Lepine, J. P.; Kawakami, N.; Kovess-Masfety, V.; Medina-Mora, M. E.; Navarro-Mateu, F.; Piazza, M.; Posada-Villa, J.; Scott, K. M.; Shalev, A.; Slade, T.; ten Have, M.; Torres, Y.; Viana, M. C.; Zarkov, Z.; Koenen, K. C.: »The epidemiology of traumatic event exposure worldwide: results from the World Mental Health Survey Consortium«, in: Psychol Med, Januar 2016, 46 (2), S. 327 – 343, doi: 10.1017/S0033291715001981. Epub 2015 Oct 29. PMID: 26511595; PMCID: PMC4869975.

6 Natour, E.: *Wenn das Leben stillsteht: der Arzt, der das Herz seiner Patienten berührt*, Scorpio, 2022.

7 Preussler, O.; Preussler-Bitsch, S.; Stigloher, R.: *Ich bin ein Geschichtenerzähler*, Thienemann, 2010, S. 188.

8 Interview von Norbert Classen mit dem Traumatherapeuten David Trelaeven: »Traumasensitive Achtsamkeit«, in: Moment by Moment, 04/2020, S. 47.

9 Tullis, P.: »How ecstasy and psilocybin are shaking up psychiatry«, in: Nature, Januar 2021, 589 (7843), S. 506–509, doi: 10.1038/d41586-021-00187-9. PMID: 33505033.

10 Mitchell, J.M.; Bogenschutz, M.; Lilienstein, A.; Harrison, C.; Kleiman, S.; Parker-Guilbert, K.; Ot'alora, G. M.; Garas, W.; Paleos, C.; Gorman, I.; Nicholas, C.; Mithoefer, M.; Carlin, S.; Poulter, B.; Mithoefer, A.; Quevedo, S.; Wells, G.; Klaire, S. S.; van der Kolk, B.; Tzarfaty, K.; Amiaz, R.; Worthy, R.; Shannon, S.; Woolley, J. D.; Marta, C.; Gelfand, Y.; Hapke, E.; Amar, S.; Wallach, Y.; Brown, R.; Hamilton, S.; Wang, J. B.; Coker, A.; Matthews, R.; de Boer, A.; Yazar-Klosinski, B.; Emerson, A.; Doblin, R.: »MDMA-assisted therapy for severe PTSD: a randomized, double-blind, placebo-controlled phase 3 study«, in: Nat Med, Juni 2021, 27 (6), S. 1025–1033, doi: 10.1038/s41591-021-01336-3. Epub 2021 May 10. PMID: 33972795; PMCID: PMC8205851.

11 Bird, C. I. V.; Modlin, N. L.; Rucker, J. J. H.: »Psilocybin and MDMA for the treatment of trauma-related psychopathology«, in: Int Rev Psychiatry, Mai 2021, 33 (3), S. 229–249, doi: 10.1080/09540261.2021.1919062. Epub 14. Juni 2021, PMID: 34121583.

12 Chinnaiyan, K. M.; Revankar, R.; Shapiro, M. D.; Kalra, A.: »Heart, mind, and soul: spirituality in cardiovascular medicine«, in: Eur Heart J, 17. August 2021, 42 (31), S. 2965–2968, doi: 10.1093/eurheartj/ehab080. PMID: 33704452.
Mullin, G. E.: »The heart speaks: embracing integrative medicine for heart health«, in: Nutr Clin Pract, Juni 2012, 27 (3), S. 426–427, doi: 10.1177/0884533612444453. Epub 2012 Apr 18. PMID: 22513702.

13 Seidel, C.: *Wenn die Seele nicht heilen will: Wie alte Verletzungen zu (Re-) Traumatisierung führen können und wie man sie überwindet*, 2. Auflage, mvg Verlag, 2021.

15. 피 소시지와 간 소시지

1 Reardon, S.: »First pig-to-human heart transplant: what can scientists learn?«, in: Nature, Januar 2022, 601 (7893), S. 305–306, doi: 10.1038/d41586-022-00111-9. PMID: 35031782.

2 Wu, J.; Platero-Luengo, A.; Sakurai, M.; Sugawara, A.; Gil, M. A.; Yamauchi, T.; Suzuki, K.; Bogliotti, Y. S.; Cuello, C.; Morales Valencia, M.; Okumura, D.; Luo, J.; Vilariño, M.; Parrilla, I.; Soto. D. A.; Martinez, C. A.; Hishida, T.; Sánchez-Bautista, S.; Martinez-Martinez, M. L.; Wang, H.; Nohalez, A.; Aizawa, E.; Martinez-Redondo, P.; Ocampo, A.; Reddy, P.; Roca, J.; Maga, E. A.; Esteban, C. R.; Berggren, W. T.; Nuñez Delicado, E.; Lajara, J.; Guillen, I.; Guillen, P.; Campistol, J. M.; Martinez, E. A.; Ross, P. J.; Izpisua Belmonte, J. C.: »Interspecies Chimerism with Mammalian Pluripotent Stem Cells«, in: Cell, 26. Januar 2017, 168 (3), S. 473–486, doi: 10.1016/j.cell.2016.12.036. PMID: 28129541; PMCID:PMC5679265.

3 Briefer, E. F.; Sypherd, C. C.; Linhart, P.; Leliveld, L. M. C.; Padilla de la Torre, M.; Read, E. R.; Guérin, C.; Deiss, V.; Monestier, C.; Rasmussen, J. H.; Špinka, M.; Düpjan, S.; Boissy, A.; Janczak, A. M.; Hillmann, E.; Tallet, C.: »Classification of pig calls produced from birth to slaughter according to their emotional valence and context of production«, in: Sci Rep, 7. Mäz 2022, 12 (1), 3409, doi: 10.1038/s41598-022-07174-8. PMID: 35256620; PMCID: PMC8901661.

4 Mendl, M.; Held, S.; Byrne, R. W.: »Pig cognition«, in: Curr Biol, 28. September 2010, 20 (18), R796–798, doi: 10.1016/j.cub.2010.07.018. PMID: 20869602.

5 Johansson, G.; Jonsson, L.; Lannek, N.; Blomgren, L.; Lindberg, P.; Poupa, O.: »Severe stress-cardiopathy in pigs«, in: Am Heart J, April 1974, 87 (4), S 451–457, doi: 10.1016/0002-8703(74)90170-7. PMID: 4817103.

6 Buller, H.; Blokhuis, H.; Jensen, P.; Keeling, L.: »Towards Farm Animal Welfare and Sustainability«, in: Animals (Basel), 25. Mai 2018, 8 (6), S 81, doi: 10.3390/ani8060081. PMID: 29799456; PMCID: PMC6025272.

7 Kristin, P.: »Ein Schwein namens Pigcasso malt Bilder«, in: Die Welt, 13. Juni 2022, S. 8.

16. 패혈증

1 Ma, S.; Evans, R. G.; Iguchi, N.; Tare, M.; Parkington, H. C.; Bellomo, R.; May,

C. N.; Lankadeva, Y. R.: »Sepsis-induced acute kidney injury: A disease of the microcirculation«, in: Microcirculation, Februar 2019, 26 (2), e12483, doi: 10.1111/micc.12483. Epub 2018 Jul 18. PMID: 29908046.

2   Gilbert, J. A.; Blaser, M. J.; Caporaso, J. G.; Jansson, J. K.; Lynch, S. V.; Knight, R.: »Current understanding of the human microbiome«, in: Nat Med, 10. April 2018, 24 (4), S. 392–400, doi: 10.1038/nm.4517. PMID: 29634682; PMCID: PMC7043356.

3   Morais, L. H.; Schreiber, H. L. 4th; Mazmanian, S. K.: »The gut microbiota-brain axis in behaviour and brain disorders«, in: Nat Rev Microbiol, April 2021, 19 (4), S. 241–255, doi: 10.1038/s41579-020-00460-0. Epub 2020 Oct 22. PMID: 33093662.

4   Braun, C. von; Wulf, C.; Quinn R. A. et al.: *Mythen des Blutes*. Campus Verlag, 2007, S. 299.

5   Caraballo, C.; Jaimes, F.: »Organ Dysfunction in Sepsis: An Ominous Trajectory from Infection to Death«, in: Yale J Biol Med, 20. Dezember 2019, 92 (4), S. 629–640, PMID: 31866778; PMCID: PMC6913810.

6   Ince, C.: »The microcirculation is the motor of sepsis«, in: Crit Care, 2005, 9 (Suppl. 4), S. 13–19, doi: 10.1186/cc3753. Epub 25. August 2005, PMID: 16168069; PMCID: PMC3226164.

Furst, B.; Bughrara, N.; Musuku, S. R.: »Macrocirculation and Microcirculation in Septic Shock«, in: Anesth Analg, 1. September 2021, 133 (3), e37–e38, doi: 10.1213/ANE.0000000000005630. PMID: 34403395.

17. 샘

1   »Blautopf«, in: Wikipedia, https://de.wikipedia.org/wiki/Blautopf, Zugriff: 2. März 2023.

2   Shea, M. K.; Barger, K.; Dawson-Hughes, B.; Leurgans, S. E.; Fu, X.; James, B. D.; Holland, T. M.; Agarwal, P.; Wang, J.; Matuszek, G.; Heger, N. E.; Schneider, J. A.; Booth, S. L.: »Brain vitamin D forms, cognitive decline, and neuropathology in community-dwelling older adults«, in: Alzheimers Dement, 7. Dezember 2022, doi: 10.1002/alz.12836. Epub ahead of print. PMID: 36479814.

3   Zhou, A.; Selvanayagam, J. B.; Hyppönen, E.: »Non-linear Mendelian

randomization analyses support a role for vitamin D deficiency in cardiovascular disease risk«, in: Eur Heart J, 7. Mai 2022, 43 (18), S. 1731–1739, doi: 10.1093/eurheartj/ehab809. PMID: 34891159.162

4   Manera, M.: »Perspectives on Complexity, Chaos and Thermodynamics in Environmental Pathology«, in: Int J Environ Res Public Health, 27. Mai 2021, 18 (11), 5766, doi: 10.3390/ijerph18115766. PMID: 34072059; PMCID: PMC8199338.

5   Furst, B.: »The Heart: Pressure-Propulsion Pump or Organ of Impedance?«, in: J Cardiothorac Vasc Anesth, Dezember 2015, 29 (6), S. 1688–1701, doi: 10.1053/j.jvca.2015.02.022. Epub 2015 Feb 20. PMID: 26026358.

6   Su, D.; Yan, B.; Guo, L.; Peng, L.; Wang, X.; Zeng, L.; Ong, H.; Wang, G.: »Intra-aortic balloon pump may grant no benefit to improve the mortality of patients with acute myocardial infarction in short and long term: an updated meta-analysis«, in: Medicine (Baltimore), Mai 2015, 94 (19), e876, doi: 10.1097/MD.0000000000000876. PMID: 25984680; PMCID: PMC4602565.

7   혈액순환과 물순환의 유사성은 주로 브랑코 퍼스트의 연구 결과와 설명을 차용했다. 퍼스트는 두 순환의 유사성을 탁월한 논문으로 발표했다. Furst, B.: *The Heart and Circulation: An Integrative Model.* London, Springer-Verlag, 2014. 이 논문은 독일어로도 번역, 출간되었다. Furst, B.: *Autonomie der Blutbewegung: Ein neuer Blick auf Herz und Kreislauf,* Salumed-Verlag, 2020.

8   Mitchell, J. R.: »Is the heart a pressure or flow generator? Possible implications and suggestions for cardiovascular pedagogy«, in: Adv Physiol Educ, September 2015, 39 (3), S. 242–247, doi: 10.1152/advan.00057.2015. PMID: 26330046. Furst, B.; O'Leary, A. M.: »Is the heart a pressure or flow generator? Possible implications and suggestions for cardiovascular pedagogy«, in: Adv Physiol Educ, Juni 2016, 40 (2), S. 200, doi: 10.1152/advan.00191.2015. PMID: 27068997. Alexander, W.: »Branko Furst's Radical Alternative: Is the Heart Moved by the Blood, Rather Than Vice Versa?«, in: Pharmacy and Therapeutics, Januar 2017, 42 (1), S. 33–39, PMID: 28090163; PMCID: PMC5215277.

9   Furst, B.: *The Heart and Circulation: An Integrative Model,* London, Springer-Verlag, 2014, S. 127.

10 Furst, B.: The Heart and Circulation: An Integrative Model, London, Springer-Verlag, 2014, S. XXXI.

11 Will, C.; Shi, K.; Schellenberger, S. et al.: »Local Pulse Wave Detection Using Continuous Wave Radar Systems«, 2017, 1, S. 81–89, doi:10.1109/JERM.2017.2766567.

12 Ellsworth, M. L.; Forrester, T.; Ellis, C. G.; Dietrich, H. H.: »The erythrocyte as a regulator of vascular tone«, in: Am J Physiol, Dezember 1995, 269 (6 Pt 2), H2155–2161, doi: 10.1152/ajpheart.1995.269.6.H2155. PMID: 8594927.

13 Collins, D. M.; McCullough, W. T.; Ellsworth, M. L.: »Conducted vascular responses: communication across the capillary bed«, in: Microvasc Res, Juli 1998, 56 (1), S. 43–53, doi: 10.1006/mvre.1998.2076. PMID: 9683562.
Ellsworth, M. L.: »Red blood cell–derived ATP as a regulator of skeletal muscle perfusion«, in: Med Sci Sports Exerc, 2004, 36, S. 35.

14 Furst, B.: *The Heart and Circulation: An Integrative Model.* London, Springer-Verlag, 2014, S. XXXV.

15 Gladwin, M. T.; Crawford, J. H.; Patel, R. P.: »The biochemistry of nitric oxide, nitrite, and hemoglobin: Role in blood flow regulation«, in: *Free Radic Biol Med*, 2004, 36 (6), S. 707–717.

16 Dalmau, R.: »Continuing the Debate: Branko Furst's Alternative Model and the Role of the Heart«, in: Pharmacy and Therapeutics, Juli 2017, 42 (7), S. 443–445, PMID: 28674471; PMCID: PMC5481294.
Guyton, A. C.: »Determination of cardiac output by equating venous return curves with cardiac response curves«, in: Physiol Rev, Januar 1955, 35 (1), S. 123–129, doi: 10.1152/physrev.1955.35.1.123. PMID: 14356924.

17 Guyton, A. C.; Granger, H. J.; Taylor, A. E.: »Interstitial fluid pressure«, in: Physiol Rev, Juli 1971, 51 (3), S. 527–563, doi: 10.1152/physrev.1971.51.3.527. PMID: 4950077. Scholander, P. F.; Hargens, A. R.; Miller, S. L.: »Negative pressure in the interstitial fluid of animals. Fluid tensions are spectacular in plants; in animals they are elusively small, but just as vital«, in: Science, 26. Juli 1968, 161 (3839), S. 321–328, doi: 10.1126/science.161.3839.321. PMID: 5661289. Furst, B.: The Heart and Circulation: An Integrative Model. London, Springer-Verlag, 2014, S. 154, 337.

18 Furst, B.: The Heart and Circulation: An Integrative Model. London, Springer-Verlag, 2014, S. 172 – 176. Alexander, W.: »Branko Furst's Radical Alternative: Is the Heart Moved by the Blood, Rather Than Vice Versa?«, in: Pharmacy and Therapeutics, Januar 2017, 42 (1), S. 33 – 39, PMID: 28090163; PMCID: PMC5215277.

18. 유압램

1 Furst, B.: »The Heart: Pressure-Propulsion Pump or Organ of Impedance?«, in: J Cardiothorac Vasc Anesth, Dezember 2015, 29 (6), S. 1688 – 1701, doi: 10.1053/j.jvca.2015.02.022. Epub 20. Februar 2015, PMID: 26026358.

2 Pasipoularides, A.: *The Heart's Vortex: Intracardiac Blood Flow Phenomena*, People's Medical Publishing House, 2010. Kheradvar, A.; Rickers, C.; Morisawa, D.; Kim, M.; Hong, G. R.; Pedrizzetti, G.: »Diagnostic and prognostic significance of cardiovascular vortex formation«, in: J Cardiol, November 2019, 74 (5), S. 403 – 411, doi: 10.1016/j.jjcc.2019.05.005. Epub 26. Juni 2019, PMID: 31255458.

3 Norbert Harthun. Viktor Schauberger – Wasser – Subtile Energie-Strukturen, https://www.google.com/url?sa =t&rct =j&q = &esrc =s&source =web&cd = & ved =2ahUKEwivrMDKgcL9AhX5if0HHYqABM4QFnoECBEQAQ&url =https% 3A%2F%2Fwww.geobiologie-sachsen.de%2Fpdf%2FV_Schauberger_Wasser_ u_subt_Energ.pdf&usg =AOvVaw31UpApPjfnOlXpvIrBVN7e, Zugriff: 2. März 2023.

4 Furst, B.: *The Heart and Circulation: An Integrative Model*. London, Springer-Verlag, 2014, S. 116, 182, 337.

5 Furst, B.: *The Heart and Circulation: An Integrative Model*. London, Springer-Verlag, 2014, S. 116.

6 Borlaug, B. A.: »Evaluation and management of heart failure with preserved ejection fraction«, in: Nat Rev Cardiol, September 2020, 17 (9), S. 559 – 573, doi: 10.1038/s41569-020-0363-2. Epub 30. März 2020, PMID: 32231333.

7 Ambrosy, A. P.; Fonarow, G. C.; Butler, J.; Chioncel, O.; Greene, S. J.; Vaduganathan, M.; Nodari, S.; Lam, C. S. P.; Sato, N.; Shah, A. N.; Gheorghiade, M.: »The global health and economic burden of hospitalizations for

heart failure: lessons learned from hospitalized heart failure registries«, in: J Am Coll Cardiol, 1. April 2014, 63 (12), S. 1123–1133, doi: 10.1016/j.jacc.2013.11.053. Epub 5. Februar 2014, PMID: 24491689.

Ziaeian, B.; Fonarow, G. C.: »Epidemiology and aetiology of heart failure«, in: Nat Rev Cardiol, Juni 2016, 13 (6), S. 368–378, doi: 10.1038/nrcardio.2016.25. Epub 3. März 2016, PMID: 26935038; PMCID: PMC4868779.

8 Packer, M.: »Unbelievable folly of clinical trials in heart failure: the inconvenient truth about how investigators and guidelines weigh evidence«, in: *Circ Heart Fail* 2016, 9 (4), e002837, doi: 10.1161/CIRCHEARTFAILURE.116.002837.

9 Fonarow, G. C.; ADHERE Scientific Advisory Committee: »The Acute Decompensated Heart Failure National Registry (ADHERE): opportunities to improve care of patients hospitalized with acute decompensated heart failure«, in: Rev Cardiovasc Med, 2003, 4, Suppl. 7, S. 21–30, PMID: 14668697.

10 Alexander, W.: »Branko Furst's Radical Alternative: Is the Heart Moved by the Blood, Rather Than Vice Versa?«, in: Pharmacy and Therapeutics, Januar 2017, 42 (1), S. 33–39, PMID: 28090163; PMCID: PMC5215277.

11 Stene, J. K.; Burns, B.; Permutt, S.; Caldini, P.; Shanoff, M.: »Increased cardiac output following occlusion of the descending thoracic aorta in dogs«, in: Am J Physiol, Juli 1982, 243 (1), R152–158, doi: 10.1152/ajpregu.1982.243.1.R152. PMID: 7091388. Gelman, S.: »The pathophysiology of aortic cross-clamping and unclamping, in: Anesthesiology, April 1995, 82 (4), S. 1026–1060, doi: 10.1097/00000542-199504000-00027. PMID: 7717537.

12 Manteuffel-Szoege, L.; Michalowski, J.; Grundman, J.; Pacocha, W.: »On the possibility of blood circulation continuing after stopping the heart«, in: J Cardiovasc Surg (Torino), Mai-Juni 1966, 7 (3), S. 201–208, PMID: 5938806.

13 »William Harvey (1578–1657): Die Entdeckung des Blutkreislaufs«, in: Deutsches Ärzteblatt, 18. Mai 2007, Zugriff: 28. Februar 2023.

14 Alexander, W.: »Branko Furst's Radical Alternative: Is the Heart Moved by the Blood, Rather Than Vice Versa?«, in: Pharmacy and Therapeutics, Januar 2017, 42 (1), S. 33–39, PMID: 28090163; PMCID: PMC5215277.

Forouhar, A. S.; Liebling, M.; Hickerson, A.; Nasiraei-Moghaddam, A.; Tsai, H. J.; Hove, J. R.; Fraser, S. E.; Dickinson, M. E.; Gharib, M.: »The embryonic vertebrate heart tube is a dynamic suction pump«, in: Science, 5. Mai 2006, 312 (5774), S. 751 –753, doi: 10.1126/science.1123775. PMID: 16675702.

Furst, B.: »Flow versus pressure?«, in: J Exp Biol, 6. Juli 2020, 223 (Pt 13), jeb229039. doi: 10.1242/jeb.229039. PMID: 32748792.

15 Furst, B.: The Heart and Circulation: An Integrative Model. London, Springer-Verlag, 2014, S. 47, 48.Hove, J. R.; Köster, R. W.; Forouhar, A. S.; Acevedo-Bolton, G.; Fraser, S. E.; Gharib, M.: »Intracardiac fluid forces are an essential epigenetic factor for embryonic cardiogenesis«, in: Nature, 9. Januar 2003, 421 (6919), S. 172 –177, doi: 10.1038/nature01282. PMID: 12520305.

16 Beraia, M.; Beraia, G.: »Electromagnetic properties of the arterial blood flow«, in: Biol Eng Med, 2018, 3 (2), doi:10.15761/BEM.1000141.

17 Morozov, A.: »From chaos to order in active fluids«, in: Science, 2017, 355 (6331), S. 1262 –1263.

Wu, K. T.; Hishamunda, J. B.; Chen, D. T. et al.: »Transition from turbulent to coherent flows in confined three-dimensional active fluids«, in: Science 2017, 355 (6331), pii: eaal1979. doi: 10.1126/science.aal1979.

18 Yu, A.; Carlson, P.; Pollack, G. H.: »Unexpected axial flow through hydrophilic tubes: implications for energetics of water«, in: Eur Phys J Spec Top, 2014, 223 (5), S. 947 –958. Rohani, M.; Pollack, G.H.: »Flow through horizontal tubes submerged in water in the absence of a pressure gradient: mechanistic considerations«, in: Langmuir 2013, 29 (22), S. 6556 – 6561.

19 Furst, B.: »Flow versus pressure?«, in: J Exp Biol, 6. Juli 2020, 223 (Pt 13) jeb229039. doi: 10.1242/jeb.229039. PMID: 32748792.

20 Furst, B.: The Heart and Circulation: An Integrative Model. London, Springer-Verlag, 2014, S. 84, 338.

21 Martinac, B.: »2021 Nobel Prize for mechanosensory transduction«, in: Biophys Rev, 19. Februar 2022, 14 (1), S. 15 – 20, doi: 10.1007/s12551-022-00935-9. PMID: 35340591; PMCID: PMC8921412.

Davis, M. J.; Earley, S.; Li, Y. S.; Chien, S.: »Vascular mechanotransduction«, in: Physiol Rev, 1. April 2023, 103 (2), 1247 – 1421, doi: 10.1152/

physrev.00053.2021. Epub 5. Januar 2023, PMID: 36603156; PMCID: PMC9942936.

22 Alexander, W.: *Hearts and Minds: Reclaiming the Soul of Science and Medicine*, Lindisfarne Books, 2019.

23 von Bertalanffy, L.: »The theory of open systems in physics and biology«, in: Science, 13. Januar 1950, 111 (2872), S. 23–29, doi: 10.1126/science.111.2872.23. PMID: 15398815.

Bialek, W.: »Perspectives on theory at the interface of physics and biology«, in: Rep Prog Phys, Januar 2018, 81 (1), 012601, doi: 10.1088/1361-6633/aa995b. PMID: 29214982.

Marchal, B.: »The universal numbers. From Biology to Physics«, in: Prog Biophys Mol Biol, Dezember 2015, 119 (3), S. 368–381, doi: 10.1016/j.pbiomolbio.2015.06.013. Epub 2. Juli 2015. PMID: 26140993.

19. 생존

1 Parker, A. M.; Sricharoenchai, T.; Raparla, S.; Schneck, K. W.; Bienvenu, O. J.; Needham, D. M.: »Posttraumatic stress disorder in critical illness survivors: a metaanalysis«, in: Crit Care Med, Mai 2015, 43 (5), S. 1121–1129, doi: 10.1097/CCM.0000000000000882. PMID: 25654178.

2 Smith, S.; Rahman, O.: »Post Intensive Care Syndrome«, in: StatPearls, 21. Juni 2022, StatPearls [Internet]. Treasure Island (FL): StatPearls Publishing; 2022 Jan., PMID: 32644390.

Davidson, J. E.; Jones, C.; Bienvenu, O. J.: »Family response to critical illness: postintensive care syndrome–family«, in: Crit Care Med, Februar 2012, 40 (2), S. 618–624, doi: 10.1097/CCM.0b013e318236ebf9. PMID: 22080636.

3 Refugees UNHC for. Global Trends Report 2021. UNHCR, https://www.unhcr.org/publications/brochures/62a9d1494/global-trends-report-2021.html, Zugriff: 2. März 2023.

4 Wieden, L.: »Altes Kinderlied: Maikäfer, flieg!« in: *faz.net*, 12. April 2015, https://www.faz.net/aktuell/gesellschaft/altes-kinderlied-maikaefer-flieg-13522509.html, Zugriff: 2. März 2023.

5 Hübl, T.: *Kollektives Trauma heilen: Persönliche und globale Krisen verstehen*

und als Chance nutzen. Irisiana, 2021, S. 40 f.

20. 피와 사랑

1 O'Connell, H. E.; Eizenberg, N.; Rahman, M.; Cleeve, J.: »The anatomy of the distal vagina: towards unity«, in: J Sex Med, August 2008, 5 (8), S. 1883 – 1891, doi: 10.1111/j.1743-6109.2008.00875.x. Epub 28. Juni 2008, Erratum in: J Sex Med. Oktober 2008, 5 (10), S. 2477 – 2479. PMID: 18564153.

2 달의 주기와 월경의 연관성은 다음의 웹사이트에서 참고했다. https://helloclue. com/de/artikel/menstruation/der-mythos-von-mondphasen-und-der-menstruation, 2023년 3월 2일 기준.

3 George, R.: *Nine Pints: A Journey through the Money, Medicine, and Mysteries of Blood*, 2019, S. 192.

4 Duckitt, K.; Thornton, S.; O'Donovan, O. P.; Dowswell, T.: »Nitric oxide donors for treating preterm labour«, in: Cochrane Database Syst Rev, Mai 2014, 8 (5), CD002860, doi: 10.1002/14651858.CD002860.pub2. PMID: 24809331; PMCID: PMC7138067.

5 George, R.: *Nine Pints: A Journey through the Money, Medicine, and Mysteries of Blood*, 2019, S. 202 f.

6 Ryan, C.; Jethá, C.: *Sex-die wahre Geschichte*. 5. Auflage, Klett-Cotta, 2022.

7 Friedl, Reinhard; Seul, Shirley Michaela: *Der Takt des Lebens: Warum das Herz unser wichtigstes Sinnesorgan ist*, Goldmann, 2019.

8 Mollaioli, D.; Sansone, A.; Ciocca, G.; Limoncin, E.; Colonnello, E.; Di Lorenzo, G.; Jannini, E. A.: »Benefits of Sexual Activity on Psychological, Relational, and Sexual Health During the COVID-19 Breakout«, in: J Sex Med, Januar 2021, 18 (1), S. 35 – 49, doi: 10.1016/j.jsxm.2020.10.008. Epub 2020 Oct 23. PMID: 33234430; PMCID: PMC7584428.

9 Friedl, Reinhard; Seul, Shirley Michaela: *Der Takt des Lebens: Warum das Herz unser wichtigstes Sinnesorgan ist*, Goldmann, 2019.

21. 세상의 배꼽

1 van Lommel, P.: Endloses Bewusstsein. Neue medizinische Fakten zur Nahtoderfahrung, Knaur, 2013.

2   Werner, F.: Dunkle Materie. Die Geschichte der Scheiße, Nagel & Kimche, 2011.

3   Rhesus-Inkompatibilität, in: Wikipedia, https://de.wikipedia.org/w/index.php?title=Rhesus-Inkompatibilit%C3%A4t&oldid=231353153#cite_note-15, Zugriff: 5. März 2023.

Seltsam, A.; Legler, T. J.; Petershofen, E. K.: Rhesus-D-Diagnostik in der Schwangerschaft, in: Hämotherapie, 7/2006, S. 3.

4   WHO Postpartum Heamorrhage (PPH) Summit https://cdn.who.int/media/docs/default-source/hrp/projects/mph/project-brief-pph-summit.pdf?sfvrsn=3b0e505a_6&download=true, Zugriff: 2. März 2023.

5   Hübl, T.: *Kollektives Trauma heilen: Persönliche und globale Krisen verstehen und als Chance nutzen*, Irisiana, 2021, S. 42.

6   Alatyyat, S. M.; Alasmari, H. M.; Aleid, O. A.; Abdel-Maksoud, M. S.; Elsherbiny, N.: »Umbilical cord stem cells: Background, processing and applications«, in: Tissue Cell, August 2020, 65, 101351. doi: 10.1016/j.tice.2020.101351. Epub 19. März 2020, PMID: 32746993.

7   라이프치히에 있는 비타34(Vita34)라는 기업의 웹사이트는 부모를 위한 정보가 잘 정리되어 있어 매우 유익하다. https://www.vita34.de/vita-34-ag/, 2023년 3월 4일 기준.

8   Intramyocardial Injection of Autologous Umbilical Cord Blood Derived Mononuclear Cells During Surgical Repair of Hypoplastic Left Heart Syndrome – Full Text View, in: ClinicalTrials.gov, https://clinicaltrials.gov/ct2/show/NCT03779711, Zugriff: 2. März 2023.

9   »Erste Frau von HIV geheilt: Durchbruch in der Medizin?«, in: National Geographic, 21. Februar 2022, https://www.nationalgeographic.de/wissenschaft/2022/02/erste-frau-von-hiv-geheilt-durchbruch-in-der-medizin, Zugriff: 2. März 2023.

22. 생명이란 무엇인가?

1   Bryson, B.: *Eine kurze Geschichte von fast allem*, 20. Aufl., Goldmann, 2004.

2   Nouwen, H. J. M.: Die Gabe der Vollendung: Mit dem Sterben leben, 3. Aufl., Herder, 1998. Das englische Original lautet: »Inside the womb. A Parable by

Maurice Lamm, inspired by Israeli rabbi Y. M. Tuckachinsky«, in: Maurice Lamm, M.: The Jewish Way in Death and Mourning, New York, Jonathan David Publishers, 1969, S. 222 – 224.

3   Martin, J.: »The idea is more important than the experiment«, in: Lancet, 9. September 2000, 356 (9233), S. 934 – 937, doi: 10.1016/S0140-6736(00)02691-X. PMID: 11036911.

4   Noble, D.: *Dance to the Tune of Life: Biological Relativity*, Cambridge University Press, S. 32, 33, 37, 262.

5   Ho, M. W.: *Living Rainbow H2O*, World Scientific, 2012.

6   Noble, D.: *Dance to the Tune of Life: Biological Relativity*, Cambridge University Press, S. 160 – 186.

7   Ebd., S. 53.

8   Ebd., S. 144, 149, 150.

9   Ebd., S. 53.

10 Stücker, M. et al.: »The cutaneous uptake of atmospheric oxygen contributes significantly to the oxygen supply of human dermis and epidermis«, in: Journal of Physiology, 2002, 538 (3), S. 985 – 994, PMID 11826181 doi:10.1113/jphysiol.2001.013067.

11 Whitfield, J.: *In the Beat of a Heart: Life, Energy, and the Unity of Nature*, Joseph Henry Press, 2006, S. 33.

12 Schellnhuber, H. J.: *Selbstverbrennung: Die fatale Dreiecksbeziehung zwischen Klima, Mensch und Kohlenstoff*, C. Bertelsmann, 2015.

13 Klopstock, T.; Priglinger, C.; Yilmaz, A.; Kornblum, C.; Distelmaier, F.; Prokisch, H.: »Mitochondrial Disorders«, in: Deutsches Ärzteblatt Int., 5. November 2021, 118 (44), S. 741 – 748, doi: 10.3238/arztebl.m2021.0251. PMID: 34158150; PMCID: PMC8830351.

14 Ebd.

15 Hool, L. C.: »Unravelling the mysteries of mitochondria in health and disease«, in: J Physiol., Juli 2021, 599 (14), S. 3447 – 3448. doi: 10.1113/JP281833. PMID: 34263447.Picard, M.; Wallace, D. C.; Burelle, Y.: »The rise of mitochondria in medicine«, in: Mitochondrion, September 2016, 30, S. 105 – 116. doi: 10.1016/j.mito.2016.07.003. Epub 2016 Jul 14. PMID: 27423788;

PMCID: PMC5023480.

16 Whitfield, J.: *In the Beat of a Heart: Life, Energy, and the Unity of Nature*, Joseph Henry Press, 2006, S. 137, 138.

17 Hirshberg, A.; Mattox, K. L.: *Top Knife: The Art & Craft of Trauma Surgery*, Illustrated Edition, TFM Publishing, 2005.

18 Chacko, B. K.; Kramer, P. A.; Ravi, S.; Benavides, G. A.; Mitchell, T.; Dranka, B. P.; Ferrick, D.; Singal, A. K.; Ballinger, S. W.; Bailey, S. M.; Hardy, R. W.; Zhang, J.; Zhi, D.; Darley-Usmar, V. M.: »The Bioenergetic Health Index: a new concept in mitochondrial translational research«, in: Clin Sci (Lond), September 2014, 127 (6), S. 367–373, doi: 10.1042/CS20140101. PMID: 24895057; PMCID: PMC4202728.

Braganza, A.; Annarapu, G. K.; Shiva, S.: »Blood-based bioenergetics: An emerging translational and clinical tool«, in: Mol Aspects Med, Februar 2020, 71, 100835, doi: 10.1016/j.mam.2019.100835. Epub 18. Dezember 2019, PMID: 31864667; PMCID: PMC7031032.

Areta, J. L.; Taylor, H. L.; Koehler, K.: »Low energy availability: history, definition and evidence of its endocrine, metabolic and physiological effects in prospective studies in females and males«, in: Eur J Appl Physiol, Januar 2021, 121 (1), S. 1–21, doi: 10.1007/s00421-020-04516-0. Epub 23. Oktober 2020, PMID: 33095376; PMCID: PMC7815551.

19 Guarneri, M.: *The Heart Speaks: A Cardiologist Reveals the Secret Language of Healing*, Touchstone, 2014.

20 Gaziano, J. M. et al.: »Use of aspirin to reduce risk of initial vascular events in patients at moderate risk of cardiovascular disease (ARRIVE): a randomised, double-blind, placebo-controlled trial«, in: Lancet, doi:10.1016/S0140-6736(18)31924-X.

ASCEND Study Collaborative Group: »Effects of Aspirin for primary prevention in persons with diabetes mellitus«, in: N Engl J Med, 2018, doi:10.1056/NEJMoa1804988.

ASCEND Study Collaborative Group: »Effects of n-3 fatty acid supplements in diabetes mellitus«, in: N Engl J Med, 2018, doi:10.1056/NEJMoa1804989.

ASS-Prophylaxe: Mehr Schaden als Schutz, https://www.deutscheapotheker-zeitung.de/daz-az/2018/daz-37-2018/ass-prophylaxe-mehr-schaden-als-schutz, Zugriff: 4. März 2023.

»Arzneimittelbelastung in der Umwelt«, in: Pharmazeutische Zeitung, https://www.pharmazeutische-zeitung.de/ausgabe-472006/arzneimittelbelastung-in-der-umwelt/, Zugriff: 4. März 2023.

21 Wu, S. D.; Lo, P. C.: »Cardiorespiratory phase synchronization during normal rest and inward-attention meditation«, in: Int J Cardiol, 11. Juni 2010, 141 (3), S. 325–328. doi: 10.1016/j.ijcard.2008.11.137, Epub 14. Januar 2009, PMID: 19144415.

22 Chang, C. H.; Lo, P. C.: »Effects of long-term dharma-chan meditation on cardiorespiratory synchronization and heart rate variability behavior«, in: Rejuvenation Res, April 2013, 16 (2), S. 115–123, doi: 10.1089/rej.2012.1363. PMID: 23323597; PMCID: PMC3634153.

Cysarz, D.; Büssing, A.: »Cardiorespiratory synchronization during Zen meditation«, in: Eur J Appl Physiol, September 2005, 95 (1), S. 88–95, doi: 10.1007/s00421-005-1379-3. Epub 7. Juni 2005, PMID: 15940533.

Wu, S. D.; Lo, P. C.: »Cardiorespiratory phase synchronization during normal rest and inward-attention meditation«, in: Int J Cardiol, 11. Juni 2010, 141 (3), S. 325–328. doi: 10.1016/j.ijcard.2008.11.137. Epub 14. Januar 2009, PMID: 19144415.

23 Chang, C. H.; Lo, P. C.: »Effects of long-term dharma-chan meditation on cardiorespiratory synchronization and heart rate variability behavior«, in: Rejuvenation Res, April 2013, 16 (2), S. 115–123, doi: 10.1089/rej.2012.1363. PMID: 23323597; PMCID: PMC3634153.

Leskowitz, E.: »A cartography of energy medicine: From subtle anatomy to energy physiology«, in: Explore (NY), März-April 2022, 18 (2), S. 152–164, doi: 10.1016/j.explore.2020.09.008. Epub 25. September 2020, PMID: 33168457.

24 Kolodkin, A.; Simeonidis, E.; Westerhoff, H. V.: »Computing life: Add logos to biology and bios to physics«, in: Prog Biophys Mol Biol, April 2013, 111 (2-3), S. 69–74, doi: 10.1016/j.pbiomolbio.2012.10.003. Epub 24. Oktober 2012, PMID: 23103359.

«A brief history of liquid computers«, in: Philosophical Transactions of the Royal Society B: Biological Sciences, https://royalsocietypublishing.org/doi/10.1098/rstb.2018.0372, Zugriff: 4. März 2023.

25 Bhattacharyya, K.; Zwicker, D.; Alim, K.: »Memory Formation in Adaptive Networks«, in: Phys Rev Lett, 8. Juli 2022, 129 (2), S. 028101, doi: 10.1103/PhysRevLett.129.028101. PMID: 35867448.

26 Anderson, M. R.: »The Spiritual Heart«, in: Religions, 2020, 11, S. 506, https://doi.org/10.3390/rel11100506.

Huffman, J. C.; Legler, S. R.; Boehm, J. K.: »Positive psychological well-being and health in patients with heart disease: a brief review«, in: Future Cardiol, September 2017, 13 (5), S. 443–450, doi: 10.2217/fca-2017-0016. Epub 22. August 2017, PMID: 28828901.

Kyeong, S.; Kim, J.; Kim, D. J.; Kim, H. E.; Kim, J. J.: »Effects of gratitude meditation on neural network functional connectivity and brain-heart coupling«, in: Sci Rep, 11. Juli 2017, 7 (1), S. 5058, doi: 10.1038/s41598-017-05520-9. PMID: 28698643; PMCID: PMC5506019.

27 »Neuartiger Herzschrittmacher ohne Batterie gewinnt Energie aus dem Blut«, https://dgk.org/pressemitteilungen/2016-esc-kongress/2016-esc-aktuelle-pm/2016-esc-tag2/neuartiger-herzschrittmacher-ohne-batterie-gewinnt-energie-aus-dem-blut/, Zugriff: 4. März 2023.

28 Yu, Y.; Nassar, J.; Xu, C.; Min, J.; Yang, Y.; Dai, A.; Doshi, R.; Huang, A.; Song, Y.; Gehlhar, R.; Ames, A. D.; Gao, W.: »Biofuel-powered soft electronic skin with multiplexed and wireless sensing for human-machine interfaces«, in: Sci Robot., 2020, April 22, 5 (41): eaaz7946, doi: 10.1126/scirobotics.aaz7946. PMID: 32607455; PMCID: PMC7326328.

29 Kornhuber, H. H.; Deecke, L.: »Hirnpotentialänderungen bei Willkürbewegungen und passiven Bewegungen des Menschen: Bereitschaftspotential und reafferente Potentiale. [Changes in brain potentials with willful and passive movements in humans: the readiness potential and reafferent potentials]«, in: Pflugers Arch, 10. Mai 1965, 284, S. 1–17, German. PMID: 14341490.

30 Park, H. D.; Bernasconi, F.; Bello-Ruiz, J.; Pfeiffer, C.; Salomon, R.; Blanke,

O.: »Transient Modulations of Neural Responses to Heartbeats Covary with Bodily Self-Consciousness«, in: J Neurosci, 10. August 2016, 36 (32), S. 8453 – 8460, doi: 10.1523/JNEUROSCI.0311-16.2016. PMID: 27511016; PMCID: PMC6601861.

31 Park, H. D.; Barnoud, C.; Trang, H.; Kannape, O. A.; Schaller, K.; Blanke, O.: »Breathing is coupled with voluntary action and the cortical readiness potential«, in: Nat Commun, 6, Februar 2020, 11 (1), S. 289, doi: 10.1038/s41467-019-13967-9. PMID: 32029711; PMCID: PMC7005287.

32 Park, H. D.; Blanke, O.: »Coupling Inner and Outer Body for Self-Consciousness«, in: Trends Cogn Sci, Mai 2019, 23 (5), S. 377 –388, doi: 10.1016/j.tics.2019.02.002. Epub 27. Februar 2019, PMID: 30826212.

Heck, D. H.; Varga, S.: »The great mixing machine: multisensory integration and brain-breath coupling in the cerebral cortex«, in: Pflugers Arch, Januar 2023, 475 (1), S. 5 – 11, doi: 10.1007/s00424-022-02738-z. Epub 29. Juli 2022, PMID: 35904636.

Heck, D. H.; McAfee, S. S.; Liu, Y.; Babajani-Feremi, A.; Rezaie, R.; Freeman, W. J.; Wheless, J. W.; Papanicolaou, A. C.; Ruszinkó, M.; Sokolov, Y.; Kozma, R.: »Breathing as a Fundamental Rhythm of Brain Function«, in: Front Neural Circuits, 12. Januar 2017, 10, S. 115, doi: 10.3389/fncir.2016.00115. PMID: 28127277; PMCID: PMC5226946.

33 Park, H. D.; Piton, T.; Kannape, O. A.; Duncan, N. W.; Lee, K. Y.; Lane, T. J.; Blanke, O.: »Breathing is coupled with voluntary initiation of mental imagery«, in: Neuroimage, 1. Dezember 2022, 264, S. 119685, doi: 10.1016/j.neuroimage.2022.119685. Epub 14. Oktober 2022, PMID: 36252914.

34 Seymour, R. S.; Bosiocic, V.; Snelling, E. P.: »Fossil skulls reveal that blood flow rate to the brain increased faster than brain volume during human evolution«, in: R Soc Open Sci, 31. August 2016, 3 (8): 160305. doi: 10.1098/rsos.160305. Erratum in: R Soc Open Sci, 30. August 2017, 4 (8): 170846. PMID: 27853608; PMCID: PMC5108958.George, R.: *Nine Pints: A Journey through the Money, Medicine, and Mysteries of Blood*, 2019, S. 272. Zitiert nach: https://www.adelaide.edu.au/news/news87342.html

35 Gross, C. G.: Brain Vision Memory: Tales in the History of Neuroscience, MIT

Press, Cambridge 1998. S. 247.

36 Hillman, E. M.: »Coupling mechanism and significance of the BOLD signal: a status report«, in: Annu Rev Neurosci, 2014, 37, S. 161 – 181, doi: 10.1146/annurev-neuro-071013-014111. PMID: 25032494; PMCID: PMC4147398. Chen, B. R.; Kozberg, M. G.; Bouchard, M. B.; Shaik, M. A.; Hillman, E. M.: »A critical role for the vascular endothelium in functional neurovascular coupling in the brain«, in: J Am Heart Assoc, 12. Juni 2014, 3 (3), e000787, doi: 10.1161/JAHA.114.000787. PMID: 24926076; PMCID: PMC4309064.

37 Drew, P. J.: »Neurovascular coupling: motive unknown«, in: Trends Neurosci, November 2022, 45 (11), S. 809 – 819, doi: 10.1016/j.tins.2022.08.004. Epub 19. August 2022, PMID: 35995628; PMCID: PMC9768528.

38 Moore, C. I.; Cao, R.: »The hemo-neural hypothesis: on the role of blood flow in information processing«, in: J Neurophysiol, Mai 2008, 99 (5), S. 2035 – 2047, doi: 10.1152/jn.01366.2006. Epub 3. Oktober 2007, PMID: 17913979; PMCID: PMC3655718.

39 Noble, D.: *Dance to the Tune of Life: Biological Relativity.* Cambridge University Press, S. 168.

23. 순환의 완결

1 Kaku, M.: *The God Equation: The Quest for a Theory of Everything.* Penguin Books, 2022.

2 Noble, D.: *Dance to the Tune of Life: Biological Relativity.* Cambridge University Press, S. 251.

3 Almaas, A. H.: Facets of Unity: The Enneagram of Holy Ideas, Shambhala Publications, 2000, S. 150.

4 https://de.wikipedia.org/wiki/Anthropisches_Prinzip

5 Neumeier, L.; Douglas, J.: Quantenphysik Für Hippies. Independently Published, 2019.

6 https://www.diamondapproach.org, Zugriff: 4. März 2023.

피, 생명의 지문

초판 1쇄 인쇄 2024년 9월 27일
초판 1쇄 발행 2024년 10월 16일

지은이 라인하르트 프리들 · 셜리 미하엘라 소일
옮긴이 배명자
펴낸이 유정연

이사 김귀분
책임편집 조현주 **기획편집** 신성식 유리슬아 서옥수 황서연 정유진 **디자인** 안수진 기경란
마케팅 반지영 박중혁 하유정 **제작** 임정호 **경영지원** 박소영

펴낸곳 흐름출판(주) **출판등록** 제313-2003-199호.(2003년 5월 28일)
주소 서울시 마포구 월드컵북로5길 48-9(서교동)
전화 (02)325-4944 **팩스** (02)325-4945 **이메일** book@hbooks.co.kr
홈페이지 http://www.hbooks.co.kr **블로그** blog.naver.com/nextwave7
출력 · 인쇄 · 제본 (주)삼광프린팅 **용지** 월드페이퍼(주) **후가공** (주)이지앤비(특허 제10-1081185호)

ISBN 978-89-6596-656-2 03510